JN028583

看護学テキスト NiCE

家族看護学

臨床場面と事例から考える

改訂第3版

編集 山崎あけみ

原 礼子

南江堂

執筆者一覧

◆ **編 集**

| 山崎　あけみ | やまざき　あけみ | 大阪大学大学院医学系研究科 |
| 原　　礼 子 | はら　れいこ | 慶應義塾大学名誉教授 |

◆ **編集協力**

| 津 村　明 美 | つむら　あけみ | 横浜こどもホスピスプロジェクト |

◆ **執 筆**（五十音順）

新垣ナジルタミエ	あらかき　なじる　たみえ	長野県伊那市役所
安 藤　　藍	あんどう　あい	千葉大学教育学部
池 田　真 理	いけだ　まり	東京大学大学院医学系研究科
石 川　ふみよ	いしかわ　ふみよ	上智大学総合人間科学部看護学科
伊 藤　正 俊	いとう　まさとし	NPO法人から・ころセンター
緒 倉　珠 巳	おぐら　たまみ	ステップファミリー・アソシエーション・オブ・ジャパン
川 原　　妙	かわはら　たえ	大阪大学大学院医学系研究科
菊 池　良 太	きくち　りょうた	大阪大学大学院医学系研究科
北　　素 子	きた　もとこ	東京慈恵会医科大学医学部看護学科
後 藤　佳 苗	ごとう　かなえ	一般社団法人あたご研究所
近 藤　真 理	こんどう　まり	Withゆう 流産・死産・新生児死等で子どもを亡くした家族の会
澤 田　いずみ	さわだ　いずみ	札幌医科大学保健医療学部看護学科
田 代　麻里江	たしろ　まりえ	日本福音自由教会クライストコミュニティ
田 中　宝 紀	たなか　いき	NPO法人青少年自立援助センター
津 村　明 美	つむら　あけみ	横浜こどもホスピスプロジェクト
中 村　伸 一	なかむら　しんいち	中村心理療法研究室
原　　礼 子	はら　れいこ	慶應義塾大学名誉教授
針 金　佳代子	はりがね　かよこ	札幌保健医療大学保健医療学部看護学科
引 地　　充	ひきぢ　みつる	希望ヶ丘ホスピタル
武 用　百 子	ぶよう　ももこ	大阪大学大学院医学系研究科
本 間　裕 子	ほんま　ゆうこ	武庫川女子大学看護学部
真 継　和 子	まつぎ　かずこ	大阪医科薬科大学看護学部
松 村　ちづか	まつむら　ちづか	前武蔵野大学看護学部
松 本　和 史	まつもと　かずふみ	東京医療保健大学東が丘看護学部
松 本　啓 子	まつもと　けいこ	香川大学医学部看護学科
三 隅　順 子	みすみ　じゅんこ	秀明大学看護学部

矢田　浩明	やだ　ひろあき	NPO 法人コレクティブハウジング社
山崎　あけみ	やまざき　あけみ	大阪大学大学院医学系研究科
山本　則子	やまもと　のりこ	東京大学大学院医学系研究科
吉江　悟	よしえ　さとる	Neighborhood Care
吉田　滋子	よしだ　しげこ	東京大学大学院医学系研究科
Laurel L. Northouse		ミシガン大学看護学部
Lixin Song		ノースカロライナ大学看護学部
Marsha Aizumi		Our Family Coalition

臨床場面提供 （五十音順）

伊波　早苗	いは　さなえ	淡海医療センター看護局
佐藤　憲明	さとう　のりあき	日本医科大学付属病院看護部
澤田　いずみ	さわだ　いずみ	札幌医科大学保健医療学部看護学科
津村　明美	つむら　あけみ	横浜こどもホスピスプロジェクト
古山　景子	ふるやま　けいこ	日本医科大学付属病院看護部
本間　裕子	ほんま　ゆうこ	武庫川女子大学看護学部
松本　啓子	まつもと　けいこ	香川大学医学部看護学科
山崎　あけみ	やまざき　あけみ	大阪大学大学院医学系研究科

はじめに

　本書は，看護者が「家族」を分析の単位として実践・研究・教育に取り組むための解説書として2008年に上梓以来，今日まで多くの方々にご支援いただき版を重ねることができました．第3版への改訂にあたり，看護学生にとって家族看護学の入門書となること，かつキャリアを積んだ看護者にとっては，家族看護を考え学び続けるための手引きともなるようにという編集方針を守りながら，初版時以来の以下の3つの特徴について，さらに増補しました．

　第一に，個人への看護過程と同時進行し，可視化が難しいとされる家族看護過程を鮮明にイメージできるような臨床場面を豊富に取り入れています．看護者が，家族と共にその内外への相互作用をシステミックに探索する思考過程を体得していただければ幸いです．

　第二に，第Ⅰ章で家族発達理論・家族システム理論を軸に家族を捉える対象理解の方法を解説したうえで，本書全般にわたって理論に基づいた家族看護学の実践・研究を学んでいただけるように構成しました．初学者にとって理論はなじみにくいかもしれませんが，家族看護過程の目標設定，家族を対象とした研究計画立案時など，多くの局面で指針となるからです．

　第三に，Family Diversity（家族の多様性）への感受性を高めるために，当事者や支援者の方々より，メッセージ・解説・家族写真・動画・描画をご提供いただきました．看護者には，ひとつとして同じ家族はないことを尊重し，ご家族からも学ぶ専門職としての姿勢をもつことを願っています．

　本改訂の編集作業は，COVID-19のパンデミックの渦中に進みました．出産，闘病，看取りといった家族が凝集するライフイベントにおいて，厳しい面会制限等，限界の中にあっても，日々看護者は家族看護をあきらめることなく挑戦し続けていると確信します．本書が，家族本来の，また個々の家族員にとって温かで力強いセルフケアを引き出すための看護者による実践・研究・教育の一助となれば幸いです．読者の皆様から，忌憚ないご意見をいただきたく存じます．

　最後に，ご執筆くださいました先生方，本書改訂版刊行までご尽力くださいました南江堂の皆様に心からお礼申し上げます．

2022年1月

編者を代表して
山崎あけみ

初版の序

　本書は,看護者が「家族」を**分析の単位**(unit of analysis)として焦点を当て,実践・研究・教育に取り組むための解説書です.

　第1～3章は,**家族看護学をはじめて学ぶための入門編**と考えてください.看護学生の皆さん,あるいは,すでに現場で活躍しておられる方も,基礎を学ぶ目的で活用していただければ幸いです.

　家族とは,システムとしての特徴を有しながら発達している1単位の生命体です.このような1単位の家族を看護の対象として理解するために,家族看護学にはさまざまな理論と技法があります.まず第1章では,看護の対象としての家族をどのようにとらえるかについて,発達する家族,システムとしての家族,家族を理解するポイント,家族像の形成と,順を追って解説しました.

　次に,家族看護とは,家族の健康を支援することを目標とした看護者による実践です.健康な家族のあり方をどのように考え看護の目標を設定するのか,家族生活に健康的な変化をもたらす実践とは,具体的にはどのようなものでしょうか.第2章を通じて,家族看護過程について一緒に考えてみましょう.

　ところで,家族員は,医療者・看護者とのみ関係をもっているわけではなく,個々に社会的・文化的背景と相互作用しながら生きており,そのことが,看護過程にも重要な影響を及ぼしています.そこで第3章では,家族をとりまく上位システム,とくに文化と地域社会を理解する必要性とそのさいの視点について述べています.

　第4～5章は,**家族看護学を学び続けるための上級編**として役立ててください.すでに看護についてある程度の知識があり,自分なりに哲学をもっておられる方が,家族看護について理論-実践-研究のつながり(Theory-Practice-Research:TPR)を身近に考えていただけるように構成しました.

　日々の家族への看護は,不可視的な要素が影響を及ぼすことの否めない複雑な過程です.こうした過程における高度な技について,第4章では,8人の著者が,それぞれ常日頃から大切にしている考え方・概念・モデル・理論などを指針に,丁寧に解説しています.理論とは,一見すると現場と隔たりを感じるかもしれませんが,実は実践に指針を与えてくれる道具のひとつであることを,具体的に感じとっていただきたいと思います.

　既存の理論を学ぶことと同様に,自ら研究を行うことも実践に役立つことを忘れないでください.国際的な学術会誌などを通じて海外に発信される研究も,現場と無縁に机上で生まれるようなものではなく,多くは家族へのかかわりの中に最初の着眼点があり,家族看護実践への科学的根拠を探求した成果です.第5章を通じて,看護者は誰もが,家族看護に関する研究成果を使い,それらの評価者となり,さらに新たな成果を生み出していく役割も担っていることをお伝えしたいと思います.

　本書は,看護を学ぶみなさんが,将来どのように家族看護に携わっていこうか考えるとき,夢を与えてくれる多彩な方々のご協力を得て編まれました.国内外からご執筆くださいました先生方,家族看護について考えるための臨床場面や写真をご提供くださいました先生方に感謝申し上げます.本書を手にとってみてくださった看護者の皆さまから忌憚の

ないご意見をいただければ幸いです.

　最後に，看護学テキストシリーズのうち，いまだ新しい分野である家族看護学に1巻を充て，刊行までご尽力くださいました南江堂の皆様にお礼を申し上げます.

　2008年春

山崎あけみ

原　礼子

目　次

• Ⅴ章「事例で学ぶ家族看護過程の実際」の各節は，下記の構成に沿って記述が進められています．
A．医学的な臨床象・医療に関する動向
B．家族像の形成
C．家族アセスメント
D．目標とする健康な家族像
E．具体的な看護の方針と家族看護実践の展開
F．家族看護の技術

序章

家族看護学を
はじめて学ぶ

A.　看護のなかの家族

　　看護学を学び始めた皆さんは，看護の対象となる「人々」について学び，彼らが健康な生活を維持できるように援助技術を学び，自分自身の看護観を培っていることだろう．看護観を育むためには，看護がどうあるべきなのか考え，看護者としてのものの見方や考え方を身に付け，その際，看護の提供を受ける患者の「生活」を念頭に置いて考えていくことになる．そうすると，患者個人のみならず生活を共にする「家族」も看護の対象となり，患者を理解するための情報収集には，家族構成や家族関係，また退院後の主たる家族介護者などの情報も同時に必要となる．

　　患者と家族について考えるとき，皆さんは家族をどのようにとらえているだろうか．多くの場合，患者の治療や療養生活を中心に考え，家族は患者の療養環境を整えるために協力するものと考えがちである．しかし，家族の1人が患者となることで，そのほかの家族員（家族メンバー）のそれぞれの生活がどのように影響されるのか，そのことと患者の治療や療養生活との関係がどのように変化するのかを考えていく必要がある．

　　それでは，いったい家族とは何なのだろうか．「家族とは」と，そのイメージを問われたらどのように答えるだろうか．

　　家族とは，いったい何であるのか，誰を家族とするのか，どこまでを家族というのか，一律に定義するのはむずかしい．それは，人々が考える家族は，その人が生きてきた社会的・文化的背景，家族を経験した時期やそのときの構成員，また家族内の立場や役割などによって異なるからである．私たちは皆それぞれの体験をもとにその人なりの家族観を抱いているものである．

　　たとえば，幼いころ発熱して苦しいときに母親がそばにいて見守ってくれた，学校であった嫌なことも黙って聞いてくれたことなど，温かで思いやりにあふれた家族や困ったときには助けてくれる家族をイメージすることもあるだろう．また，逆に，学校や友人のことを聞き出し干渉してきて「うるさい」と感じてしまう家族，反対にまったく関心をもってくれず放任されていると感じてしまう家族をイメージすることもあるだろう．また，家族とは，法的に認められた婚姻によって成立し，一緒に暮らし生計を共にするもの，と答える人もいるかもしれない．家族を情緒的な結びつきで考えたり，関係性でとらえるなど，家族をどう規定するかは多様である．

B.　家族をどうみるか

　　家族の定義は，家族を対象とする学問領域によってもさまざまであり一律ではないが，家族看護学は，対象となる家族自体が「誰を家族と考え，どこまでを家族ととらえるか」を定義することが重要となる．

　　日本における家族看護学の教育や研究に影響を与えてきた北米の家族看護学研究者による定義は次のようなものである．

- 家族とは，きずなを共有し，情緒的な親密さによって互いに結びつき，家族の構成員として互いに認め合っている2人以上の人々[1]
- 情緒的，物理的，経済的サポートを他の家族員に頼っている2人以上の人々である．家族のメンバーは，自分たち自身を家族であると明確にしている[2]
- 家族とは，強い感情的なきずな，帰属意識，そしてお互いの生活にかかわろうとする情動によって結ばれている個人の集合体である[3]

　いずれの定義も，血縁や婚姻，法的な養子・養親などを超えて変化する現実的な家族を簡潔に定義し，情緒やきずなを重要視している．

　人は家族のなかで生まれ育ち，人と人とのつながりを学んでいく．また，家族のなかで自分や他の家族員をかけがえのない存在であると感じ，やすらぎを覚える．そして，家族のなかで年老いて最期を迎える．しかし，他方，このようなきずなや情緒的結びつきがかえって家族員を苦悩させ，家族への否定的な感情を醸し出すことも起こりうるかもしれない．

　本書では，**家族**を次のようにとらえたい．

　家族とは，情緒的な結びつきがあり，自分たちは家族であってお互いにかかわり合って生活すると（相互に）認識している集団であり，システムである．「互いにかかわり合う」ということは，日常生活においてお互いに責任と義務を果たし，成長していくことを意味する．また，家族は社会を構成する基本的な要素であり，1単位である．家族は，地域社会の下位システムとして，社会と密接なかかわり合いを通して存在し，影響し合うものである．

　それぞれの地域社会のなかで，家族は固有の歴史をもっている．家族員は，社会生活や家庭生活を長年営みながら，各自がさまざまな経験を積み重ね，お互いに影響し合って固有の歴史を紡いでいるのである．家庭生活を営むなかで築かれた価値観は，健康課題に対応するときにも大きな影響を与える．健康的な生活を維持するための食事や運動や休息をどのように考えているか，また，家族員が病気になったときにどのような対処をするか，何を大事に思っているのかなど，それぞれの患者や家族とかかわるとき，ぜひ認識しておきたいことである．

C. 家族看護学を学ぶ

　少子社会，超高齢社会である現在，さまざまな面で社会は変化している．疾病構造が変化するなか，生活習慣病や難病を患い，それと並行して家庭生活や社会生活を送りながら療養を続ける患者を支援する看護は，患者と家族のQOL（quality of life）を高めることが大きな目標となる．また，がん患者の看取りの看護などもQOLを維持していくことが重要となる．このような患者のQOLと家族のQOLとは切り離して考えることはできず，患者と家族の双方が共にQOLを高めていくという看護が必要となる．

　医療制度を含む社会保障制度は少子社会・超高齢社会に対応する制度として改革されてきているが，それに伴う，たとえば子育て支援，高齢者・障害者の介護，看取りなど社会制度は十全とはいえず，家族に依存してケアが成り立っている．しかし，家族機能や形態

は変容しており，ともすれば，家族は追い詰められ孤立しがちであり，家族を支援することが看護実践の場でも求められている．

　看護実践には，家族看護についての知識，技術，態度が大きくかかわってくる．私たち誰もが家族の一員として実生活を送っており，改めて家族について考えなくてもわかっていると思っているので，目の前の患者の家族を自分なりの家族観でとらえてしまい，看護実践に影響を与える可能性が高い．家族を客観的にとらえていくことが，効果的な看護介入に求められる．家族観を育むと同時に家族看護学を系統的に学び続けることが豊かな看護実践につながっていく．

D.　家族看護学の発展と動向

　家族看護学は，とくに北米を中心として生まれ，歩み出した．家族を，1つのケアの対象として援助する看護について探求しようとするものである．家族を看護の対象としてとらえ，家族自らが健康問題を解決し，より高次の健康的な家族生活を実現できるように，予防的・支持的・治療的な看護介入について探求する学問領域である．

　看護教育においては多くの場合，患者中心の看護として，患者個人の看護実践に焦点が当てられてきている．家族を患者個人の背景，あるいは患者のために役割をはたす資源とみなしてきているが，家族もまた看護の対象であると考え，家族について理解を深めていくことが求められる．

　日本で，家族を対象とした看護実践を歴史的にみると，家庭訪問事業や精神障害者の家族会支援などの地域看護活動，自宅出産や育児にかかわり家族をみてきた助産師の活動をはじめ，臨床においても，さまざまな患者指導とともに家族指導が行われてきた．とくに個人，家族，集団，地域を対象とする地域看護学の領域では，家族相談援助論が保健師教育のカリキュラムに位置づけられており，家族をサービスの単位とした看護の展開について講義がなされていた[4]．

　しかし，家族看護学として萌芽することはなかった．医学モデルで臨床看護が機能していた時代には，患者を中心に看護が実践され，家族は健康問題の中心にいる患者のための資源としてみなされていた．

　少子社会・超高齢社会である現在，早期退院における調整のなかで家族を対象にした退院調整が重要であり，また在宅ケアを担う訪問看護活動においては，家族へのかかわりを避けることはできない．入院患者や在宅療養者の治療や療養がスムーズに行われ，患者や療養者本人のQOLを高めるために，家族を資源として活用することを考えるのである．家族は患者や在宅療養者にとってかけがえのない存在であり，治療効果を上げQOLを高めるためには大きな役割を果たしている．しかし，一方では，家族関係がよくない場合や介護者が本人を支えるために疲労困憊して，本人も家族も共にQOLを損ねることもある．患者や療養者への看護だけではなく，家族へのかかわりや看護が重要であると考えられるようになってきた．

　日本において，看護の実践の場では，さまざまな形で家族とかかわり，家族へのケアに

関心が高まりつつあるなかで，学問領域として家族看護学が誕生したのは，1992年である．千葉大学看護学部に5ヵ年だけだが寄附講座として家族看護学講座が開設され，また，東京大学に家族看護学の講座が開設され，家族看護学に関する国際シンポジウムやワークショップが開催された．そして，1994年の国際家族年に，家族看護学の学術団体として日本家族看護学会が設立され，第1回学術集会が開催されて以後毎年開催されている．また，機関紙として「家族看護学研究」が定期的に刊行されている．

　教育や研究を担う大学に専門の講座が開設されること，そして学術団体が設立され，活動が継続されることは，学問領域の発展の必須要件である．1999年には日本家族看護学会は学術団体として日本学術会議に登録された．また，「一般社団法人化」に向けての検討が進められ，2022（令和4）年4月1日に一般社団法人日本家族看護学会が設立される運びとなった．家族看護学に関する書籍も出版され，雑誌で特集が組まれるようになった．また，1990年代の後半に新設される看護系大学では，カリキュラムのなかに家族看護学を位置づけ，教育が行われるようになった．

　また大学院修士課程でも家族看護学の科目が設置されている大学院もあり，学びを深めることができる．さらに専門看護師の教育課程をもつ大学院修士課程で必要な単位を習得して修了し，認定を受けると専門看護師（家族支援専門看護師）として登録され活動することができる．現在6校で教育が行われており，2021年10月5日の時点で家族支援専門看護師として登録されている人は74名である．

　看護実践の場でも積極的に家族看護の取り組みがなされている．各地域や病院で家族看護学に取り組むグループが立ち上がり，それぞれの地域基盤を大切にしながら事例検討会やセミナーが行われている．このような地道な教育や研究活動は，家族看護学を学ぶ人々の裾野を広げ，看護実践の場で家族にかかわるスキルアップをもたらすことに密接につながっており，家族への福音となる．家族看護学の学びは卒業後も看護実践の場と連携しながら学び続けることができるのである．

　家族看護学が発展していくためには，家族看護の実践，教育，研究，理論開発が共に進められていくことが必要であるといえるだろう．

‖ 引用文献 ‖

1) Friedman MM, Bowden VR, Jones EG：Family Nursing；Research, Theory, and Practice, 5th ed, p.9, Prentice Hall, 2003
2) Kaakinen JR, Hanson SMH：What is the family?, Family Health Care Nursing；Theory, Practice, and Research, 6th ed（Kaakinen JR, Coehlo DP, Steele R et al ed），p.5, F.A.Davis, 2018
3) ライト LM, ワトソン WL, ベル JM：ビリーフ―家族看護の実践の新たなパラダイム（杉下知子監訳），p.48，日本看護協会出版会，2002
4) 平山朝子：家族相談援助論．公衆衛生看護学体系2―公衆衛生看護学総論2（平山朝子，宮地文子編），p.51-221，日本看護協会出版会，1991

第 I 章

家族看護学における対象理解

学習目標

1. 家族周期の各発達段階の特徴と課題を理解できる
2. 状況的移行・発達的移行にある家族のシステムとしての特徴と課題を理解できる
3. ジェノグラム・エコマップの技法を理解できる
4. 家族看護における代表的な家族へのアプローチ技法を理解できる
5. 実践の場面で，看護者はどのように家族を理解しているのか理解できる

はじめに

　家族看護学では，看護の対象は家族である．家族には，人と同様に，誕生し，成長しながらいずれは老いて消滅するライフサイクルがある．看護者であるわれわれは，さまざまな発達段階の家族を支援することになるだろう．しかし，ひと1人を看護の対象とするときとは異なる特徴があることも理解しなければならない．

　第Ⅰ章では，家族を看護の対象とするために，発達する家族，システムとしての家族という2つの観点から対象理解を深めよう．そのうえで，看護者が実践の場でどのように家族を理解し，看護過程につなげるのかポイントを考えてみよう．

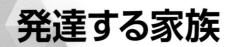

発達する家族

この節で学ぶこと

1．家族を発達している存在として理解する
2．各発達段階における特徴と課題を理解する
3．家族周期から，発達的移行と状況的移行を理解する

A．家族発達理論

　多くの人は，人生で，生まれ育った家族と，パートナーと共に自分たちで形成する家族という2つの家族生活を送る．前者を**定位家族**といい，後者を**生殖家族**という．家族とは，男女が定位家族から巣立ち，生殖家族を形成することにより誕生し，家族員を増やしながら成長・発達し，いずれかの配偶者の死までを1周期とした生命体である．この家族のライフサイクルを**家族周期**とよび，人のライフサイクルのように各段階を特徴づける発達課題がある（**表Ⅰ-1-1**）．家族発達理論は，1つの段階から次の段階へ，家族の発達に沿って論じた考え方である[1-3]．

　このような家族周期に，すべての家族があてはまるとはいえないことは従来から指摘されている．また，一般的な発達段階には起こらない状況的なストレスは論じていない．さらに，家族内部に重点がおかれ，家族外部，たとえば社会的・文化的背景に配慮した考え方としては弱い[4,5]．そのため，家族を理解するためには，第Ⅱ章で解説する他の理論・モデル・考え方と併用しなければならないだろう．さらに，ライフサイクル後半生は個人差が大きくなるので，人生100年といわれる日本では，家族の規則的な発達段階だけで推し量れない出来事も多い．1970年代に米国で登場した**ライフコース**（諸個人が年齢相応の役割と出来事を経つつたどる人生行路）という考え方も有用である[6]．

　しかし，この考え方は，家族には成長する過程で，どのような出来事が生じるのか，各段階の典型的な生活をわれわれに提示してくれる．家族看護学では，看護の対象となる家族を1人の人間のように理解することを重視している．すなわち，私たちは，個人を看護の対象とするとき，人は1人ひとり異なることを前提にしながらも，その個人を理解するために，人の一般的なライフサイクルの特徴を踏まえてかかわるように，家族周期上の発達段階に沿ったとらえ方は，家族を理解する一助となるだろう．したがって，家族を看護の対象として考える第一歩として，家族を1人の人間のように，誕生して消滅する家族周期を生きている1生命体として理解してみよう．

表Ⅰ-1-1　さまざまな理論家による家族周期の段階

鈴木・渡辺の6段階
① 新婚期（定位家族に属してい　② 養育期（第1子誕生により親となる）
　た2人が生活を共にする）　　　　③ 教育期（子どもが学校生活を始める）

ヒルの9段階
① 子どものいない新婚期　　　　② 若い親の時期（第1子出生～3歳未満）
　　　　　　　　　　　　　　　　③ 前学齢期（第1子3歳～6歳未満）
　　　　　　　　　　　　　　　　　④ 学齢期（第1子6歳～12歳）
　　　　　　　　　　　　　　　　　⑤ 思春期の子をもつ時期（第1子13歳～
　　　　　　　　　　　　　　　　　　19歳）
　　　　　　　　　　　　　　　　　⑥ 成人の子をもつ時期（第1子20歳～離
　　　　　　　　　　　　　　　　　　家）

森岡の8段階
① 新婚期（子どものいない新婚　② 育児期（第1子出生～小学校入学）
　期）　　　　　　　　　　　　　　③ 第1教育期（第1子小学校入学～卒業）
　　　　　　　　　　　　　　　　　④ 第2教育期（第1子中学校入学～高校
　　　　　　　　　　　　　　　　　　卒業）

デュバルの8段階
① 家族の誕生（結婚の段階）　　② 出産家族（年長児が生後30ヵ月になるまで）
　　　　　　　　　　　　　　　　③ 学齢前期の子どもをもつ家族（年長児が2歳6ヵ月～6歳
　　　　　　　　　　　　　　　　　未満）
　　　　　　　　　　　　　　　　④ 学童期の子どもをもつ家族（年長児が6歳～13歳）
　　　　　　　　　　　　　　　　　⑤ 10代の子どもをもつ家族

B. 個々の発達段階における特徴

　家族周期のとらえ方は，欧米でデュバル（Duvall）とヒル（Hill），日本では森岡の段階説がよく用いられている．米国の家族看護学の書籍では，デュバルの8段階により家族周期と発達課題の基本について解説していることが多い．日本では鈴木らが，日本での家族形態の特徴に鑑みて，**表Ⅰ-1-1**に示したように，新婚期から完結期までの6つの時期に分けて，基本的発達課題，特徴的な健康問題について述べている．ここでは，以下の4つに分けて考えてみよう．

1 ● 新婚期（新しく家族が誕生するとき）

　これまで別々の定位家族で生まれ育ってきた男女が，新しく自分たちの生殖家族を形成していく時期である．自らの生活基盤を築き，男女それぞれの定位家族との新しい関係をつくり，居住地の地域社会との交流を獲得していく．安定した家計を設計し，夫婦での役割分担や，生活時間と生活習慣の調整を行う．いつ子どもを迎えるのか，家族計画を立てるだろう．

2 ● 養育期から教育期（新しい家族員と共に家族が成長するとき）

　第1子の出生によって親となり，新しい家族員である子どもの養育を担う．情緒的・経

④ 分離期（子どもが自立していく時期）
　⑤ 成熟期（子どもが完全に独立し，夫婦
　　　として成熟する時期）

⑥ 完結期（夫婦どちらかが配偶者を看取り，
　　その後1人暮らしか子どもと同居）

⑦ 子どもの独立期（第1子離家～末子離家）
　⑧ 脱親役割期（末子離家～夫退職）

⑨ 老いゆく家族（夫退職～死亡）

⑤ 第1排出期（第1子高校卒業～末子20歳未満）
⑥ 第2排出期（末子20歳～子ども全部結婚独立）
　⑦ 向老期（子ども全部結婚独立～夫65歳
　　　未満）

⑧ 退隠期（夫65歳～死亡）

⑥ 新たな出発の時期にある家族（第1子が家庭を巣
　立ってから末子が巣立つまで）
　⑦ 中年家族（空の巣から退職まで）

⑧ 退職後の高齢者家族（配偶者の退職～死
　まで）

済的にも安定して，将来的に社会で健全な役割を担える家族員を充足する時期である．

乳幼児の養育期には，夫婦は，親役割を取得して，夫婦中心から子どもを中心とした生活への新たな調整を行う．学童後期・思春期の教育期には，子どもの社会化と同時に，自分たち夫婦，また老親の健康管理への調整も行う．**表I-1-1**にみられるように，第1子の年齢により，さらに発達段階・課題が分けて考えられ，家族周期のなかでもっとも長く，変化に富んでいる．子どもの成長に伴い，家族もネットワークを拡大しながら発達する．

3 ● 分離期から成熟期（養育した家族員が巣立ち，家族が円熟するとき）

子どもが自立し，巣立ち，自分たちの生殖家族を形成する．子の独立に向けて，夫婦2人だけの老後の生活設計を組み立て直す．子どもの生き方を尊重し見守る一方で，自ら夫婦の生活習慣病の問題や老親の介護問題などが発生する時期である．しかし，子どもを生み・育て，家族機能を拡大し，変化に対処していた養育・教育期のような若いエネルギーは期待できない．今の生活を維持・安定させながら，新たに発生した健康課題に対処することになる．子どもが独立しても，祖父母としての役割を取得し，孤独にならず，また地域社会ともかかわりながら暮らす環境を整え，家族が円熟していく時期である．

4●成熟期から完結期（家族が消滅していくとき）

　人のライフサイクルにおいても，老年期は自らの体力・経済力の低下，社会的役割の減少に適応する時期である．家族周期における完結期も同様である．世帯あたりの家族員数が減少し，高齢者の老老・独居世帯が増加した現代，この時期の家族は多様性を呈する．ある高齢者世帯にとっては，血縁の家族員とのつながりだけが必ずしも重要ではないかもしれない．いずれかの配偶者の死亡により，夫婦が婚姻をもって誕生した生殖家族は1つの家族周期を終える．

C. 発達する家族の理解

　家族周期を通じて，私たちは家族というものを1人の人間のように，①誕生する，②新しい家族員を迎え入れ成長する，③養育した家族員の巣立ちに適応し，家族を再構成する，④子どもの巣立ち，社会的役割の減少・配偶者の喪失に適応して，役割を終え消滅する，というように1つの生命体としてとらえることができる．

　発達する家族を看護の対象として理解するときには，以下の点にも留意しなければならない．まず，1家族が誕生して消滅する家族周期だけでなく，次世代の生殖家族が誕生する時間軸にも，視野を広くもつべきである．そのうえで，看護者が日々直面する場面には，家族員個々のライフサイクル，複数家族の家族周期が混在しているという理解の深化も必要である．

1●家族周期の時間軸は1つではない

　図Ⅰ-1-1は，横は，家族が誕生し，配偶者の死により終焉を迎える約60年の家族周期，縦は，次世代の生殖家族が誕生する時間軸を示している．

　たとえば女性（Aさん）が生まれてから，27歳で結婚，男女2人の子どもに恵まれ，その子どもたちが巣立ち自分の生殖家族をつくり，そして夫が亡くなる84歳までを考えてみる．女性が，夫とともに形成した生殖家族が完結期を迎えるころには，夫妻の孫世代が，新しい生殖家族を生み出している．夫妻が他界したあとにも，彼らの子孫は，夫妻と暮らした日々の習慣を確実に引き継いで生きていくであろう．

　このような**世代間伝承**は，家族の健康にさまざまな影響をもたらす．たとえば，ある家族員の生活習慣に関連する健康問題は，生活を共にした次世代にも影響する．あるいは遺伝・虐待のように，生殖家族が誕生する流れのなかで，身体的・精神社会的に，世代間で引き継がれていく課題もある．

　看護者のかかわりが，数年にも及ぶ実践であったとしても，家族周期の2つの時間軸からみれば一時点にすぎない．したがって，今，理解しようとしている対象家族は，時間軸のどこに位置しているのか，家族はどのように生きてきたのか，1人の人間を看護の対象とするとき以上に視野を広くもつ必要がある．

2●家族員個々のライフサイクル，複数の家族周期に視野を広げる

　家族生活の日常は，複数の家族員がかかわりあいながら成り立っている．場面1は，**図**

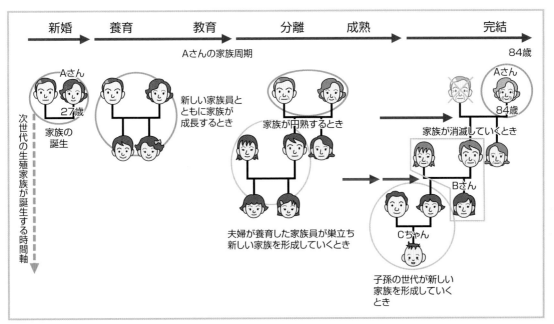

図 I-1-1　複数の家族周期に視野を広げよう

I-1-1「私（Bさん）」からみた家族の日常生活場面の変化である．この場面から，なぜ看護者は，家族員個々のライフサイクル，および複数の家族周期に視野を広げなければならないのか，を考えてみよう．

> **場面❶ 姪っ子が生まれた**
>
> 　私が高校生のとき，姉は出産しました．それまでも姉は，同じ市内に義兄と住んでいたが，共働きで忙しく，あまり実家に帰ってきませんでした．しかし，姪っ子（Cちゃん）が生まれてからは，朝は子どもを保育園に預けて出勤し，夕方には母が姪っ子を迎えに行って，うちで夕飯を食べさせ，姉は仕事帰りに毎日立ち寄るようになりました．姉夫婦は，うちで一緒に夕飯も食べ，父が姪っ子の入浴もさせて，車で夜遅くに帰宅することが姉夫婦家族の日課となりました．家は忙しくなったが，にぎやかになり，両親はとてもうれしそうでした．

　図 I-1-1 の「私」Bさんは，Aさんの孫にあたる．Bさん姉妹の定位家族（実家）は，分離・成熟期にいたり，姉が新しく自らの形成している生殖家族は養育期である．いったん，巣立っていった家族員（姉）は，新婚期にはそうではなかったが第一子の誕生というライフイベントに伴い，家族周期が養育期になると，Cちゃんを中心に日常的に再び実家と生活時間を共有することになった．場面1では，姉妹の両親は，孫の誕生に伴う自分たちの日常生活の変化に快く対応している．姉家族だけでなく実家との2つの家族ライフサイクル，および両親，姉，義兄，すべての家族員が，子の誕生・育児というライフイベントを通じて，健康的に家族生活が営まれている様子が，高校生の私のまなざしから描かれ

ている．このように，家族員は，それぞれの人生のライフサイクルがあり，それぞれの形成している家族のライフサイクルもある一方で，必要に応じて助け合いながら生活を営んでいる．

　しかし，Bさん姉妹の両親の世代では，若い世代の育児に参加する日常に，快く対応可能なこの年代の人たちばかりではない．場面1では，両親のいずれかが，闘病生活を送っていたら孫育てはむしろ負担になる．姉夫婦も子育てに加えて，親の闘病への支援が必要になる．この場面には情報がないが，独居で84歳になるAさんの暮らしぶりにも，この2つの家族は影響を受ける．このように看護者は，対象の個々のライフサイクル，複数の家族の家族周期に常に視野を広げ，家族を理解することが必要である．

D.　家族周期における2つの移行

　一般に移行とは，「ある状態，条件，場所から別なところへの通過，あるいは移動」と定義されている[7]．たとえば，妊娠・出産は，人にとって発達段階の移行である．親になる移行期は，夫婦になった男女にとって1つの危機であり，役割，関係性，日常生活の優先順位を組み立て直す必要がある．同じ時期を人にとっての発達段階の移行だけでなく，家族の移行という視点でとらえてみよう．

▶ **発達的移行と状況的移行**

　家族内では，父親・母親・きょうだいになる複数の家族員の移行期が同時に進行し，相互に関係性の再構成に取り組んでいる．このように発達段階のさまざまな移行期には，家族内はある程度のストレスを抱えている．これは，家族周期のなかで**発達的移行**とよばれ，子どもが生まれればどのように自分たちの生活に影響するのか，ある程度予測が可能なので，家族にとって大変な時期だとしても，準備を整えて新しい生活になじむ時間がある．

　医療の現場で支援が求められる家族移行は，準備できるものばかりではない．家族員の死，事故，発病など予期せぬ突然の出来事も多く，これらの状況に適応していく過程を**状況的移行**とよぶ．

　第1子の誕生に備えて準備していた夫婦に，出生直後から，生死をかけたいくつもの手術を繰り返さなければならない心疾患をもつ子どもが生まれたとしよう．この家族は，第1子とともに家族を形成するという「発達的移行」と，生まれて間もない家族員が手術を受ける状況に対処し，亡くなるかもしれない不安に立ち向かう「状況的移行」を克服していかなければならない．

　このように，多くの臨床場面では，発達的移行と状況的移行が同時に起こっている．そこで，看護者は，一般的な発達的移行では家族はどのような経過をたどるのか，ハイリスクな状況が生む移行期の特徴は何かを考えながら，個々の家族の特徴を判断してかかわることになる．

　さて，家族発達理論では，家族周期に伴う家族の変化の理解を重視しているが，それだけでは十分ではない．次項で述べるように，家族は，システムとしてどう変化しているのかという視点も必須である．

学習課題

1. 場面１の私（Bさん）のまなざしから，姉家族と両親家族の発達課題について表 I-1-1 を参考にわかりやすく説明してみよう

引用文献

1) 森岡清美：ライフサイクル．新しい家族社会学 四訂版（森岡清美，望月　嵩著），p.66-77，培風館，1997
2) Duvall EM, Miller BC：Marriage and Family Development, 6th ed, p.26, Harper & Row, 1985
3) Friedman MM, Bowden VR, Jones EG：Family Nursing；Research, Theory, and Practice, 5th ed, p.103-150, Prentice Hall, 2003
4) 渡辺秀樹：家族研究の理論と技法．〈社会学研究シリーズ1〉理論と技法—家族社会学入門（野々山久也，渡辺秀樹編著），p.95-115，文化書房博文社，1998
5) Mercer RT：Theoretical perspectives on the family. Toward a Science of Family Nursing（Gilliss C, Highley L, Roberts M et al ed）, pp.9-36, Addison-Wesley, 1989
6) 望月　嵩：ライフコースの発想．前掲1），p.75-76
7) Schumacher KL, Meleis AI：Transitions a central concept in nursing. IMAGE：Journal of Nursing Scholarship **26**（2）：119-127, 1994

現代家族の肖像①

ペリネイタル・ロス

　ペリネイタル・ロス（perinatal loss）とは，流産，死産，新生児死亡などで子どもを亡くすことをいい，「誕生死」という言葉もあります．

　私は 2000 年，初めての子どもを妊娠しました．待ちに待った妊娠でした．初めて胎動を感じたときの驚きと喜び，私の体の中で生きているという実感，検診の度にもらえるエコー写真がとても楽しみでした．少しずつ出産準備を進めていたなか，なんの前触れもなく夜中の激痛から救急車で搬送され，緊急手術，気が付いたときには，ぺちゃんこのお腹だけがありました．妊娠 34 週 5 日目のことでした．病院からは常位胎盤早期剝離と説明されました．一体何が悪かったのでしょうか…．自分が生き残ったことを責めました．

　そのような中で救われたのが，同じ体験をした方達とのインターネット上での出会いでした．自分の体験を話し，わかってもらえる人がいると感じたとき，やっと前を見ることができました．

　そして，知り合った天使ママ達と，「With ゆう」を立ち上げ，天使ママ・パパたちが集まれる場所，ホームページ「天使の梯子」[i]を作りました．天使になったわが子を決して忘れない，天使たちへの感謝の気持ち，天使ママ・パパたちもあなたは 1 人じゃないよという思いで作りました．ホームページでは，天使たちの記録，両親の思い，兄弟姉妹の思いを募集して文字にしています．また直接寄り添える場所として，仙台でお話し会を続けています．天使たちはいなくなったのではなく，私たちの心の中で生きています．活動をすることで，私たち自身も前を向くことができました．

　5 年後，私たち夫婦は娘を授かることができました．妊娠期間中はまた繰り返すのではないかととても怖く，不安な日々を過ごしました．今は娘が成長していることに感謝の日々です．

　わが家に仏壇はありませんが，息子の写真を置いた場所があり，私たちはそこで，毎朝 "なむなむ" して，それぞれ学校に，仕事に行きます．2001 年 3 月 26 日は，私たちが彼と出会えた大切な日，天使誕生日です．この日は毎年，なるべく予定を入れずに，家族で穏やかな時間を過ごします．2021 年は 20 歳の記念の年です．

　特別ではない日常の日々も，言葉には出さないけれど，息子の存在をそれぞれ感じながら生活しています．

　私は息子をこの世に送り出してあげることはできませんでした．でも，彼は独りぼっちではなく，父と母，そして妹もいて，それぞれに愛されています．

　私たちもまた，空にいる息子から見守られていると感じています．それが私たちの家族の在り方です．

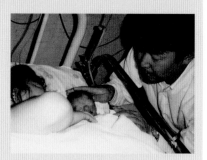

息子が生まれた日，息子と夫と 3 人で．

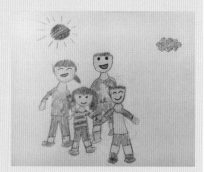

長女が 7 歳のときに描いた家族の絵．
「お兄ちゃんと手をつないでおでかけ．うれしいな．」
——こんなことを思いながら描いたそうです．

参考文献
i）With ゆう　ホームページ「天使の梯子」，〔http://withyou845.org/〕（最終確認：2022 年 1 月 14日）

［With ゆう　流産・死産・新生児死等で子どもを亡くした家族の会　近藤真理］

2 システムとしての家族

この節で学ぶこと

1．システムとしての家族の特徴を理解する
2．システムとしての家族の発達と課題を理解する
3．システムとして機能的なときと，そうでないときの家族の特徴を理解する

　第1節では，生殖家族が，そこに生まれた家族員を養育し，成長した家族員が，いずれ自らの生殖家族を形成し巣立っていく発達過程について述べた．第2節では，「家族はシステムである」という前提に立ってみよう．システムとしての家族が発達していくとはどういうことか，基本となる要素について考える．システムの発達には，表面上の変化ではなく，システムそのものの構造が不連続的に変化する**第2次変化**が必要だと考えられている．各段階から次の段階への家族システムの移行には，**表Ⅰ-2-1**に示すような家族内・外との関係性や役割調整に関する課題がある[1]．

A. 家族システム理論

　一般システム理論は，1940年代，ベルタランフィ（Bertalanffy）によって提唱された[2]．電子回路やコンピュータ工学，ミクロな身体組織を解析する生物学，社会集団を分析する社会学・政治学・組織論など，多様なシステムに適用が可能な一般理論を構築しようとするものである．システムとは，全体を形成しつつ，多様に相互に関係している構成要素の集合体と考えられている．家族員・サブシステム（p.20参照）により形成され，相互作用している小集団である家族は，システムととらえることができる．

　1950年代，それまでの精神分析療法とは異なり，家族員全員を治療の1単位として合同面接をするさまざまな家族療法が誕生した．このように家族システム論は，家族療法の臨床から生まれた．しかし家族療法の主だった学派であっても，病理の所在，誰を患者とするのか，療法家は家族システムに加わるのか，家族機能の障害は何かといった考え方が異なる．一方で，臨床応用する際には，学派を超えて類似する技法・アプローチもあるという[3,4]．

　家族は，構造の再組織化，すなわち第2次変化を，**表Ⅰ-2-1**に示す発達の流れに沿って，なんら助けを必要とせず自然に進化させるときもあるだろう．一方，世代を超えて構築された家族システムのあり方に困難が生じたとき，専門家による介入が必要である．看護者は，システムとしての家族が発達していくときの特性，また，困難さを呈しているときの特性，これらを理解して，健康問題に取り組んでいる家族を看護する役割がある．

表Ⅰ-2-1　家族システムの発達段階とその課題

発達段階	心理的な移行過程	発達に必須の家族システムの第2次変化
第1段階 親元を離れて独立して生活しているが，まだ結婚していない若い成人の時期	親子の分離を受容すること	a. 自己を出生家族から分化させること b. 親密な仲間関係の発達 c. 職業面での自己の確立
第2段階 結婚による両家族のジョイニング，新婚の夫婦の時期	新しいシステムへのコミットメント	a. 夫婦システムの形成 b. 拡大家族と友人との関係を再編成すること
第3段階 幼児を育てる時期	家族システムへの新しいメンバーの受容	a. 子どもを含めるように，夫婦システムを調整すること b. 親役割の取得 c. 父母の役割，祖父母の役割を含めて，拡大家族との関係の再編成
第4段階 青年期の子どもをもつ家族の時期	子どもの独立をすすめ，家族の境界を柔軟にすること	a. 青年が家族システムを出入りできるように，親子関係を変えること b. 中年の夫婦関係，職業上の達成に再び焦点を合わせること c. 老後への関心をもちはじめること
第5段階 子どもの出立と移行が起こる時期	家族システムからの出入りが増大するのを受容すること	a. 二者関係としての夫婦関係の再調整 b. 親子関係を成人どうしの関係に発達させること c. 配偶者の親・きょうだいや孫を含めての関係の再調整 d. 父母（祖父母）の老化や死に対応すること
第6段階 老年期の家族	世代的な役割の変化を受容すること	a. 自分および夫婦の機能を維持し，生理的な老化に直面し，新しい家族的社会的な役割を選択すること b. 中年世代がいっそう中心的な役割をとれるように支援すること c. 経験者としての知恵で若い世代を支援するが，過剰介入はしないこと d. 配偶者やきょうだい，友人の死に直面し，自分の死の準備を始めること e. ライフ・レビューによる人生の統合

[亀口憲治：改訂新版　家族心理学特論，p.23，表2-1，放送大学教育振興会，2010 より引用]

B. システムとしての家族の理解

　　サティア（Satir）は，システムとしての家族をモビールに例えた[5]．モビールの1つの人形に手が触れると，揺れは次々と全体に広がる．どこか1つの人形の重さ，あるいは人形どうしの距離が変わると，モビール全体が調整をとりながら，バランスを取り戻そうとしばらく揺れる．家族員はモビール人形ではないので，出来事が発生したときにただ揺れに任せているのではなく，家族から離れる家族員や，誰かとの関係を密にして出来事の解決をはかろうとする家族員など，1人の人として自我のある言動も起こすだろう．しかし，家族員は相互に影響し合っているので，家族の一部で生じたことは，全体に影響が連鎖するという点をわかりやすく例えている．

　　家族はシステムであると理解し，そのシステムの構成員として家族員にかかわることができるように，一般システム理論の基本となる考え方を適用しよう．まず，家族内の組織や，家族員間の関係性を示すシステム構造は，**全体性・境界・階層性**という用語で，また，家族が目標に達成できるような過程を示すシステム制御は，**恒常性・フィードバック**という用語で解説される．これらを参考に特徴を理解しよう[6-9]．

個々の家族員は，家族システムの部分であり，相互に依存し合っている（相互依存性）．それゆえ，ある家族員に生じた変化は，その家族全体に影響を及ぼし，家族全体の変化となってあらわれる（全体性）．

場面②　Dさんの生活・健康の変化が影響する人々

　Dさんは80歳の女性です．住居の1階にDさん，2階には妹（75歳）が住み，2人は冷蔵庫のなかにそれぞれ好みの食材を入れ，別々に食事をし，双方の生活に干渉をしません．風呂だけは，妹が準備・始末をして，Dさんもなんとか週2～3回入浴していました．近所に住む50歳になる娘のEさんが，買い物帰りに立ち寄り，Dさんの買い出し・掃除・洗濯をしていました．しかし年々，Dさんは物忘れがひどくなり，下肢の筋力も低下し，持病のめまいのため，1日の大半を家のなかで過ごすことが多くなりました．この冬には，着替えが億劫で終日布団のなかで過ごすようになり，夜間にトイレに起きては失敗をし，入浴も見守りが必要になります．

　Dさんと妹は，これまでは娘のEさんの少しの支援で，それなりに自立して生活していました．しかし，このままでは，どんどん体力が衰えてしまうので，なんとか日中活動を促したいとEさんは考えます．入浴や夜間の排泄のことも考えると，叔母（Dさんの妹）にも協力してほしいし，自分も頻繁に通わなければと感じるようになります．

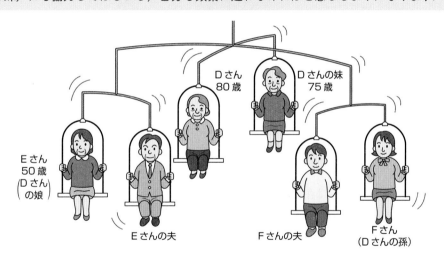

　たとえば，Dさんと妹は，同居していても疎遠な姉妹であり，他の家族員は生活を一緒にはしていない．一見すると相互に依存していないようにみえる．老老世帯であるが，娘のEさんが日々立ち寄るという生活支援により自立して暮らしていた．しかし，Dさんの日常生活動作（activity of daily living：ADL）低下により，これまで以上の支援が必要になる．夜間も目が離せない，日中も手がかかるとなると，当然，Eさんの夫との世帯にも影響を及ぼす．また，遠方に住む孫のF夫婦もDさんのことが気がかりでならないはずである．

　以上のように，夫婦・親子・兄弟姉妹関係は相互に関連し合っているので，Dさんの生活・健康の変化は，家族全体の変化となる．すなわち，この人々は，Dさんの健康の変化により，自らの生活に影響を及ぼし合う家族である．

> 特徴2 ：家族員である個人，サブシステム，1つの家族単位など，システムとしての家族には境界が存在する．

場面3 Dさん・妹の交友関係

　場面2のDさんと妹は，親の代からの自宅に住み，定年まで公務員として勤めました．なかでもDさんは夫に早く先立たれてからは，1人で娘のEさんを育てました．2人とも60歳代の頃は，職場の元同僚たちとの旅行，近所の友達と食事を楽しんでいました．しかし，年をとるにつれて，友人の多くは他界し，交友関係はどんどん狭くなりました．妹も今では，近所のスーパーへの買い物，かかりつけの医師に薬をもらいに行く以外には，1日の大半はテレビを観ています．妹は，「家に人が入ってきてほしくない」と言います．Dさんも「できるかぎり人様のお世話になりたくない」と言います．そこで娘のEさんも，今の生活を変えず，もう少し自分が助けようと思いました．

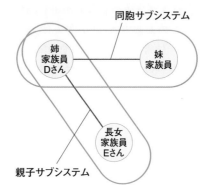

　境界の1つの機能は，システムの区別を守ることである．1つの家族単位の境界だけでなく，夫婦・親子・兄弟姉妹（同胞）といったサブシステム（二者関係）あるいは個々の家族員にも境界は存在する．

　境界は，開いたり，閉じたりする．情報や支援を適切に外部から受け，一方，必要時には，凝集して閉じることが求められる．境界が硬い（閉鎖的な）家族は，外部から孤立し，秘密やルールにがんじがらめで，中にいる家族員は消耗する．一方，開放的な家族は，外部から規則的な人の出入り，情報交換があり，システムとして生き生きとしている．しかし，ただ開放的であればよいというわけではない．境界の開閉に，効果的な規則性がない家族は混乱する．

　第1節では，家族は1生命体として生きていると解説した．境界は，その家族の発達段階によっても状況が異なる．たとえば，D姉妹という家族は，60歳代の頃には，外部と交友関係が豊かで境界は機能的であったと推測できる．しかし，姉妹が高齢にさしかかった現在，「家に新しい人は入ってきてほしくない」というように，外部からの情報，支援による暮らしの変化は，この家族にとって負担になる．また，同居しているが，D姉妹の間の境界も硬い．娘であるEさんだけが，ここから巣立った家族員であり，唯一，D姉妹にとって外部からの支援として現在受け入れられている．

家族システムに発生するパターンは，直線的な因果関係ではなく，円環的なものと考える（円環的因果関係）.

場面 ④ Dさん，妹，娘のEさんの関係性の変化

　場面2のDさんの娘のEさんは結婚するまではD姉妹と暮らしていたので，よく2人のことを知っています．母親であるDさんは，気丈で口数が多く，一方，叔母（Dさんの妹）は物静かですが，マイペースな人柄でした．これまでEさんは，対照的な姉妹であるDさんと叔母のパイプ役でした．しかし今のEさんには，以前のような余裕はありません．これ以上母親であるDさんのADLを落としたくないことで頭がいっぱいです．日中は着替えてイスに座ってテレビを観るように，また，夜間，自分のいないときにトイレに行き，転倒したら大変なので，おむつを使ってはどうかとさかんに勧めます．しかし，Dさんは聞き入れません．こんな事態なので，叔母にもできるだけ協力してほしいと訴えますが，ますます疎遠になります．Eさんは「自分がなんとかしなければ」と考え，自宅を空け，ほとんどDさん宅で寝泊まりをするようになります．ときには，Dさんが言うことを聞かないと感情的になり，母親であるDさんを罵倒するようになります．

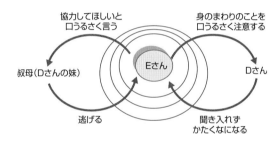

　Dさんの行いが，そのままEさんの行いの原因になるという直線的な関係で考えないことが大切である．つまり，Dさんの行いにより，Eさんは何かしらの反応・フィードバックをDさんに対して起こすはずである．非言語的，あるいは無反応であることも含めて，それらのフィードバックにより，またDさんはEさんに対して引き続く言動を起こす．家族の日常とはその繰り返しである．すなわち，因果関係とは，家族員間のフィードバックにより，常に変容しているものととらえる．

　この場合，娘であるEさんは少しでも母親であるDさんに健康な生活を取り戻してほしい．また，筋力が衰えたまま転倒して骨折でもしたらとり返しがつかないので，口やかましくなる．Dさんは，ますますかたくなになり，その姿がEさんをあおり立てる．今までの関係性と比較すると明らかに悪化しており，叔母（Dさんの妹）自身も高齢なので余裕がなく，日々の自分の生活を乱されたくないだけである．しかし，Eさんには叔母の態度は協力的ではないと映り，また，Eさんの「自分がなんとかしなければ」という思いは高まり，追い詰められる一方である．

> **特徴④**：家族システム全体の機能は，個々の部分の総和ではなく，それ以上のものと考える（非累積性）．

> **場面⑤ 他の家族員が事態を察知して，悪循環を断ち切る**
>
> 　場面2のDさんの孫娘Fさん（Eさんの娘）は，結婚して遠方に住んでいます．EさんやDさんと月に一度は電話で話し，年に2〜3回は泊まりがけで訪ねてきます．Dさんのことが心配になり，様子を見にきました．Dさんはひとまわり小さくなった感じで，意欲を失っています．Eさんはその枕元でさかんに身のまわりのことを注意します．Dさんの家屋は，入り口からすぐにリビングになり，その奥に6畳間・浴室・トイレがあります．両隣にも家があるので，窓のないその6畳間にDさんは寝起きしています．今まで以上にDさんとEさんは，関係が密になり，また親子の力関係が逆転しているような違和感を覚えます．
>
> 　Fさんは自宅に帰り，夫と話すうちに，夫の父の叔母が田舎に1人暮らしでいるけれど，足腰が弱くなり週に二度ほど通所サービスを受けていることを思い出します．なかでもお風呂を楽しみにして生活にもリズムと張り合いができたと聞いたことを思い出しました．そこで，Eさんにわからないように，Eさんの夫（Fさんの父親）に電話をして，「このままではよくない．外に連れ出すか，誰かプロに入ってもらうか，役所に相談に行こう」ともちかけます．Eさんの夫は，Dさんの介護に妻（Eさん）が専心できるように，家事全般を自分がして我慢すれば事態は好転するかと思っていたところ，そうはならず途方に暮れていたので，娘（Fさん）の話を受け，さっそくにも休暇をとり，自ら市役所に出向き，情報収集をすることになりました．

　家族員の相互作用には相乗効果がある．家族員1人ひとり，別々の行動ではなく，相互作用によってもたらされる相乗的な効果が「システムとしての家族には期待できる」という前提を大事にしている．たとえば，遠方に住む孫娘（Fさん）が，ただならぬ状況を察知して夫婦で話し合う．そういえば，通所サービスを受け，元気を取り戻した夫方の遠縁がいた．祖母であるDさんは病気ではないけれど，そういうサービスを役所から受けると事態は変化するのではないか．なによりそれを渦中の家族員(Eさん)に投げかける前に，父親(Eさんの夫)に相談する．Eさんの夫も手が出せずに困っていたところだったので，家族外部から支援を得るように，娘（Fさん）夫婦と協力体制に入る．老老世帯を支える周辺の家族員が相互に助け合い，また地域社会からも支援を獲得し，事態を好転させようとしている．

　Dさん・Dさんの妹・Eさんという同じ構成員であったとしても，孫娘（Fさん）が，母親（Eさん）の言動を駆り立てるような行動をする，あるいは，Eさんの夫が変化を起こそうとしない家族であったなら，異なる展開が予測される．家族は，家族員の間で相互作用を繰り返している．また，社会的・文化的背景である家族外部とも，常に相互作用のあり方を変化させて成長している．したがって，家族を理解するときには，各家族員を理解する，あるいは家族関係を分析するだけでは不十分である．それらを単に羅列し，集合したものだけが，その家族像ではない．

　しかし多くの場合，看護者は，最初からDさんを取り巻く家族について，これまで述べたすべての特性を理解できるわけではない．揺れているモビールの一部分を手がかりに，まず，かかわっている範囲内でのその家族の特性を理解するだろう．そしてさらに，少しずつ視野を広げて，新しい家族員の登場により理解を修正しながら，家族システム全体へ理解を進めていくのが現実的である．その際には，家族システムの安定と変化，また構造を踏まえた理解も必要となるだろう．

C. 家族システムの安定と変化

 家族システムは，内外からの肯定的・否定的なフィードバックを受けながらも恒常性を維持しようとしている．家族システムは，内外からの変化に絶えず対応して安定性を保とうとしている．

　図Ⅰ-2-1に示すように，家族システムとは，外部の環境からと同時に，家族内部からの反応に伴って絶えず変化している．D姉妹の老老世帯は，2人で自立して静かな老後を送っていた安定期から，Dさんの加齢に伴い，次の様相への移行段階であったと推測できる．移行期には揺れたが，システムとしての家族の発達を果たして，再び安定期を取り戻すだろう．

　Dさん，Eさん，Fさんのいずれの世代の家族周期にとっても今回の事態に前向きに対処できたことは意義深い．つまり，家族システムとして複雑さを増し，変化・適応・耐性のための言動の範囲に幅が出てくるだろう．このように家族とは，発達段階の時間経過に

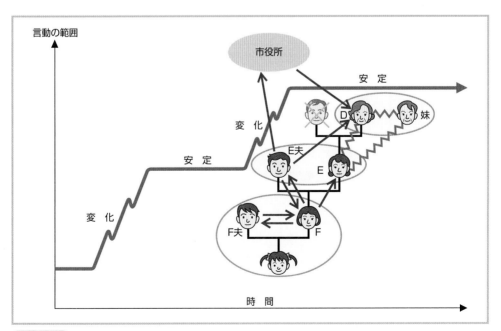

図Ⅰ-2-1　家族システムの安定と変化の変遷

[Friedman MM, Bowden VR, Jones EG：Family Nursing；Research, Theory, and Practice, 5th ed, p.158, Figure 6-4, Prentice Hall, 2003 を参考に作成]

伴い，さまざまな課題に対処しながらシステムとして成長している．

D. 家族システムの構造

　　システムとして家族をとらえるためには，**図Ⅰ-2-2**に示す構造の特徴を知る必要がある．家族を1つのシステムのまとまりとしてみる場合，上位システムと，下位システムについての理解が求められる．上位システムとは，国家・地域社会・近隣などで，そのあり方に下位システムである家族はさまざまな影響を受ける．家族員1人ひとりは，さらに，家族の下位システムである．

　　家族は，いくつかのサブシステムから構成されている1つの生命システムである．つまり夫婦・親子・兄弟姉妹（同胞）サブシステムは，それぞれがまったく同質でも異質でもなく，さまざまな速さで発達・変化しながらも，1つの家族としてまとまろうとする．さらに，夫婦サブシステムの結びつきが弱く，母子サブシステムが強い家族，あるいは，家族の誰かが他の家族員から孤立している家族など，それぞれ個性がある．しかし，発達段階の過程で，いくつかの課題に直面しながら，変化と成長を繰り返すことは共通している．

> **特徴6**　家族は，社会-家族-家族員というような階層性のなかに存在する．また，家族内部にも親子や世代のような階層性がある．

　　通常，家族内の年長者は，階層構造の上位に位置し，若い家族員を保護する立場である．しかし，とらえ方を応用させなければならないときもある．たとえば，老齢に達したDさ

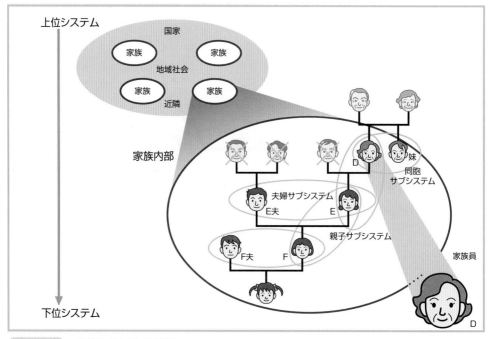

図Ⅰ-2-2　家族システムの構造

んにとって，わが子であるEさんとの間には，現実にはさまざまなことをゆだねなければならない階層構造がうかがえる．また，その孫にあたるFさん世代は，もはや養育される立場の子どもではなく，E家族からも自立し，階層性のなかでは，共に支援することを期待できる世代に成長している．

　また，上位システムである地域社会は，下位システムである家族を保護するであろう．Dさんの家族にとって地域社会は，支援の手立てを期待できる上位システムとして認識されている．しかし，社会が常に家族にとって望ましいとはかぎらない．脆弱な社会，スティグマ（汚名・古傷）のある社会，上位システムである社会そのものが病んでいるときには，下位システムである家族だけが健康を維持することは困難である．

　システムとして家族を理解することについてまとめてみよう．複数の家族員による相互作用は，システムとしての豊かさを引き出す一方で，家族関係における悪循環の引き金にもなる．

　看護者は，家族を理解するときには，第1に，全体性・相互依存性・境界・円環的因果関係・非累積性といった特徴を踏まえて，① 患者を取り巻く家族システムはどの範囲の人々で，そこでは何が生じているのか，② 自分は，そのなかの誰を看護の対象としているのか，③ どのようにかかわると家族はどのように成長すると予測できるのか，を考えることが効果的な実践につながる．

　第2に，上位・下位システムにも焦点を当てよう．家族を看護者が理解し支援する際には，図I-2-2のなかのどこかに焦点を当てることになる．そして，焦点を当てた家族員・サブシステム・家族が影響を及ぼし合っている上位・下位システム全体の特性を判断して支援の方法を考える．

　家族システムの構造には，期待された役割があり，相互に機能することにより組織を構成し，存続させているといえる．「機能」という考え方の詳細は，第II章-1「健康な家族についての考え方」で後述する．

学習課題

1. 「家族はシステムである」ことを具体的に理解できただろうか．身近なエピソードを用いて，システムとしての家族について説明してみよう

引用文献

1) 亀口憲治：改訂新版　家族心理学特論，p.23，放送大学教育振興会，2010
2) ベルタランフィF：一般システム理論—その基礎・発展・応用（長野　敬，太田邦昌訳），p.28-49，みすず書房，1973
3) 亀口憲治：家族システムの心理学—＜境界膜＞の視点から家族を理解する，p.90-105，北大路書房，1992
4) 上別府圭子：家族療法の種類．〈精神科エクスペール11〉精神看護と家族ケア（坂田三允編），p.72-77，中山書店，2005
5) Satir V：The New People Making, p.130-140, Science and Behavior Books, 1988
6) Berkey KM, Hanson SMH：Pocket Guide to Family Assessment and Intervention, p.1-19, Mosby Year Book, 1991

7）Friedman MM, Bowden VR, Jones EG：Family Nursing：Research, Theory, and Practice, 5th ed, p.151-169, Prentice Hall, 2003

8）Joanna RK：Family Systems Theory, Family Health Care Nursing：Theory, Practice, and Research, 6th ed（Kaakinen JR, Coehlo DP, Steele R et al eds), p.38-41, F. A. Davis, 2018

9）Galvin KM, Braithwaite DO, Schrodt P et al：Family Communication：Cohesion and Change, 10th ed, p.9-21, Taylor & Francis, 2019

現代家族の肖像②

不登校やひきこもりの子どもと暮らす家族

　私（68歳）は現在，山形県米沢市で，お子さんの不登校やひきこもりでお悩みになっているご家族の方々やご本人のご相談をお聞きし支援する仕事を行っています．またKHJ全国ひきこもり家族会連合会の共同代表として全国54支部の方々の本部運営を行っています．

　私がこのような活動を始めたのは，現在41歳になる娘が小学校4年生のとき，夏休み明けの始業式の翌日から突然学校に行くことができなくなった事があり，その理由が知りたくてあらゆる相談先，講演会や研修会を巡ったという経緯からです．その体験から自分だけの問題では無いことや，1人では解決できない問題であることが理解でき，広く社会的支援の輪が必要ではないかと思い，活動を始めました．

　講演会や研修会などに行っても自分の場合には当てはまらない事が多く，同じ悩みを抱えたご家族のリアルな声をお聞きしたいと思い，「集い」（家族会）を始めました．

　そのような中でのさまざまなご家族との出会いを通し，社会生活の中でのいろいろな苦悩や挫折感，焦り感がどんどん軽くなり自分が戻ってきた感じがして，不登校という現象を客観的に見直すことができたことを思い出します．

　このような体験を経ながら，現代家族の在り方を次のように考えるようになりました．

　従来の考えは，家族関係は父親の価値観を中心にした「縦関係」だったと思います．

　しかし，子どもの成長に合わせた保護者としての親子関係から，1人の人間同士として互いに認め合う親子関係へと徐々に移行する事を親子で共有できる家族が，現代の多様な生き方に対応できる家族像になるのではないかと考えています．

　このような家族像を目指すうえで欠かせないのが，同じ思いをした人との出会いであり，支えたり支えて頂いたり，"お互い様"のかかわりがとても重要だと思っています．

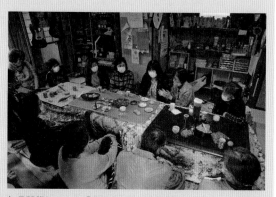

毎月開催している「家族会」でのひとコマ．それぞれの体験を語り共有し，泣いたり笑ったりを繰り返しながら，皆で元気を取り戻しています．

参考文献

ⅰ）NPO法人から・ころセンターホームページ，〔https://www.npo-karakoro.jp/〕（最終確認：2022年1月14日）

ⅱ）KHJ全国ひきこもり家族会連合会ホームページ「家族会の活動」，〔https://www.khj-h.com/meeting/meeting-action/〕（最終確認：2022年1月14日）

[NPO法人から・ころセンター　伊藤正俊]

③ 家族を理解するポイント

この節で学ぶこと

1. ジェノグラム・エコマップの活用法について理解する
2. 看護の対象としての家族をとらえるさまざまなアプローチを理解する
3. 臨床場面で,「1 単位の家族」のポイントを理解する

A. 家族のウチ・ソトを知る技法

1 ● ジェノグラム（家系図）

　ジェノグラム（家系図）とは, 世代間関係の構造を示している図式である. 3 世代以上の家族員と, その人間関係を盛り込んだ家系図作成法のことであり, 記載方法, 基盤となる解釈の原則について, **図 I-3-1** に示す[1,2].

　家族療法家が, ジェノグラムを家族とともに作成する際には, クライアントの少なくとも 3 世代にわたる家族員とその関係性, 重要な情報, 節目となる出来事の聞きとりを行う. そして, 親から子へ, 子から孫へと受け継がれる心理的遺産, **世代間伝承**に注目し, 現在の家族のウチで起こっていることを探索する. ジェノグラムを作成する際には, 複数人集まってもらう場合, 1 人の場合, 夫婦・親子といった 2 人の場合などさまざまである. 必ずしも複数の家族員がいつも集合できるわけではない. そして, 家族員が 1 つの事象に対しておのおの異なった解釈をする**羅生門効果**という現象にも出くわすといわれている.

　家族のウチを理解するには, 今, 目前にいる家族員の情報だけでは十分とはいえない. 人は, 世代・性・年齢・出生順位・婚姻関係などから, 家族の内的構造のうち, どこかに位置している. どこに, どのようにいるのかは, その人の身体・精神社会的な機能状態に影響する. 看護者にとっても, ジェノグラムは, 家族の情報を図示してわかりやすく考えることができる技法の 1 つである. 家族の内的構造, 家族周期の変化, 家族関係のパターンが世代を超えて観察できる.

2 ● エコマップ（家族生態図）

　エコマップは, 家族のソト, すなわち外的構造との相互作用の量と質を評価するときに用いるものである. その家族の外的構造における, 重要な人, 組織, グループとの関係性の全体像の把握は, 看護者が家族を理解するうえで大切なもう 1 つの技法である. **図 I-3-2** に描き方の手順を示す.

　中心に大きな円を描き, そのなかに家族員を描き込む. 次に, それぞれが接触している外のシステムを家族の円の周囲に描き, 個々の家族員とその外部との関係のあり方と程度

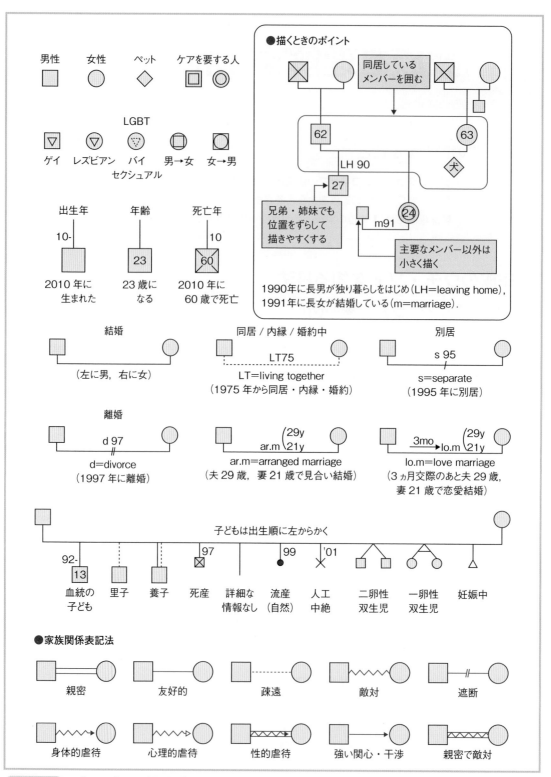

図Ⅰ-3-1 ジェノグラム（家系図）の記載方法

［中村伸一：ジェノグラムの書き方―最新フォーマット．家族療法研究 **19**（3）：259-262，2002／McGoldrick M, Gerson R, Petry S：Genograms Assessment and Intervention, 3rd ed, W. W. Norton & Company, 2008 を参考に作成］

1. まず，中央に円を描き，これから検討したい家族について，その円のなかに，夫婦サブシステムから順に，同居している家族員を家系図の手順で描こう

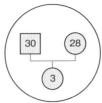

2. それぞれの家族員とつながりのある外部システム（親・親戚・会社・学校・保育園・病院・訪問看護師・友人など）を家族の円の周囲に描こう

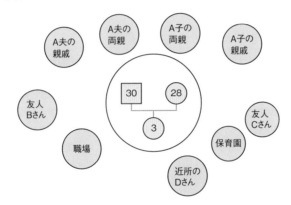

3. 家族員と外部システムとの関係性のあり方と程度を表す線でつなごう

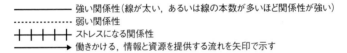

―――――― 強い関係性（線が太い，あるいは線の本数が多いほど関係性が強い）
・・・・・・・・・・ 弱い関係性
＋＋＋＋＋ ストレスになる関係性
――――→ 働きかける，情報と資源を提供する流れを矢印で示す

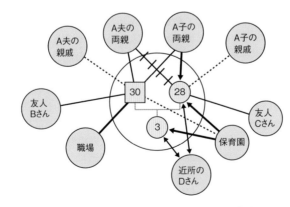

4. この家族の外部構造をアセスメントしよう．個々の家族員にとって，重要な人・組織・グループと，それらとの関係性を知ろう

5. 作成した日時と作成者を記入しよう
　　＊家族の外部構造は「いつの時点か」「誰の視点か」により異なる

図Ⅰ-3-2 エコマップの記載方法

を線で表示する．その家族員は，外部にどのようなつながりをもっているのか，そのつながりはストレスが生じているのか，あるいは支援的なのか図示できる．情報・資源を外部から取り入れる柔軟さのある家族なのか，すなわちソーシャルサポートネットワークの広がりを知ることができる．

　エコマップでは，さらに，家族の経時的な変化を描くこともできる．誕生，結婚，疾患の発症，死別などの出来事の前後に，それぞれのエコマップを描くと，その出来事を通じて家族の外的構造はどう変化したのか一目瞭然である．また，たとえば，退院に向けて家族が地域社会からどのような支援を獲得するのか目標を図示し，入院中である現状のエコマップとの相違点から，看護計画を考える指標にも使える[3]．

フォーカス
心理療法におけるジェノグラムの活用例

　妻（Yさん）のうつ状態で来談した夫婦を中心に面接が展開された例を紹介する．2回目の面接は，夫婦の前でジェノグラム（下図を参照）を描きながら行われた（ジェノグラム・インタビュー）．長男妊娠中にYさんの父親のがんが発覚し，最愛の父親を看病すべく身重なYさんが父親のいる病院に足しげく通って看病したエピソードが語られた．父親と不仲だったYさんの母親は妊婦の娘を心配したが，Yさんはむしろこうした母親への反感を強めた．

　父親が亡くなった後，まもなくして長男が生まれた．父親の喪失と息子の誕生という時間的に近接した事態は，Yさんに，誕生してきた息子が"父親似である"という確信を抱かせた．そして，今までやや疎遠であった夫婦関係での満たされなさを解消するかのように，Yさんは長男を溺愛するようになった．これは「生まれ代わり空想」と呼ばれる現象（このケースの場合，内在化されたYさんの父親像を乳児である長男に投影する現象）で，しばしば起こる愛着である．当然，夫との関係は今まで以上に疎遠となり，長男の誕生と母親であるYさんの長男への愛着は，長女（2歳）に弟への強い嫉妬心を抱かせることになった．その結果，長女は入眠困難，夜尿などの退行的な行動を激化させた．夫が関与しようとするが，なかなかうまくいかない．こうした状況下でYさんの抑うつ感は深まり，来談にいたった．

　夫婦面接で治療者は，ジェノグラムを目の前で大きく描きながら，まずはYさんの父親の喪失にまつわる悲しみを事実に則して細かく聞きとることで，Yさんの悲嘆を夫にも共有できるようにした．悲嘆は父親との楽しかった思い出を聞きとることでより表出された．涙するYさんを夫が少しだけサポートすることができるようになった．

　次に，治療者は長男の誕生の際に「生まれ変わり空想」が生じるのも当然であることをYさんに告げ，夫婦でこれも共有できるように介入した．さらに，これほどまでの父親への愛着がなぜ生じたかについて話が及んだ．これはYさんの両親の不和と関係があることは明白であった．Yさんの母親（56歳）は母方祖母に似て非常に気丈で闊達な長女として育ってきた．一方，父親（60歳で死去）は4人兄弟の末っ子で，父方祖母にかわいがられて育ってきた．こうした背景から，Yさんの両親関係はしっかり者の母親に父親が依存するという安定した関係だったが，父親が友人と立ち上げた事業に失敗して以来，夫婦関係に葛藤が生じていた．主に母親が父親を非難し蔑んだ．こうした関係に敏感だった長女であるYさんは父親の孤立に同情し，父親もこうしたYさんをいとおしく思うという親密な関係が続くことになった．母親も気丈なYさんに両親関係のつなぎ役としての機能をあてにすることもあった．Yさんを両親関係のつなぎ役とする，いわゆる「三角関係化（triangulation）」の関係が形成された．

　この三角関係化は父親のがんの発症とYさんの妊娠という2つの事態でバランスを崩す事態に発展し，Yさんの症状が形成された．

　治療者はこうした歴史的力動関係を明示しながら，Yさんと長男の関係もこれから同じよう

な運命をたどる可能性について指摘した．つまり，Yさんが生まれて間もない長男に夫の代わりの役割を期待してしまう可能性についてである．現に，Yさんはこのいたいけな乳児に依存しているのである．それは長男の健全な生育にとっては障害となりうることであり，いずれ子が成長するとともに，こうした両親関係に敏感になる年齢に達すれば，自ずとYさんとその両親との関係に生じていたような「三角関係化」が生じる危険があることを告げた．

こうした指摘を受け，夫婦はそれぞれに原家族（Family-of-Origin）から影響を受けてきたことを認識し，今後は前世代の関係から影響を受けることなく，二児を育む親密な関係を維持しようとする両親として，また相互に尊重し，いたわりあう夫婦として歩みだそうと次第に前向きになれるようになった．こうしたプロセスにいたるには数回のセッションを要したが，この過程でYさんの抑うつ症状は消失した．

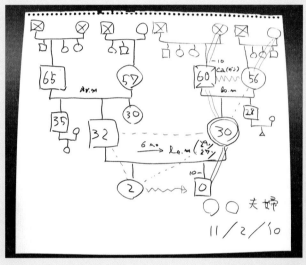

［中村心理療法研究室　中村伸一］

フォーカス
医療と介護の連携におけるエコマップの活用の実際

エコマップは，情報を集約して共有するための有用なツール（手段・道具）として，介護支援の現場で広く使用される．関係者や関係機関が複数になることも多い医療と介護の連携において，エコマップを活用する主なメリットは以下のとおりである．

① 情報の偏りや援助者による視点の違いが明確になる．
② 作成の際に，自身や他援助者の支援の振り返りができる．
③ 家族関係が複雑な場合でも関係者の認識がずれにくく，支援方法の検討を容易にする．

エコマップを使用する際には，医療サイドからみた本人や家族の姿と，介護サイドからみた本人や家族の姿が異なる事例も生じる．この場合，どちらか一方が正解という二者択一の見方をするのではなく，本人や家族を多角的に理解・評価するための道具として使われる．

●事　例

本人（58歳，男性）は，糖尿病でA病院にて治療中．主治医らが本人と妻（56歳）へ生活指導を繰り返すが，管理の不良な状態がつづいていた．1年前より糖尿病性腎症となる．今回，腹膜透析を導入するために入院．医療ソーシャルワーカー（MSW）の勧めで介護保険の申請をする．本人と妻とに介護保険サービスの利用についての相談をしていたときに，2年前から

同居している母親（88歳）が認知症のためケアマネジャーを利用していることを把握した.
　　本人の同意を得たのちに，担当看護師がケアマネジャーに連絡. 退院時カンファレンスへの出席を依頼し了承を得た. 後日，ケアマネジャーが病院を訪問し，下記のエコマップを持参した.

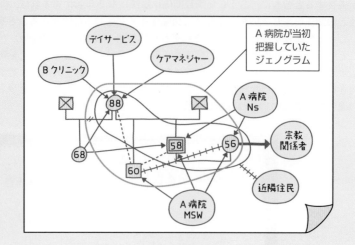

　A病院では，妻と保証人である兄（60歳）とは連絡をとっていたが，ケアマネジャーのエコマップより以下の情報が新たに把握でき，支援の方向性を変更する可能性がでてきた.
・妻が宗教を強く信仰しており，宗教以外のことに割く時間が少ないこと
・宗教絡みで何度も迷惑を被ったことのある兄は，入院の保証人にはなるが，それ以外は本人夫婦と距離をとっていること
・本人には異父姉（68歳）がおり，姉は母親の介護ではキーパーソンであり，本人との仲もよいこと
　（本人の父親と養子縁組をしていないため戸籍が別だったこと，本人が入院申込書等に記載しなかったことなどからA病院では姉の存在を把握していなかった）

［一般社団法人あたご研究所　後藤佳苗］

B.　看護の対象としての家族のとらえ方

　　これまでの家族発達理論，家族システム理論，ジェノグラム，エコマップを踏まえて，看護者が，対象となる家族を理解するときのポイントを解説する.

1 ● 患者中心-家族中心

　　患者中心に考えたときの医療の提供や看護の目標は，必ずしも家族の誰にとっても喜ばしい生活の変化を意味するとはかぎらない. この点について，次の場面6で考えてみよう.

場面⑥「家族」にとって悔いなく決める（気管切開）

　　Gさん夫妻と私のかかわりは10年になります. Gさんは，意思が強く，曲がったことが大嫌いで，こうと決めたら貫き通す人で，奥さんはGさんを包み込み見守れる人柄で，私は糖尿病コントロールのための外来看護で出会いました. 一流企業を定年まで

勤め上げ，退職後に大好きなお酒を少し減らした矢先，飲み会帰りに駅の階段で転倒し，頸椎損傷になりました．リハビリテーションを受けるも臥床生活となり，2年近く奥さんが介護しましたが，心臓の負担を減らすために利尿薬を開始した直後，痰が気管支につまり片肺に無気肺を起こしました．入院し，気管支鏡をしても閉塞が改善しないため，呼吸器内科主治医が気管切開を勧めるも，これ以上の治療もかたくなに拒否しました．

　Gさんは，「気管切開はしない．これからいろいろな治療をして歩ける日が来るのなら，どんなつらい治療も一生懸命して治すが，今のままでは治療を受けても，結局は寝たきりだ．気管切開をして吸引することになったら，家族に余計迷惑をかけるだけだ」と話し，家族に迷惑をかけたくない気持ちでした．私は，あの奥さんならきっと「できることはなんでもしてほしいと思っている」と感じ，その気持ちをGさんの前で伝えてもらう機会をつくりました．奥さんから「気管切開を受けないなんて言わないでほしい」と言われ，その言葉を聞いたGさんは，「いいんだな」と確認をして，気管切開を受けることに決めたのです．

「家族にこれ以上迷惑をかけたくない」という患者の思いは，さまざまな臨床場面で見受けられる．Gさんの場合は，気管切開を受けると，在宅療養において介護者である妻に負担がかかることを懸念し，治療を拒否していた．しかしここでは，介護者である妻は「できる治療はなんでもしてほしい」という願いがあることを看護者が察知し，G夫妻に話し合う場を提供することにより，双方にとって最善の決定ができたといえる．

　家族看護における対象理解の1つの技法として，看護者は，患者中心にその場面を考えたときと，家族（この場合には主たる介護者である妻）を中心にその場面を考えたときの両方の立場になれることが必要である．しばしば，家族にかかわるときには，「中立であること」が重要だと指摘される．しかし，家族員個々に対する対象理解が不十分であっては中立性は意味をなさない．G夫妻と10年かかわったこの看護者は，Gさん・その妻両方の立場から十分に事態を理解しているがゆえに，重大な局面では，中立性を保ち，双方にとって効果的に話し合いの場を提供できたのである．現実には，場面6のようにいかないことも多い．結果的に，G夫妻のように両方にとって最善をもたらす決定ができないときも，場合によっては患者中心になり，またあるときには，家族中心になりながら看護の可能性を探ることになる[4]．

2 ● 家族員-家族-地域社会

　家族看護学では，看護の対象として家族をどのようにとらえるのか，論議してきた（**表I-3-1**）．いずれも，1生命体としての家族の発達段階を踏まえて，個人と地域社会とのかかわりのなかに家族を位置づけようとしていることが共通している．また看護実践の範疇で，家族に健康をもたらす看護が提供できるように，患者と複数の家族員が連動している様相を系統立てて理解したいと，試行錯誤している[5-11]．

　たとえばGさんの場面6でも，地域社会とどのような交流のある家族なのかという理解も不可欠である．またここでは，家族は妻1人である．しかし，時には家族員は複数であ

表Ⅰ-3-1　看護の対象として家族をどのようにとらえるのか

鈴木・渡辺[5]
　① 個々の家族員，② 家族員間の関係性，③ 家族単位の社会性. すなわち，家族看護には家族員という個のレベル，家族員間の関係性のレベル，さらに家族という1単位の社会性という，単位としてのレベルがある

家族生活力量モデル[6]
　① 背景としての家族：患者や障害者個人のケアを展開するときの基礎的情報として，家族構成や年齢構成，キーパーソン，家族の生活史などを把握すること，② 資源としての家族：個人が療養していくとき，家族員の誰が世話をするかなどを把握し，その家族員に介護指導を行うなど，③ ケアの単位としての家族：家族全体をケアの単位とする

フリードマン（Friedman MM）[7]
　① 背景としての家族，② クライアントとしての家族（個々の家族員），③ クライアントとしての家族（サブシステム），④ クライアントとしての家族（家族システム），⑤ 社会の構成要素としての家族

エンパワメントモデル[8]
　① 個人レベルの家族看護学：家族員が健康であることに関心を払う，② 対人レベルの家族看護学：家族の健康や健康的な家族生活を，家族の対人関係や役割関係などの視点からとらえ，関係に働きかける，③ システム全体レベルの家族看護学：家族機能や家族のシステムの境界，家族としての問題解決能力などに関心を払い，働きかける，④ 家族を外部との関係性を踏まえてとらえる視点

ハンソン（Hanson SMH）[9]
　① 背景としての家族（個人が前面，家族は背景），② クライアントとしての家族（家族が前面，背景としての個人），③ システムとしての家族（相互作用する家族），④ 社会の構成要素としての家族

カルガリー家族アセスメントモデル・介入モデル[7,9,10]
　システムとしての家族：フリードマンでの④，ハンソンでの③にあたる

り，一枚岩ではない. そこで，家族看護における対象理解では，家族という用語をあいまいなまま用いず，多次元的な家族全体を1つの単位として，いかにとらえるのかが最大の論点である. 次に**図Ⅰ-3-3**に沿って，家族を理解するためのさまざまなアプローチを解説する[12].

3 ● 家族を理解するためのさまざまなアプローチ

　図Ⅰ-3-3を参考にしながら，看護者が家族を理解するためのさまざまなアプローチについて，場面7から具体的に考えてみよう.

> **場面 ⑦　本音がよくわからない家族**
>
> 　Hちゃんは，在胎28週で生まれ，私の勤務する新生児集中治療室に搬送されてきました. 4ヵ月が経過して，染色体異常はあるものの，そろそろ在宅に移行できそうな男の子です. 母親は毎日面会に来て，週末には両親で訪れます. 上に3歳になる姉がいますが，母方の祖母が保育園の送り迎えなど協力しています.
>
> 　面会時のHちゃんの両親は，とてもHちゃんを大事にしていると感じます. しかし，「家に帰れそうだから，小児科に転科しましょう」と主治医が両親に話しても，「いつかは一緒に家でくらしたいと思っている」とは言うものの，どうしても話が具体的に進みません.
>
> 　Hちゃんのためにも，いつまでもここにいるのではなく，家に帰り，地域のサービスを活用し，同じような子どもたちの通院する施設や親の会に触れて，世界を広げて成長してほしいと思います. しかし家族は，本当はどうしたいのか，本音がわからなくて，私たちはどうすればいいのか，困っています.

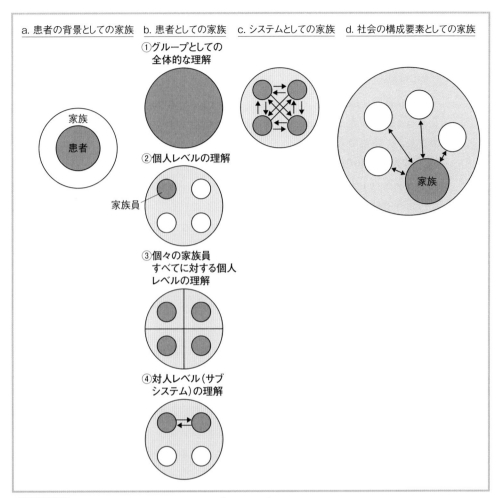

図I-3-3　家族を理解するためのさまざまなアプローチ
表I-3-1を参考に作成.

a. 患者の背景としての家族

　看護者が家族を患者の介護者，養育者，相談者，支援者としてとらえるアプローチから考えよう．この場合，家族とは特定の介護者・養育者を示すこともあるし，「〜さんのご家族」というように不特定多数の場合もある．いずれにしても，看護者の焦点は患者にあり，家族はその背景である．場面7では，すでに急性期を脱して落ち着いた乳児であるHちゃんの発達・生活を考えると，退院のための移行期にあるのに，家族は医療者とともにHちゃんにとってよいように考えてくれない．すなわち，このアプローチでは看護者にとって家族は，患者のためにいかに協力的であるか否か，としてとらえている．問題があるとは必ずしもいえないが，家族そのものを看護の対象として焦点を当てているとはいえない．

b. 患者としての家族

　看護者が家族を患者の背景としてではなく，家族そのものに焦点を当てるアプローチをまず4つに分けて考えよう．

(1) グループとしての全体的な理解

　看護者は，日々の実践で，家族という漠然とした人間集団にさまざまな印象を抱くものである．場面7の看護者は，Hちゃんの家族について，「本音がよくわからない家族」と感じている．この場合の「家族」とは，母親だけを示しているわけではないだろう．足しげく面会に訪れ，慈しんでいる両親のことであり，また，それを陰で支援する祖母のことでもあると推察できる．この人々が，Hちゃんの退院を喜び，次の段階に進んでくれないのがなぜか，理解できない．

(2) 個人レベルの理解

　ある家族員1人にだけ焦点を当てたとしても，患者にとって役立つ資源か否かといったとらえ方ではなく，その家族員自身の健康に着目してみよう．多くは，その家族員を支援の手がかりとして，家族全体を理解する一歩となるだろう．

　場面7の看護者が，一歩踏み込んで，Hちゃんの母親に向き合い本音を聞きたいと考えたとしよう．「毎日，面会に来るのは，大変なことでしょう．お疲れじゃないですか．Hちゃんが，退院・転科することで，先のことが不安でしょう．何がご自身にとって心配でしょうか」と話しかける．看護者が，家族内での「Hちゃんの親」としてだけではなく，その人自身を理解しようとするアプローチである．

(3) 個々の家族員すべてに対する個人レベルの理解

　家族とは個人の集合体である．個々の家族員全員に対して，その人の立場になって考えよう．場面7を例に考えると看護者の焦点は個々の家族員の健康に当てられ，Hちゃんの父親・祖母・姉のそれぞれの立場に立ち，Hちゃんが退院することによる生活の変化を理解してみよう．しかし，以下に述べるようなシステムとしての家族の特性を考えてかかわるというよりも，あくまで個々の家族員に看護者の関心がある．

(4) 対人レベル（サブシステム）の理解

　親子・夫婦・介護者-被介護者などの対人関係の単位で何が起こっているのか理解してみよう．気がかりな関係性に焦点を当てると，周辺にある複数の関係性が影響し合った結果生じた葛藤をそのサブシステムが表出して，サインを出していることがある．

　さて，「Hちゃんと母親」「Hちゃんと父親」「両親の夫婦関係」は，この看護者が，実際に観察・対話により理解することができる．これらの関係性に際立った問題を感じているわけではない．よって，この家族の発達課題であり，看護者にとって看護の目標である「在宅移行」に進めない理由は，両親とHちゃんのサブシステムを理解しただけでは解明できない．他の家族員や社会との関係性も考えに入れないと理解が及ばないと予測できる．

c. システムとしての家族

　看護者が家族をシステムとしてとらえるアプローチを考えてみよう．

　ある家族員が健康を害したときに，影響を受ける範囲を考え，図Ⅰ-3-3に示したように，家族員間の相互作用に焦点をおく．第2節で解説したシステムとしての家族が表出する特徴を理解する必要がある．

　場面7では，祖母・姉には，看護者は実際に会うことができない．しかし，親子3人が看護者の前にいるときの様子だけでは，いつまでも「本音がよくわからない家族」である．そこで，Hちゃんが退院することにより，影響を及ぼし合う家族全体を視野に入れて，シ

ステムとしてその家族では何が起こっているのか理解する必要性が生じる．日々，出会える家族員を中心に，できるだけその人々だけでなく，家族全体をイメージできるような問いかけをすることにより情報を収集する（「H ちゃんが退院することを H ちゃんのおばあさんあるいはお姉ちゃんはどう感じているとお母さまは思われますか」，といった**円環的質問法***を用いる，p.87 参照）．あるいは，来棟を促し，医療者チームと直に話し合うことを提案することもある．

d. 社会の構成要素としての家族

　家族は，地域社会の組織と相互作用をする単位である．家族を社会の構成要素の1つとしてとらえ，家族の社会とのつながりにより理解してみよう．場面7の看護者は，H ちゃんの社会のなかでの将来的な生活の場をイメージし，在宅移行を考えている様子がうかがえる．しかし，H ちゃんの両親・祖父母も，H ちゃんと共に暮らす自分たち家族のあり方を看護者と同じように前向きにとらえているだろうか．社会のなかのその家族が置かれる立場，そして，その家族のまなざしに映る社会についても理解する必要がある．

　家族を理解するためのさまざまなアプローチは，**図Ⅰ-3-3** に示したとおりである．しかし，これらを順を追って，すべていつも用いているわけではない．多くの臨床場面では，患者あるいは出会える家族員との会話のなかで，どのような家族員がいて，どのように影響し合っているのか，いつも看護者は考えているだろう．

　今どのような支援が実現可能なのか，援助の目的・場に適した，さまざまなアプローチを用いて家族を理解するものである．そして，今どの人々を視野に入れるのか，その焦点を見極めることが，看護者として力量の問われるところである．**図Ⅰ-3-3**のどのアプローチを用いるのか，的を外さない看護者の判断は，その時点の家族に提供する看護過程・目標に裏打ちされている．

　さまざまなアプローチを用いた具体的な看護計画の展開は，第Ⅴ章において解説する．

学習課題

1. 場面 2〜5 についてジェノグラム，エコマップを順々に描いてみて，システムとしての家族を少しずつ理解してみよう
2. 今までに臨床で出会った家族を思い出して，あなたはどのようなアプローチで理解しようとしていたか考えよう

引用文献
1) 中村伸一：ジェノグラムの書き方―最新フォーマット．家族療法研究 **19**（3）：259-262，2002
2) McGoldrick M, Gerson R, Petry S：Genograms Assessment and Intervention, 3rd ed, WW Norton & Company, 2008
3) Ross B, Cobb K：Family Nursing；A Nursing Process Approach, p.178-182, Addison-Wesley Nursing, 1990
4) 山崎あけみ：育児期の家族のなかで「家族」と「女性」に健康的な生活をもたらすプロセス．看護研究 **35**（6）：

---

*この質問法により，たとえば場面7では，母親が，H ちゃんが退院することについて，長女や実母（H ちゃんにとって祖母）はどう思っていると考えているのか看護者は情報収集できる．また，場合によっては母親に長女や実母の視点から状況を眺めることができるように介入できる．こういった質問をさまざまな角度から投げかけることにより，家族に生じている課題をめぐる文脈（コンテキスト）が把握できる．

517-533，2002

5）鈴木和子，渡辺裕子：家族看護方法．家族看護学―理論と実践，第5版（鈴木和子，渡辺裕子著），p.108，日本看護協会出版会，2019

6）家族ケア研究会（編）：家族生活力量モデル―アセスメントスケールの活用法，p.4，医学書院，2002

7）Friedman MM, Bowden VR, Jones EG：Family Nursing；Research, Theory, and Practice, 5th ed, p.37-38, Prentice Hall, 2003

8）野嶋佐由美：家族看護学の4つのレベル．家族エンパワーメントをもたらす看護実践（野嶋佐由美監），p.4-5，へるす出版，2005

9）Joanna Rowe kaakinen：Approaches to family nursing. Family Health Care Nursing；Theory, Practice, and Research, 6th ed.（Kaakinen JR, Coehlo DP, Steele R et al ed），p.9-11, F. A. Davis, 2018

10）Zahra S, Dina S：Nurses and Families；A Guide to Family Assessment and Intervention, 7th ed, p.51-138, F. A. Davis, 2019

11）Bomar PJ：Defining family health nursing. Promoting Health in Families；Applying Family Research and Theory to Nursing Practice, 3rd ed（Bomar PJ ed），p.4-11, Saunders/Elsevier, 2004

12）山崎あけみ：焦点を変化させる技術．Neonatal Care **20**（7）：478-483，2007

家族像の形成

この節で学ぶこと

1. 家族にかかわるさまざまな場とその特徴を理解する
2. どのような情報をどのように得て統合し，家族像を形成するのか理解する

　対象理解は看護における基本である．家族を看護するときにも，対象となる家族を理解することから始まり，このことを「家族像の形成」という．看護者が情報を整理しながら，家族に何が生じているのか，探索的な思考を開始する家族アセスメントの初期段階でもある．看護者がかかわる家族とは，誰かが健康上の課題にみまわれたときにも，同居家族員どうしでさまざまなやりとりをしつつ，現在は生活を共にしていない家族員，あるいは親族・近隣・職場・医療者などの外部との相互作用をもちながら日々の生活を送る1つの単位である．ここまで，解説してきた理論・技法・アプローチのポイントを用いながら，どのように看護者が情報収集しつつ家族像を形成しているのかここでは考えてみよう．

A. 家族を理解する情報・指針

　家族を理解する情報源は，①過去・現在のことに関するフォーマル・インフォーマルなインタビューによる情報収集，②ジェノグラム・エコマップ作成，③家庭・施設内での参与（かかわり）・観察，④他の家族員，医療チーム，その家族を知っている機関からの情報，⑤公的な文書による報告，⑥アセスメントツール，調査用紙，チェックリストからの情報[1]などである．このような客観的情報（O情報），主観的情報（S情報）を収集し，家族アセスメントのもとに看護過程を展開する．次の場面8から，情報収集と統合の実際を考えてみよう．

1● 医療チームによる情報の統合

場面8　患者さんの情報は皆でひろって共有する

　終末期，患者さん自身が家族とどのように過ごしたいのかをお話しするにも，病状が逼迫していると，体がつらいのでタイミングが大事．自分を気持ちよくしてくれた人に心許すってあるので，私達，看護師は，気持ちがいいと思える看護技術を提供しながら，そういう看護場面で家族の情報をひろう．日々，看護師にお話ししてくださったことを，かかわりのなかで皆がひろってきた情報を，チームで共有し，カンファレンスのなかで深め整理する．これは，1人の看護師の仕事ではない．

　　家族は，チームでかかわる看護者のなかでも，より自分達の状況をくみとり，接しやすいと感じる看護者を中心に支援を求めてくることもある．また，聞き手である主治医・看護管理者・プライマリーナースなどと語り手である家族員の関係性によっても，理解できる広さ・深さ・情報の種類が異なるので，複数の医療者からの家族情報は一致するとは限らない．むしろこの場面 8 の看護者は，医療チームがケアのなかで得たさまざまな情報をカンファレンスで共有し統合していると伝えている．チームで看護の目標設定のため検討することが大切である．担当制で面談などを通じて援助するソーシャルワーカー，臨床心理士とは異なり，看護者はチームで実践を提供する．なかでも，面談の場を設けたときだけでなく，日常生活援助の際の何気ない会話で，患者・家族から情報を得るのが特徴である．

　　家族を支援する関連職種との情報交換，カンファレンスは欠かせない．たとえば，家族に対して生活の場を移行していく看護過程の展開では，できるだけ多くの職種が連携し，情報交換を行い，支援の輪を広げて支えることが効果的であると考えられている．家族周期のどの時期にかかわる看護者も，いま自分たちが把握している情報だけでは，十分でないこともある．それゆえに，自分ひとり，あるいは，同じ職場の同僚から得た情報だけでなく，その家族にかかわった関連職種からの情報を統合させながら理解している．

2●理論・モデル・概念・考え方の活用

　　家族について理解を深めるさまざまな理論・モデル・概念・考え方が多く存在する．これらは抽象的，あるいはアセスメント項目が多岐にわたり複雑で，実践で使いこなすことに困難を感じることがある．しかし日ごろから習熟していると，看護の方向性を見出すうえで助けとなり，また，患者・家族から得た情報を系統的に整理する指針となるだろう．ただし，活用にあたっては，次の点を考慮することが望ましい．

　　まず，個々の理論・モデル・概念・考え方には歴史的背景がある．どのような理論的前提に準拠し，どのような家族現象の理解に対して強みがあるのかを熟知したうえで活用したいものである．さらに，たとえば，ある理論を用いて対処すると役立ちそうに思えても，それにすべてがあてはまり解決策が得られるわけではない．理論がいつも実践よりも先進的なわけではなく，ある家族への看護が具体的な効果をもたらしたのではあれば，それは抽象的な理論よりも一歩進んでいるといえる．家族看護についての既存の理論・モデル・概念になじみ，指針としながらも，それを信じるのではなく，限界も踏まえたうえで使いこなしたい．理論・モデルなどを用いた家族看護過程の実際は，第Ⅱ章において，どのように系統的に情報を収集し，看護目標の指針とするのか参照されたい．

B. プロセスとしての家族像形成

　　看護者による対象理解は，確固たる不動の対象像を求めるのではなく，流動的ならせん状の過程である．家族を対象とするときも同様であり，むしろ 1 人の患者の対象理解以上に，流動的に，理解と修正を繰り返すものである．これまでの臨床経験，チームや関連職種との情報交換，そして理論・モデル・概念を統合し，その家族像をつかもうとする客観

的な専門職としての思考過程の随所で，いま目前にいる家族自身からの主観的な訴えを織り込んでいく感性がなにより必要である．

　次の場面9は，医療施設に入院している患者が，まだ日常生活に多くの援助が必要であるものの在宅療養に移行する際，看護者がまずどのように家族を理解するのか語っている．

場面⑨ まずは患者さん本人と家族の本心を探ることから

　どの患者さんも，家族に迷惑はかけたくない．患者さんは，家族に話したいこともあるし，話したくないこともある．その辺を見極めて，退院に向けて患者さんが自分の口で言いたいことを家族に言えることが基本．

　家族の側も，皆誰だって自分の生活は大事．看護師も，在宅になるから家族に全部補ってもらいたいわけでなく，社会資源をつかうというのを理解してもらいながら生活の立て直しをしてもらう．この家族はきっと解決できると信じつつ，まずは忖度ない，患者さんとご家族の本心を探索する．

　家族を理解する，すなわち家族像を形成する最初の一歩は，患者と個々の家族員の忖度ない本心を看護者が探索することだという．これは，図I-3-3「家族を理解するためのさまざまなアプローチ」のなかの「b．患者としての家族，③個々の家族員すべてに対する個人レベルの理解」に相当する．表I-3-1「看護の対象として家族をどのようにとらえるのか」においてもすべての家族看護の理論家は，クライアントとして個々の家族員をとらえることの必要性に言及していることと通じる．看護過程につなぐためには，本心からなる家族像を把握する必要があり，家族であるからこそ言えないなど，難しい側面があるので，そこを看護者が，この家族に何が生じていて，これからどうありたいのか探索する姿勢がうかがえる．さらに，単に看護者が家族像を把握した，に留まってはいけない．場面10を読み進めてみよう．

場面⑩ 家族自身に"理解者である"と感じてもらう

　家族は「自分たちが（患者さんを）助けたいけど大変なんだということを，看護師はわかってくれている，自分たちの生活も脅かさない方法を一緒に考えてくれている」と察すると，とたんに（退院にむけて具体的に）話しが進むってことはある．

　誰だって忙しく回している生活，人生があり，それを尊重しつつも，家族にはできることを支援してほしいと看護師は思っている．たぶん，家族でも世帯が違うと，患者さんにとって，見えない，想像できないことを抱えている可能性もある．看護師は，そこをわかろうとしていることを家族にきちんと伝える．

　例えば，家族療法における家族アセスメントの実際的側面においては，家族との間でジョイニングを達成し，信頼関係を確立することが治療に進む前提である[2]．ジョイニング，すなわち，家族が家族システムの関係性のなかに治療者を迎え入れる，仲間に入れること，その成立なくして，家族療法は成り立たないという．家族看護においても，単に看護者が，こういう家族だと一方的に理解するだけでは意味がない．この段階で，家族自身

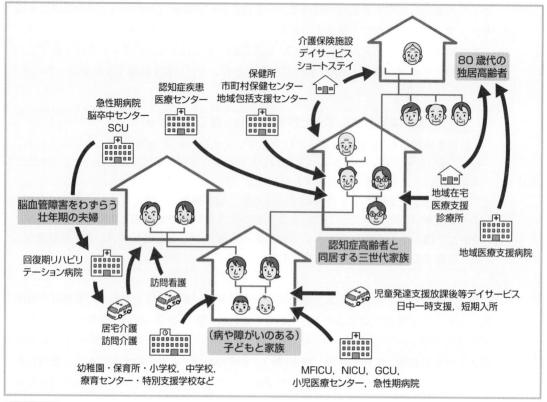

図Ⅰ-4-1　家族とかかわるさまざまな場
SCU：脳卒中治療室，MFICU：母体・胎児集中治療室，NICU：新生児集中治療室，GCU：継続保育室

　が看護者を自分たちの理解者だと実感し，そのうえで患者を中心とする家族全体が，いま自分たちに生じていることを納得し，今後いかにありたいのかを共有し，取り組みを始めなければ，家族看護過程の具体的な実践につながらない．そのためには，看護者が，すべての家族員の生活とそのライフサイクルに配慮していることを確実に伝えることの重要性が場面10からうかがえる．**図Ⅰ-3-3**「家族を理解するさまざまなアプローチ」のなか，「a．患者の背景としての家族」として看護者はとらえているのではないことを，対象の家族自身が実感したとき，家族看護過程の目標も家族と共有可能になる．次の場面11のように，在宅療養における具体的なことを患者・家族と話し合いながら対象理解を深め，仔細_{しさい}にわたる家族像形成の段階になる．

> **場面⓫　その家族がどういう生活を送ってきたのかを知り，家族像を形成する**
>
> 　家族はどうしても自分たちの生活を変えないで，かつ自分たちの心配も最小限に，と考える．医療施設でのこと全部を家で24時間しないといけないと責任感の強い家族であればあるほど思っていて，それだといまの生活守れないから無理ってなってしまう．だから考え方を変えてもらう．家族だからこそ，ってあるじゃないですか．
> 　看護師としては，それってほんとうに家族にやってほしいって思っていることでしょうかねって．例えば，「仕事休んでまでしてほしくない」とか，「親としての尊厳

で，見せたくない部分」もあると思う．これならお互い嫌な思いをしなくて済みますねって，落としどころを探す．それは　その人自身，その家族がどういう生活を送ってきたかでそれぞれ違うので私たちはそれを確認しつつって感じですね．

　　看護過程とは，患者-看護者の信頼関係を基礎に成り立つものである．家族を理解するということは，患者を中心とする複数の人間集団である家族と，医療チームという集団との信頼関係の構築のうえに成り立つものである（**図Ⅰ-4-1**）．看護者のチームワークがとれていないと，いかにプライマリーナース，管理者，専門看護師が単独で努力しても，効果は得られない．家族看護とは，一方的に私たち看護者がアセスメント・介入することではなく，家族・医療者という人間の集団の双方が，信頼関係を築きながら，目標に向かって歯車をかみあわせていくプロセスとしてとらえ，家族像を形成しなければならない．

C. 多様性

1 ● 家族の多様性

　　「家族をどうみるか」といった定義は，社会通念や規範によるものも多く，すべての家族があてはまるわけではなく，多様性を帯びている．価値観が多様化し，情報が氾濫しているなかで，どのような家族が健康なのか，家族自身も，医療者である私たちも模索しているかもしれない．看護者は，個々の家族が何に価値をおいているのか耳をかたむけ，直面している健康問題・課題に対処しながら発達課題を達成し，健康なライフスタイルを維持できるようにかかわる．

　　人は誰しも，1人の人間として生涯に少なくとも一度は家族に属し，そのなかで生活している．そのため，看護者の誰もが家族について個人的な体験をもっている．自らの家族観，信条は，専門職として看護を提供するときに影響を及ぼす．また，看護者は，自らの過去の臨床経験を活用しながら，チームで実践を展開する職種である．家族を理解するときにも，これまでの臨床経験でかかわった家族から得た示唆を活用するだろう．

　　以上より，先に述べたようにチームで情報を共有し統合することにより家族像を形成すると同時に，個々の看護者は，自分が家族にかかわるときの特性，優先順位，価値観を専門職として点検しておく必要がある．看護者Ⅰさんの次の場面12で考えてみよう．

場面 ⑫ 危機は家族の力を強める

　　私（Ⅰさん）の母はがんで手術を受けた5年後に転移が見つかり，化学療法のため半年間入院．退院して1ヵ月で脳転移が見つかりました．ある日，運悪く脳出血を起こし，緊急入院・手術を受け，一命はとりとめたものの，左半身麻痺と言語障害が残り，同時に余命半年と医師から家族に伝えられました．本人には最後まで話さず，そこから3ヵ月は病院で，次の3ヵ月は自宅で，介護が始まりました．当時，私と姉は自宅から通い仕事をしていましたが，母が脳出血を起こして入院してすぐ，父が仕事を辞め，家事と介護に専念しました．それまでは明るい性格の母がわが家のキーパーソンで，父，姉，私は仲が悪いわけではないけれど，直接話をすることはありませんでした．そん

なときに母が倒れたため，私たち3人で一致団結せざるをえなくなり，私はとくに父を見直しました．もともと器用でマメな性格だったのでしょう，これまでほとんどすることのなかった料理を始め，家事もこなし，母への介護も私よりずっとていねいでした．家族で毎晩そろって作業を分担し，ワイワイ言いつつやる母の足浴と清拭は，今から思えば楽しい「家族の日課」でした．母が亡くなる1ヵ月前に姉が結婚し，式まではなんとか元気でいたいという心の支えがなくなったからか，どんどん容態が悪化し，最期の10日間は入院しました．

　ですから，「危機は家族の力を強める」と実感しています．もちろん，その反対もあることを認識はしていますが，看護者であるときにも，私は，どんな家族にも変化し乗り切る力がきっとあると信じています．

2 ● 自らの家族像の点検

　Ⅰさんは，自らの母親の闘病生活から看取りにかけての体験について文章にして，「危機は家族の力を強める」と実感している．母親が病に倒れるまでは，意思疎通の少なかった父-娘もコミュニケーションをとるようになり，父親は，家事・介護の役割を思いがけないほど担うように家族は変化し，危機を乗り切ろうとしたからである．しかし，看護者であるⅠさんが，実際にかかわる家族は，Ⅰさん自身の家族と同じように変化し，乗り切ることができるとは限らない．そうではない家族に出会ったときに，看護者として無力感を覚えるかもしれない．あるいは，家族へのⅠさんの高い期待が家族に伝わり，負担感を与えるかもしれない．このように看護者がもっている家族観が，ときには援助関係の形成を妨げることもある．

　Ⅰさんのように，健康に関する危機に直面したときの家族の力を無条件に信じることができることは，医療者として基本的には望ましいことである．大切なことは，看護者として，さまざまな家族にかかわるときには，「家族は，それぞれ異なり，同じ家族は存在しない」と認識を新たにすべきである．本来，同じ家族はこの世に1つとしてないものである．

　家族看護を実践する際には，看護者はいつも，一般的にふさわしい看護を提供しながらも，家族の多様性について感受性を高めておく必要がある．家族看護の対象理解のためには，看護者が，自分は健康な理想の家族像として，個人的にはどのようなイメージを抱いているのか知っておくとよいだろう．

学習課題

　場面12を参考にして，あなた自身の家族について，こころに残る出来事を書いてみよう．そして，場面12でⅠさんが，「危機は家族の力を強める」と実感したように，あなたの家族観について考えてみよう

引用文献

1）　Friedman MM, Bowden VR, Jones EG：Family Nursing；Research, Theory, and Practice, 5th ed, p.175, Prentice Hall, 2003
2）　フィリップ・バーガー，中村伸一，信国恵子訳：家族療法の基礎，p.115-153，金剛出版，1993

現代家族の肖像③

ステップファミリー

　ステップファミリーとは，親の再婚を経験した子どものいる家族のことである．離婚あるいは死別などにより形成されたひとり親家庭に，新しく継親や継きょうだいという立場のメンバーが加わる．一見すると両親が揃った初婚家族のようにも見えるため，複雑な背景事情がわかりにくい．そのため，子育てや家族へのサポートを必要とするときには，初婚の家族としての対応をとってしまう可能性がある．しかし，ステップファミリーには特有の家族発達や特徴があり，初婚家族と同じサポートはかえって問題を複雑にしかねない．親当事者を含め社会の多くは，初婚の両親とその実子と同様の家族関係を期待し，継親による親役割やしつけ教育を求めがちにある．

　ステップファミリーの子どもの視点に立ってみると，親の離婚や再婚，住まう環境や人間関係，経済状況の変化が続き，喪失経験の連続となる．離れて暮らす実親への忠誠心葛藤を抱くことも多い．そのため，子どもは変化や喪失による心理的な動揺が収まらない状況下にあると，継親との関係を築くことも困難になる．健全な家族関係を形成するには，ステップファミリーとして無理のない緩やかな家族変化を意識し配慮することが重要である．そのための情報と支援の充実が，今，社会に求められている．

* * *

　27歳のときに，17歳年上で，中学1年生の娘を連れた夫と結婚しました．夫は前の妻とは死別です．当初は何を相談するにも夫と継娘だけで話をしていたり，前妻の衣服がそのまま置いてあったりで，私は家族の中で1人ぽつんと感じることが多くありました．継娘の思春期には，母娘で毎日怒鳴り合い，自分の出産とも重なりストレスはピークを迎え，娘のしつけをめぐって夫との信頼関係さえも揺らぐ事態に陥りました．一時は離婚もやむをえないかという状態になりましたが，娘が成人を迎え，大人となった娘を尊重するよう接し始めると，しだいに衝突もなくなりました．夫婦関係も互いに考え直し，離婚は回避できました．成人後の娘は，何かと私に相談し頼ってきてくれます．娘が結婚したときに，私は母親として留袖を着ることができました．そして孫の出産のときは，私が最後まで立ち会いました．2人目の孫のときも立ち会いました．家族全員のときに特別なものは感じませんが，私と娘に限っては特別な絆を感じます．こんな不出来な私を慕ってくれる娘に感謝します．

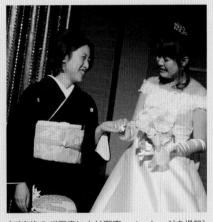

（ご家族のご厚意により写真・メッセージを掲載）

参考文献
ⅰ）緒倉珠巳，野沢慎司，菊地真理：ステップファミリーのきほんを学ぶ──離婚・再婚と子どもたち（SAJ・野沢慎司編），金剛出版，2018
ⅱ）ステップファミリー・アソシエーション・オブ・ジャパンホームページ「ステップファミリーを育むための基本知識（リーフレット）」，〔https://saj-stepfamily.org/booklet-for-stepfamily-20/〕（最終確認：2022年1月14日）

［ステップファミリー・アソシエーション・オブ・ジャパン　緒倉珠巳］

家族看護過程に用いる考え方（理論，モデル，概念）

学習目標

1. 健康な家族についての考え方を理解できる
2. 家族のセルフケア機能を高める看護者と家族のパートナーシップについて理解できる
3. 家族看護における国内外の代表的なモデルを理解できる

はじめに

　家族を対象とした看護過程では，家族の健康の向上が目標である．家族が健康であれば，誰かが病に倒れても，共に対処し，家族周期を発達させながら生きていくという点が，家族看護学の前提である．家族が健康であるということは，病を患う家族員がいないという意味ではない．誰かが健康課題を抱えても，家族自身が自分たちのセルフケア機能の特性を理解し，それを最大限に発揮しているか否かを，看護者は判断基準の1つにしている．

　本書では，健康な家族とは，その家族独自のセルフケア機能を最大限に発揮し，どの家族員にも発達を促せるように，家族自身が決定しながら，日常生活を営んでいる状態と考える[1]．

　以上の理解を深めるために，目標となる健康な家族をどのようにとらえるのか，さまざまな考え方を解説する．また，家族の健康を引き出すことを可能にする看護者と家族のパートナーシップについても言及する．

■ 引用文献 ■
1) 山崎あけみ：ファミリーコミュニケーション．健康人間学 **10**：21-25，1998

1 健康な家族についての考え方

この節で学ぶこと

1. 健康な家族は，どのようにストレスに対処するのかを理解する
2. 健康な家族は，どのように機能しているのかを理解する
3. 家族の価値体系，役割，勢力，家族コミュニケーションの構造を理解する

A. ストレスに対処している家族：家族ストレス対処理論とは

ヒル（Hill）は，「家族のストレス源となる出来事（ストレス因子）A は，家族の危機対処資源（家族資源）B と相互作用するとともに，家族がその出来事に対してもつ意味づけ（認知）C とも相互作用して，危機 X をもたらす」とする ABC-X モデルを示した[1,2]．この理論の特徴は，A⇒X（ストレスは，危機である）とは考えない点である．なぜなら同じような出来事 A にみまわれても，すべての家族が同程度の危機的状況 X に陥るわけではない．それは，媒介要因（B，C）が個々の家族により異なるからだとヒルは考えた．

たとえば，働き盛りの一家の主が，交通外傷により，一命はとりとめたものの後遺症が残る，と説明されたとしよう．ほかの家族員も健康で経済力があり，夫・父親である患者を大切に思い，親族・友人のサポートも得ながら，それまでの生活のあり方を柔軟に変更しながら患者を支援できるなら，その家族にとってダメージは比較的少ない．すなわち，**図Ⅱ-1-1** のような家族のもっている資源（**家族員の個人的資源・家族システムの内部資源・社会的資源**）の違いから，同じ危機的状況でも，どのように認知し対処するのかに差が生じる[3]．

1●2重 ABC-X モデル

通常，家族には危機を認知してから，それに取り組む過程がある．その過程では，当初のストレス源と資源だけでなく，生活時間の経過とともに新たなストレス，資源が加わるかもしれない．ヒルの ABC-X モデルは，ストレス源となる出来事 A が原因となって家族に危機 X が発生するまでの時間軸が短いことから，この説明に限界がある．そこでマッカバン（McCubbin）は，**2重 ABC-X モデル**（**図Ⅱ-1-2**）を開発した[4]．前危機段階はヒルの ABC-X モデルを踏襲し，後危機段階に，この危機状態への適応過程を組み入れた．すなわち，長期にわたるストレス対処の過程に起こりうるストレスの累積 aA と新たな資源 bB を考慮した認知 cC に基づいて適応状態を解説しようとした．

2重 ABC-X モデルでは，家族資源を活用してストレスに適応しているとき，その家族は健康であるととらえる．すなわち危機が発生すると，家族は，個々の家族員間，あるい

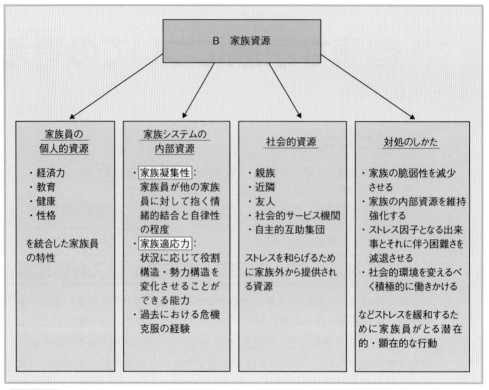

図Ⅱ-1-1　家族資源

［森岡清美，望月　嵩：新しい家族社会学　四訂版，p.80-81，培風館，1997 を参考に作成］

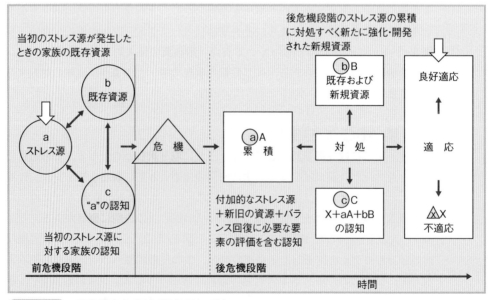

図Ⅱ-1-2　家族適応の2重ABC-Xモデル

［石原邦雄：マッカバンの二重 ABC-X モデル．講座 生活ストレスを考える 第3巻―家族生活とストレス（石原邦雄編），p31，垣内出版，1985 より引用］

は地域社会との相互関係において，危機発生以前とは異なるバランスにより，生活を維持しようと努力する．それは，具体的にどのような状態だろうか．

　働き盛りの一家の主が，交通外傷により，一命はとりとめたものの後遺症が残る家族の場合で考えよう．たとえば患者の妻は，それまで夫が担っていた家族役割と夫の介護を自ら一手に担い，子ども・親戚縁者には患者の厳しい今後の状況を伝えず，急性期を脱するまで家族生活を維持しようとするかもしれない．しかし，この適応のしかたは，短期的には功を奏するかもしれないが，**図Ⅱ-1-1** の家族資源のなかでも妻の**個人的資源**にのみ負担がかかり，新たな資源を獲得するわけでもないので，長期的な家族の健康を視野に入れるなら，均衡がとれた適応は望めない．子ども・親類縁者にも真実を伝え，皆で現実に立ち向かうよう結束し，今後の生活に備えて社会からもサポートを獲得することが望ましい適応過程である．時間をかけて，**家族システムの内部資源・社会的資源**をゆるやかに変化させる目標設定が必要であろう．

▶ 2重 ABC-X モデルから考える健康な家族

　このように，ストレスに対処する家族の適応を考える際には，短期・長期両方の適応を考慮する．前者のように，ストレスに対して，家族構造はそのまま維持して，相互作用のパターンのみ若干の修正を加えられる**第1次変化**を短期の時間幅の適応とし，後者のように，家族システムの構造自体が変化する**第2次変化**を長期の時間幅での適応状況とした[5]．看護者がこのモデルを活用するにあたっては，家族の健康におけるどの段階の適応を目指すのか考えて，その時点における目標を設定する．先の例では，患者が急性期を乗り越え退院するまでの期間，配偶者である妻が暫定的なサポートを周囲から得て，その日々に適応することを短期的な目標（第1次変化）とするなら，障害をもつ家族員とともに生活できるように，出来事が発生する以前の家族の構造を変化させて，新たな均衡を達成することが長期目標（第2次変化）かもしれない．

　看護者は，家族がストレスに適応するため，具体的な目標を設定するときには，家族員-家族-地域社会の相互関係において，新たな均衡状態について模索するだろう．その際には，どの家族員の発達も妨げることなく，家族そのものの発達を促せる状態が望ましい．以上のために，**図Ⅱ-1-1** の家族員の個人的資源，家族システムの内部資源，社会的資源という各側面から，具体策を提示することになる．

2 ● 夫婦・家族システムの円環モデル

　マッカバンがヒルの ABC-X モデルを発展させ，2重 ABC-X モデルを提唱したのに対して，オルソン（Olson）は，**夫婦・家族システムの円環モデル**という概念を提唱した．オルソンは ABC の3要素のうち，B の夫婦・家族システムの資源として，**家族凝集性**と**家族適応力**をあげ，これらに着目した[6]．これまで家族心理学・家族療法学で主流を占めた事例に基づいた研究成果は実証的な示唆に乏しく，それと対照的に，家族社会学では，家族関係を数量的に評価しても，その研究成果がどのように実際の家族に役立つのかわかりにくかった．円環モデルは，この理論に裏づけられた測定用具（FACES. p.261，**表Ⅵ-2-1** 参照）を開発し，それを使用した研究成果を家族への実践に還元できるよう，理論・実践・研究を統合するために開発されたモデルである．

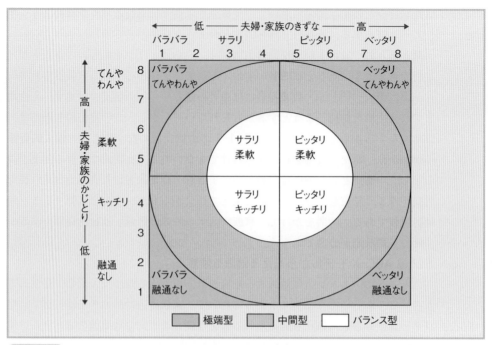

図Ⅱ-1-3　円環モデルによる夫婦・家族システムの類型
［立木茂雄：家族システムの理論的・実証的研究，p.30，川島書店，1999 より引用］

　これまで円環モデルによる実証研究は，多くの研究者により報告されてきた．
　図Ⅱ-1-3 は，日本で立木らの開発してきた円環モデルであり，家族凝集性を「きずな」，家族適応力を「かじとり」と表現する．
　このモデルに基づく**測定用具（家族機能尺度）**を第Ⅴ章の**表Ⅵ-2-1**（p.261 参照）に示した．

a. 家族凝集性（きずな）

　「家族の成員が互いに対してもつ情緒的結合」と定義され，凝集性が高すぎると，家族員の個人化が妨げられ，低すぎると家族員の自律性が強調され，家族への愛着とコミットメントが不足する．**図Ⅱ-1-3** における左右両極端な家族凝集性は健康的ではなく，バランスのとれた状態において，家族は機能し，家族員の成長も促進すると考える．

b. 家族適応力（かじとり）

　「状況的・発達的ストレスに応じて家族（夫婦）システムの権力構造や役割関係，関係規範を変化させる能力」と定義され，変化に対する対応からとらえられている．変化・変動に対して否定的すぎると硬直した融通がきかない適応を呈し，一方，肯定的すぎると混沌と非機能的な適応となる．ここでも健康な家族とは，**図Ⅱ-1-3** における両極端ではなく，構造的な形態の維持・変容のバランスがとれている状態と考える．

c. 円環モデルから考える健康な家族

　円環モデルでは，家族の凝集性と適応力という次元で，**図Ⅱ-1-3** では中央部（バランス型）に位置するとき健康的に機能していると考えている．**表Ⅱ-1-1** は，円環モデルにおける健康な家族についての仮説を，家族機能・家族コミュニケーション・家族周期との関係で述べたものである[7]．家族員がお互いに言いたいことを率直に伝え，誰かがリー

表Ⅱ-1-1　円環モデルにおける健康な家族についての仮説

家族システムと家族機能との関係

1. きずなとかじとりの両次元でバランスのとれた段階に位置する夫婦・家族システム（バランス型）は，極端な段階に位置するシステム（極端型）よりも，家族周期の各段階でよりうまく機能する
2. バランス型の家族は極端型の家族よりも多様な行動様式をもち，変化に対して柔軟に対応できる
3. 夫婦・家族のもつ規範が，円環モデルの両次元，あるいはどちらかの次元の極端な段階での行動を支持していれば，家族員がそれを受け入れるかぎり家族システムはうまく機能する
4. 夫婦・家族システムは，家族員が報告する現実像と理想像が一致すればするほど機能的になる

家族システムと家族コミュニケーションとの関係

5. バランス型の夫婦・家族は極端型の夫婦・家族よりも，より好ましいコミュニケーション技術をもつ傾向がある
6. 好ましいコミュニケーションの技術を用いる場合，バランス型の家族は，極端型よりも簡単にきずな・かじとりの段階を変化させることができる

家族システムと家族周期との関係

7. 家族周期の各発達段階で状況的ストレスや変化に対処する際，バランス型の家族はきずな・かじとりを変化させるが，極端型の家族は変化に抵抗し現状を維持しようとする

［立木茂雄：円環モデル仮説と実証研究．家族社会学の分析視角—社会学的アプローチの応用と課題（野々山久也，清水浩昭編），p.166，ミネルヴァ書房，1996より引用］

ダーシップを民主的にとる機能的な家族コミュニケーションは，バランス型家族の特徴であり，家族周期のさまざまなストレスに機能的に対処する．また，バランス型の家族は，状況に応じて凝集性と適応力という次元を柔軟に変化させて対応できる．

B. 機能している家族の構造：家族構造-機能理論とは

　家族には，家族員の生存の拠点をなす住まいに関する**居住機能**，生活の保障に関する**経済機能**という2つの**基礎機能**がある．これらは，家族員を生み・育て・巣立たせる，家族の存在理由そのものとされる**固有機能**と並び，日常生活の実質を支えている[8]．家族員にどのような健康上の課題・問題が発生したときにも，衣食住にかかわることと経済的な状態は，その家族の暮らしぶりを知る基本である．

　家族機能とは，家族が，上位システム（社会）と下位システム（個々の家族員）に対して果たすと社会的に期待されていることを示す．**家族構造-機能理論**の最重要概念である．すなわち上位システムに対しては，社会の安定，健康な社会成員の補充，社会的分業への参加，経済的秩序の保持という機能をもっており，下位システムに対しては，情緒的安定，子どもの養育，家族員の健康，性的欲求の充足，収入を得ることによる基本的文化的欲求の充足，といった機能がある．前者を対外的機能，後者を対内的機能ともよぶ．このような家族機能を順当に発揮しているとき，その家族は健康であると位置づける．分野によりさまざまな局面から分類されている．たとえば，フリードマン（Friedman）は**生殖機能・社会化機能・経済機能・情緒安定機能・福祉機能**（保健医療・ヘルスアセスメント機能ともいう）の5つの機能を述べている[9]．

　家族構造は，家族機能を維持し，必要に応じて調整しながら，社会・家族員から期待される機能の達成を促進する要素である．家族構成は，ジェノグラム（「第Ⅰ章-3」参照）を記入することからわかる．家族形態とその現状は第Ⅳ章で解説する．家族の機能と構造は

深く関係しており，家族構造の結果・成果として家族機能を分析することができる．しかし構造的局面のなかでも，家族構成・家族形態は，看護により変容を促すことがむずかしい．むしろ看護者が働きかけるのは，組織を形成し，相互に関連し合いながら機能するうえで焦点となる構造的局面である．

次の場面 13 から，ジェノグラム・エコマップを描いて家族を理解したうえで，基礎となる 4 つの構造的側面，① 価値体系，② 役割構造，③ 勢力構造，④ 家族コミュニケーションについて考えてみよう．

場面 ⑬ 「かみ合っていない家族」の退院支援・調整

Ｊさんとその家族とは，私の退院支援・調整の仕事のなかで，2 ヵ月間の限られたかかわりでした．Ｊさんは，リウマチの関節拘縮・関節痛にて床上生活の 60 歳を迎える女性です．プレドニン®の副作用であるリウマチ性血管炎のため皮膚が脆弱化して，すぐに内出血を起こすので，今回も，足浴後，左下肢に皮下血腫出現，出血が認められショック状態となり入院．その後，左下肢皮膚壊死となり皮膚移植術を受けました．6 月の初旬，主治医より施設に入りたい患者がいるという話で，単に退院調整と考え，病床訪問しケアマネジャーの連絡先を確認したところ，本人は退院後，在宅ケアを希望し，その後面会に来た家族と，ずいぶんとズレがあることに気づきました．

これまでは同居している娘（長女）が 3 人の子どもの育児をこなしながら介護をしていましたが，今回の入院中にＪさんの夫は会社を定年退職し，Ｊさんを介護する決意があるものの，「リハビリが始まってからよくなっているので，リハビリを継続したい，家では甘えがありきちんと病院でやってほしい」と転院を希望します．しかしＪさんの家に帰る思いは強く，主治医も近隣によいリハビリテーション施設がないので，家でのリハビリテーションを勧め，退院する方向に決定します．床上生活で介護度が高いうえに，皮膚の脆弱化のため介護がむずかしく，本人も受傷する不安が強く神経質になっているので，私は，Ｊさん・夫と何回か面談をもち，娘にも会って調整を試みました．

夫はただでさえ負担が大きいのに，Ｊさんからは介護されて当然という態度を感じ，以前から心理的負担が増大していました．夫は，責任とやりがいのある仕事を退職した矢先で，自身の生活変容に加えて，新しい介護役割を担うことによる気持ちの揺れと葛藤がみられました．私は，何より夫の気持ちが揺れ動いていると調整もスムーズにできないと思い，夫の気持ちの変化を聴くとともに，在宅サービスの希望はＪさんではなく，夫の希望を優先することとし，介護疲労時の入所先も退院前から確保しました．Ｊさんには介護を受けるときに受傷する不安を軽減するため，ベッド柵にクッションをつけ，下肢の保護方法を共に考え，かつ，夫が介護しようとする気持ちをもっていることを伝え，そのことへの感謝の気持ちの伝え方や，介護者への配慮をする必要性をさりげなく話しました．以上のように支援していったことで，Ｊさんは約 2 ヵ月後に無事退院しました．

Ｊ家族に対して，この看護者は，「かみ合っていない家族」という印象を抱く．

看護の対象としてＪ家族を理解するため，Ｊさんの退院により影響を受けるＪ夫妻と長女一家について，**図Ⅱ-1-4** のようにジェノグラム・エコマップを描いてみよう．

まず，今までの状態について家族内部の関係性と家族外部とのつながりを左に描く．次

に，Jさんが退院し，夫が定年退職をして在宅介護を引き受けるようになったとき，目標とする家族像を右に描いてみる．今回のJさんの退院に伴って，個々の家族員は外部とのつながり，家族内部の関係性の変化を乗り越える状況的移行の時期だと考えられる．また家族周期の視点からは発達的移行時期にあることがわかる（「第Ⅰ章-1-D」参照）．

1 ● 価値体系の構造から考える健康な家族

価値観とは，人の行動の源である．しかし個人でも，たとえば，「仕事か，家庭か，どちらを優先するのか」葛藤が生じるように，家族にとっても信じて貫き通すというよりも，話し合いながらバランスをとる動的なものである[10]．

家族の価値体系は，生活で何を大事にするのか，いかにありたいのかといった，その家族独自の信条・規範・規則として表出される．価値体系は，定位家族から世代を超えて引き継がれるものであると同時に，その家族が現在生活している上位システム，すなわち地域社会・国家からも影響を受ける．発達段階に伴いさまざまな出来事を一家で乗り越えながら，わが家では何を優先するのか，家族員は，意識的・無意識的に共有する．

J家族は，「Jさんの療養生活を皆で支援する」ということに誰もが価値を抱いている様子はうかがえる．子育てに忙しい長女がこれまで介護を担うことを可能にしたのは，長女家族の支えがあったはずである．定年退職後は，Jさんの夫が介護に専念する心構えもうかがえる．しかし，日々の細かな決定については，何を優先するのか，調整がうまくいかない．

健康な家族は，どのような価値体系を有しているのだろうか．まず家族員どうしであっても，何事に対してもいつでも相互に価値観が一致することを強要しない．たとえ親子・夫婦でも，自分とは異なることに価値を抱くことを認め，違いを許容できる．しかし，同時に，何かを成し遂げていくときには，1つの基本となる単位は，その家族独自の信条を共有することにより変化のためのエネルギーを生む．さらに，その周辺の家族員は，自分たちとその家族員たちとで多少考えが食い違っていたとしても，必要以上に阻害・批判せず，接点を探ししなやかに折り合う．

図Ⅱ-1-4より，1つの基本となる単位は，この場合J夫妻である．しかし，今後Jさんの療養生活で何を大事にするのか，夫婦だけでは合意にいたらず，看護者の調整が必要であった様子がうかがえる．

2 ● 役割構造から考える健康な家族

役割とは，ある社会的地位において，人に規範的に定義づけられ期待されている一連の行動である．家族の役割構造は，① 上位システムのなかで，家族の位置づけられた階層，② 家族形態，③ 文化的背景，④ 発達段階，⑤ 家族を構成する家族員がどのような役割モデルを抱いているのか，により影響を受ける[11]．家族生活は，家族員がさまざまな役割を担いながら成り立っている．たとえば，生活を支える役割（家事・育児・生計など），関係性における役割（性・親子・夫婦・同胞）などがある．

図Ⅱ-1-4は，Jさんの退院後，夫が定年退職して在宅介護を引き受けることになったときの変化を表している．これまでは，夫は家計を支え，長女が介護役割を担っていたが，

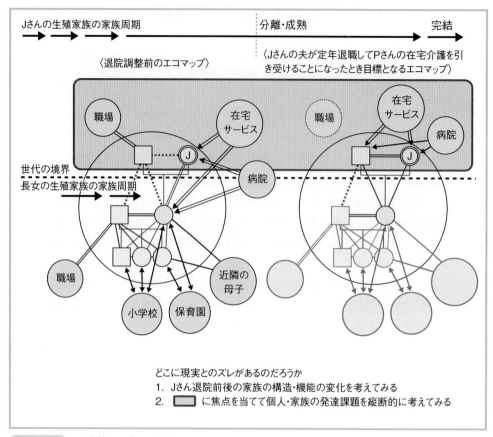

図Ⅱ-1-4　J家族を理解しよう

　今，家族内の役割構造の転換期である．Jさんが夫に対して，退院してからはJさんの訴えになんでも耳を傾け，献身的に介護をしてくれることを期待しているとすれば，これが，夫に対する**役割期待**である．しかし，夫も介護者としての役割について自らの認識，**役割認知**をもっている．Jさん自身のためにも，身のまわりのことはできるだけ自分でするように律するのが介護者の役割ととらえるなら（**役割規定**），これに基づいて，役割を遂行するだろう．日々の介護のなかで，夫の**役割遂行**に対して，Jさんから不満が漏れ，夫も考え直して，以前の役割認知を修正することもある．以上のように，役割は，誰かと相互に影響し合いながら行動することにより取得するので，家族内役割での家族員間の調整はことのほか重要である．そこで領域を問わず，家族員間での役割規定と役割遂行が円滑になるように働きかける看護は，重要な技術の1つである．**図Ⅱ-1-5**のように，役割が遂行される過程を理解しよう．

　家族が健康に役割を取得するにはどのような要因が必要だろうか．① 役割期待が明確であり，矛盾がなく，一貫性がある，② 役割葛藤に対して対処する能力がある，③ 役割を相互に補い合う相補性がある，④ 状況の変化に伴って役割も柔軟に変更しつつ，役割の調整ができることである[12]．反対に，家族のなかで役割行動の困難・緊張を招くのは，① 各家族員が状況に応じて自らの役割はなんなのかを判断することが困難である，② 相互に納得

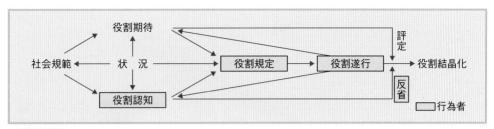

図Ⅱ-1-5　役割過程
［森岡清美, 望月　嵩：新しい家族社会学 四訂版, p.95, 培風館, 1997 より引用］

しながら適切に担えていない, ③役割葛藤, 過重がある, ときが考えられる.

　場面13の看護者は, 夫が自らの生活変容に加えて, 新しい介護役割を担うことによる気持ちの揺れと葛藤があると判断している. その調整のために, Jさんから夫に対して, 介護役割を担うことをねぎらう気持ちが伝わるように支援している.

3 ● 勢力構造から考える健康な家族

　勢力とは, 他を服従させる勢いと力である. グループや組織を健全に機能させるうえで必須な要因であるが, 抽象的かつ複雑で, 多面的であるがゆえに観察が困難である. 家族内の勢力構造は, キーパーソンは誰なのか, という視点でとらえることができる. 家族の規範的・経済的・情緒的・個人的・認知的資源をどう使うのか, 誰が決定権を有しているのかにより判断される. しかし, ある家族員がすべての勢力を握っているのではなく, 状況に応じて分担していることが多い. たとえば, 一家の主は, 規範的・経済的勢力をもち, 妻は, 情緒的・認知的勢力を担うなどである[13].

　家族の誰が誰に対して, どの局面では, どのような影響力があるのかという勢力構造の特徴は, 意思決定プロセスを通じて明らかになる. 家族の日課での調整場面から, 重大な問題解決の場面まで, 勢力構造は家族が物事を決定していく場面で垣間みえる. **図Ⅱ-1-6** のように, 物事を決める過程とはエネルギーのいる話し合いの過程である. 家族の問題解決の輪は, 1クールで終わるわけではない. 一見, 意思決定が下された用件についても, 状況が変化すれば再びこの輪の始まりに戻る. この段階に沿って進むとは限らず, 同時に, あるいは間欠的に, 選択肢について話し合うこともある. しかし, 一度, ある意思決定のパターンを身につけてしまうと, 良かれ悪しかれ, そのパターンを変えることは困難とされる. 機能的ではない場合には, 看護者の支援も必要になってくるだろう.

　場面13のJさんの場合, これまでは, Jさんの療養に関する決定は, 自身が望むことを主張し, 長女がそれに従った. J夫婦のつながりが弱く, 夫は「蚊帳の外」の意思決定プロセスの構造でも, 家族は問題なく機能していた. しかし, 今の変化に対して, 夫はJさんと共に自分たちのこれからの生活について夫婦での決定を行い, 長女や医療者に対して主体的に交渉しつつ, Jさんの在宅移行を乗り越えていかねばならない.

　健康な家族は, この過程で合意を得るため家族員の調停をはかり, いきあたりばったりな意思決定は行わない. そのためには, 1つの単位となる家族の夫婦サブシステムの連合が, 交渉の余地を残しつつもリーダーシップをとるような勢力構造をもっていることが必要だと考えられている. 養育期にある家族では, 両親が, 家族内のさまざまな決定を子ども

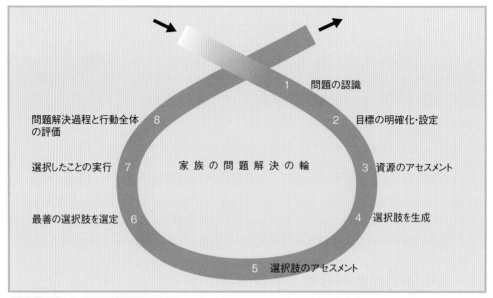

図Ⅱ-1-6　家族の問題解決の輪
［Kieren DK, Maguire TO, Hurlbut N：A market method to test a phasing hypothesis in family problem-solving interaction. Journal of Marriage and the Family **58**：442-455, 1996 より引用］

に対して民主的でありながら責任をもって担っている姿が望ましい．Jさんと夫のように成熟期に差しかかる家族でも同様である．しかし，夫婦サブシステムの連合が勢力構造の中心として明瞭ではなかったため「かみ合っていない家族」という印象を与えたと思われる．

　以下に，意思決定プロセスにある家族へのかかわり方の前提をまとめた[13]．

1. 性差・勢力構造とは関係なく，家族員を平等に扱い公平性を生むこと
2. 家族員が，よりよい人生のために自由に選択する権利を尊重することにより，自律性を生むこと
3. 目標を達成するために，他の家族員を助けることにより，ケアする感覚を生むこと
4. 家族員を傷つける，あるいはリスクを負う行為となる決定に気づくこと
5. 相互に合意に達した決定には，約束を守り忠誠を誓う感覚を生むこと

4● 家族コミュニケーションの構造から考える健康な家族

　コミュニケーションとは，社会生活を営む人間の間で行われる知覚・感情・思考の伝達と考えられている．J家族が，価値体系を分かち合い，機能的な勢力と役割の構造を獲得するうえでも，看護者により，J夫妻の意思疎通を促す支援がなされた．家族コミュニケーションとは，ストレスに対して家族が，いかに凝集性・適応力を発揮するのかにも影響する要因でもあり，家族の健康を支える生命線とも考えられている．**表Ⅱ-1-2**は，家族コミュニケーションの原則を示した[14]．

　佐藤[15]は，健康な家族コミュニケーションにおいては，① 交換される情報の量と質にバ

表Ⅱ-1-2　ワツラヴィックらによる家族コミュニケーションの原則

1. すべての家族の行動がコミュニケーションであり，“コミュニケーションをしない”ということは不可能である
2. 家族コミュニケーションには，情報（内容）と命令（指示）という2つのレベルがある
3. 家族コミュニケーションには始まり（原因）も終わり（結果）もなく，円環的なフィードバックの輪とみなされる
4. 家族コミュニケーションには，デジタル（言語的・直接的）とアナログ（非言語的・比喩的）という2種類がある
5. 家族コミュニケーションは，繰り返される
6. すべての家族コミュニケーションは，相称的（同等であり，どちらにも主導権をとる自由がある）・相補的（1人が主導し，もう1人が従う）のいずれかである

[Friedman MM, Bowden VR, Jones EG : Family Nursing ; Research, Theory, and Practice, 5th ed, p.268-270, Prentice Hall, 2003 より引用]

表Ⅱ-1-3　健康な家族にみられるコミュニケーションの枠組み—“いかに”伝わるか

1. 方向性：誰から誰にとのコミュニケーションの方向が直接的である．代弁や一般化がない
2. 脈絡性：送り手の意図に沿ってメッセージは受け取られる
3. レベル性：内容のレベルが明確に伝わり，関係レベルでの情緒的つながりへの確認がなされる
4. 明晰性：言いたいことがその場で明瞭に伝えられる

[佐藤悦子：家族内コミュニケーション，p.223-225，頸草書房，1986 より引用]

ラエティーがある，② 共感的感情がある，③ 表出される情緒に幅がある，④ 話題にタブーがない，⑤ 自己開示がなされ，受容・支持される，としている．また，コミュニケーションの様式は，① 家族内で，なだめ型・非難型・理屈型・散漫型などの機能不全なシステムを維持させる役割が固定していないこと，② 夫婦関係の不安定さを解消するため，世代・性別の境界を越えて子どもと連合していないこと，③ 三角関係化が起こっておらず，両親連合・同胞連合が存在すること，とした．健康な家族コミュニケーションの共通する枠組みを**表Ⅱ-1-3**に示した．

　一般に，2者間の機能的なコミュニケーションの構造には，送り手は，明瞭かつ限定的なメッセージを受け手が正しく理解しているか，確認しつつ送り，受け手は，傾聴し確認をしながらのフィードバックがみられる[16]．これは，**表Ⅱ-1-3**の健康な家族にみられるコミュニケーションの枠組みと類似する．しかし，複数の家族員により日常的に繰り返されるコミュニケーションの構造は，家族外からはみえない側面が多い．

　図Ⅱ-1-7は，家族内の誰から誰にメッセージが伝わるのかネットワークを5つの形式で示している[17]．どのネットワークが理想というのではなく，それぞれに一長一短がある．たとえば，連鎖型は，家族内の階層性が明瞭なので葛藤は比較的少ないが，全員が全員と意思疎通をする回路がない．一方，全開型は，相互に誰からも最大限のフィードバックを期待できて，一見すると理想的にうつるが，混乱しやすい．同じ家族でも送るメッセージの内容により，伝達回路を選択するだろうし，子どもが幼い家族と，対等に話し合える家族員だけから構成される家族では異なるであろう．看護者は，一堂に会した家族を観察する，あるいは，1家族員に問いかけることより家族の全体像を推測しつつ，その家族内では，どのようにコミュニケーションをしているのか判断することができる．

　家族内部だけにとどまらず，それぞれの家族員・サブシステム・家族自体がどのように

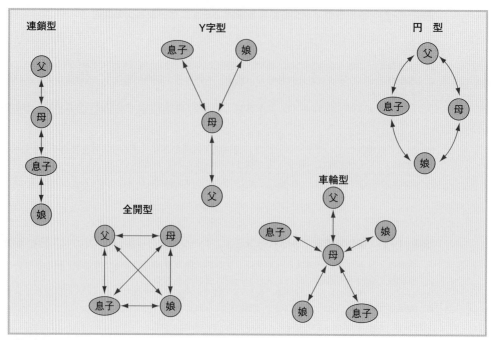

図Ⅱ-1-7　モーテンセンの 5 つのコミュニケーションネットワーク

［Mortensen CD：Communication；The Study of Human Interaction, McGaw-Hill, 1972／佐藤悦子：家族内コミュニケーション，p.108-111，勁草書房，1986 より引用］

　外部とコミュニケーションをとっているのかも，家族内でのコミュニケーションに影響する．家族員は，個々に家族外部とコミュニケーションを成立させて生きており，活発であるほど，家族内部も機能的になる．看護者など医療従事者は，健康に関する問題・課題に取り組んでいる家族にとって，重要な家族外部に位置づけられる．看護者にとって，意思疎通のとりやすい家族もいれば，対応に困難さを感じる家族もいるだろう．家族外部とのコミュニケーションは，「家族の境界」という考え方も参考にできる（「第Ⅰ章-2」参照）．健康な家族は，境界を機能的に開放・閉鎖することにより，医療者から効率よく情報と支援を得るであろう．

学習課題

　これまで病棟実習中に臨床で出会った患者と家族を思い出して，次の 3 つについてグループで話し合ってみよう
1．家族員の個人的資源，家族システムの内部資源，社会的資源という各側面から，その家族が資源を活用して，ストレスに対処できる具体策を看護者として提案しよう
2．その家族が，患者に対して，あるいは，社会に対して，果たしている機能をわかりやすく説明しよう
3．その家族の価値体系，役割，勢力，家族コミュニケーションの構造から，どのようにその家族は健康であると判断するのか説明しよう

┃引用文献┃

1) Hill R：Families under Stress；Adjustment to the Crisis of War Separation and Reunion, Harper & Brothers, 1949
2) Hill R：Generic features of families under stress. Social Casework 39（2）（3）：139-150, 1958
3) 森岡清美, 望月　崇：新しい家族社会学　四訂版, p.80-81, 培風館, 1997
4) McCubbin H：Family stress theory；The ABCX and double ABCX models. Systematic Assessment of Family Stress, Resources, and Coping（McCubbin H, Patterson JM ed）, p.9, University of Minnesota, 1981
5) 藤崎宏子：家族ストレス論の新たな展開. ライフコースと世代─現代家族論再考（森岡清美, 青井和夫編著）, p.238-270, 垣内出版, 1993
6) 大熊道明：夫婦・家族システムの円環モデル─調査・理論および実践の統合をめざして. 前掲5）, p.271-286
7) 立木茂雄：円環モデル仮説と実証研究. 家族社会学の分析視角─社会学的アプローチの応用と課題（野々山久也, 清水浩昭編）, p.166, ミネルヴァ書房, 1996
8) 大橋　薫：家族機能の変化. 家族社会学の展開（森岡清美監）, p.165-180, 培風館, 1993
9) Friedman MM, Bowden VR, Jones EG：Family Nursing；Research, Theory, & Practice, 5th ed, p.92-95, Prentice Hall, 2003
10) 前掲9）, p.351-377
11) 前掲9）, p.321-350
12) 川上理子：病者を抱える家族の役割移行と看護の関わり. 臨牀看護 **25**（12）：1794-1798, 1999
13) Galvin KM, Braithwaite DO, Schrodt P, Bylund CL：Family Communication Cohesion and Change, 10th ed, Routledge, 2019
14) 前掲9）, p.268-270
15) 佐藤悦子：家族内コミュニケーション, p.210-235, 勁草書房, 1986
16) 前掲9）, p.271-273
17) Mortensen CD：Communication；The Study of Human Interaction, McGaw-Hill, 1972

2 家族の力を引き出すのに役立つ考え方

この節で学ぶこと

1．家族の力とそれを引き出す看護についてセルフケア機能の観点から理解する
2．家族のセルフケアの視点から家族をアセスメントについて理解する
3．保健医療分野においてパートナーシップが求められている背景を理解する
4．家族の力を引き出すパートナーシップの在り方について理解する
5．家族看護エンパワーメントモデルの構造を理解する

A. セルフケア

1●看護にとってセルフケアとは

　セルフケアとは，「成熟しつつある人々が，自分自身の生命と健康な機能，持続的な個人的成長，および安寧を維持するために開始し，遂行する諸活動の実践」[1]である．セルフケアは，オレム（Orem）の提唱した看護論の中心的概念であり，さまざまな看護領域に今日も広く取り入れられている．人間が健康に生きていくために自分や環境に対して意図的に行っている諸活動をセルフケアというが，他者に行われるセルフケアもある．これを**依存的セルフケア**という[1]．新生児のように誰かに依存しなくてはならない家族員に対して親などの依存される家族員が行うセルフケアのことである．

　セルフケアの目的は，健康的な生活を維持することであり，そのためには，満たされなくてはならない要件がある．それをオレムは，**セルフケア要件**[2]とした．セルフケア要件には，十分な空気や水分の摂取など，①すべての人に共通な**普遍的セルフケア要件**（**表Ⅱ-2-1**），②妊娠・出産などの発達過程やライフサイクルに生じる出来事に関連する**発達的セルフケア要件**，③糖尿病の食事の管理など疾病や障害，医学的な診断や治療の状況から生

表Ⅱ-2-1　オレムの看護論における8つの普遍的セルフケア要件

1．十分な空気摂取の維持
2．十分な水分摂取の維持
3．十分な食物摂取の維持
4．排泄過程と排泄物に関するケアの提供
5．活動と休息のバランスの維持
6．孤独と社会的相互作用のバランスの維持
7．人間の生命，機能，安寧に対する危険の予防
8．人間の潜在能力，既知の能力制限，および正常でありたいという欲求に応じた，社会集団の中での人間の機能と発達の促進

［オレム DE：オレム看護論—看護実践における基本概念，第4版（小野寺杜紀訳），p.209-210，医学書院，2005を参考に作成］

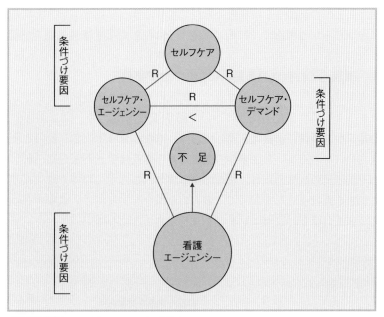

図Ⅱ-2-1　**看護のための概念枠組み**
R：関係，＜：不足関係（現存の，あるいは予測される）
[オレム DE：オレム看護論―看護実践における基本概念，第 4 版（小野寺杜紀訳），p.449，
医学書院，2005 より引用]

じる**健康逸脱に対するセルフケア要件**がある．

　オレムは看護の役割について次のように説明している（**図Ⅱ-2-1**）．セルフケア要件を
充足させる必要性が生じることを**セルフケア・デマンド**といい，これに対して，人は充足
しなくてはならない要件を認識し，必要な活動を判断し，実行している．このセルフケア
を遂行する能力のことを**セルフケア・エージェンシー**（以下，セルフケア能力）という．
そして，セルフケア・デマンドに対してセルフケア能力に不足が生じたとき，看護ケア（**看
護エージェンシー**）が必要となる[3]．看護の役割は，その人に必要な要件を把握し，その
要件に働きかけながら，その人自身が要件を理解できセルフケアを行えるように支援する
ことである．このような支援をするには，その人のセルフケア要件やセルフケア能力とと
もに，これらに影響を及ぼす諸要因を理解する必要がある．たとえば，年齢や，性，発達
状態，健康状態，ヘルスケアシステム，社会文化的スピリチュアルな志向，家族システム，
生活パターン，環境，利用可能な資源などはセルフケアに影響する要因であり，**基本的条
件づけ要因**[2]という．このように，セルフケアは，看護の役割と支援の手立てを分かりや
すく示す概念である．

2 ● 家族看護とセルフケア：セルフケア概念の家族看護への適応

　オレムの理論は個人を対象としており，家族を一単位とはとらえていなかったものの[4]，
「家族員が他の家族員のセルフケアを行う場合があることや，家族システムが個人のセル
フケアに影響を及ぼす」として，家族員同士のダイナミックなセルフケアへの影響につい
て論じていた．個人のセルフケアを家族のセルフケアに当てはめてみると，家族には，本

来，ひとつの集団として健康を維持していこうとするセルフケア能力が備わっており，それがなんらかの理由で一時的に機能不全に陥ったとき家族看護の支援ニーズが発生する[5]と説明できる．家族のセルフケアという概念は，家族看護の中核的概念となっている[4-7]．

a. 家族内で共有される個人のセルフケア要件

　人間は，家族システムのなかで，個人のセルフケア要件を充足している．個人と家族のセルフケア要件充足の関連について**図Ⅱ-2-2**に示した．図にあるように，**家族員個人のセルフケア要件**は密接に関連しており，重なり合っている．他の家族員のセルフケア要件は自分自身のセルフケア要件の充足に影響を及ぼす．たとえば，新しい家族員の誕生や，ある家族員の病気や死は，物理的な影響のみならず，喜びや悲しみといった情緒的な安寧に影響を及ぼす．したがって，個人のセルフケア要件は，家族共有のセルフケア要件といえ，家族員は互いにセルフケアを実行することになる．

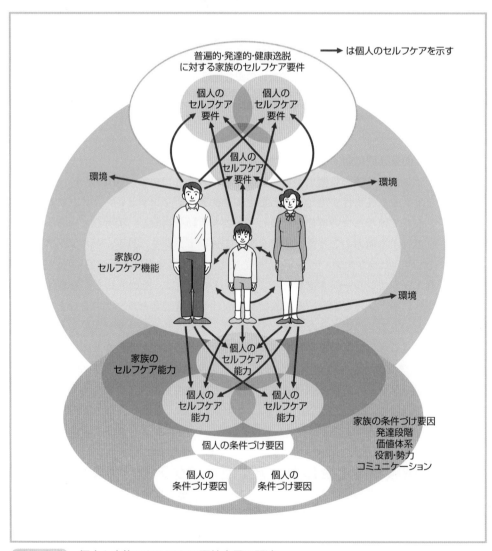

図Ⅱ-2-2　個人と家族のセルフケア要件充足の関連

b. 家族のセルフケア機能

　セルフケアは，必要とされる要件を充足するために行われる．それは，乳児にミルクを与えるなど行為を代償する行動もあれば，子どもに箸の使い方を教えるなど家族員のセルフケア能力に働きかける場合もある．また，気管支喘息のある子どものためにていねいに掃除をするなど環境へ働きかける場合もある．家族員は他の家族員の**セルフケア要件とセルフケア能力，環境**に対してさまざまな**セルフケア**を行っている．これを**図Ⅱ-2-2**のなかでは矢印で示した．このように，家族は共に生きていくために相互に働きかけ，お互いのセルフケアを補う機能をもっている．これが**家族のセルフケア機能**である．

c. 家族のセルフケア能力

　家族のセルフケア機能は，家族のセルフケア能力によって遂行される．家族のセルフケア能力は家族員個人のセルフケア能力により構成され，家族員の年齢や健康状態などの**個人の基本的条件づけ要因**に影響を受ける．たとえば，子どもが箸の使い方を習得するには，親の教える能力が関連し，子どもの能力により親に求められる能力も変化する．そして，子どもの能力は年齢や健康状態により異なるであろう．さらに，家族のセルフケア能力には，家族の構造（「第Ⅱ章-1-B」参照）が影響する．たとえば，気管支喘息をもつ子どもの父親が喫煙しており，母親は父親に禁煙してほしいが，父親は頑固な性格で聞き入れないという場合もある．家族の価値体系，役割，勢力，コミュニケーションや発達段階といった，いわば，**家族の条件づけ要因**が家族員のセルフケアの遂行に影響を与えるのである．

3 ● 家族のセルフケアの査定と支援

　家族のセルフケアの査定には，以下の3つを検討する必要がある．家族はセルフケアの主体的存在であり，意思決定能力と問題解決能力があるととらえることが重要である．

　セルフケアの査定
　　1. 家族のセルフケア要件とセルフケア機能のバランス
　　2. 家族のセルフケア能力と家族の条件づけ要件
　　3. 必要とされる支援

そして，支援方法には，以下の6つがある．

　支援方法
　　1. 他者に代わって行為する
　　2. 指導し方向づける
　　3. 身体的もしくは精神的支持を与える
　　4. 個人の発達を促進する環境を提供・維持する
　　5. 教育する
　　6. 家族間のコミュニケーションを促進する

査定と支援の実際について，場面14に沿って考えてみよう．

> ### 場面⑭　統合失調症を発症し就労を願うKさんの家族
>
> 　Kさんは現在21歳の男性．19歳の時，幻聴に操作され，窓から飛び降りてしまい，精神科に入院しました．統合失調症と診断され，骨折のリハビリテーション後，自宅に退院しました．母親は「仕事をしていたからKを守ってやれなかった」との思いから仕事を辞め，Kさんがどこに行くにも一緒に行動しました．Kさんは外来デイケアに通いましたが症状が安定せず，母親も不安性障害でメンタルクリニックに通うようになり，Kさんは3度目の入院となりました．
>
> 　入院時，Kさんは「お母さんに心配されると自信がなくなる」と看護師に話しており，看護師は両親に家族会を紹介しました．父親は参加の意向を示しましたが，母親は「息子をおいて出かけられない」と受け入れず，毎日面会に来ていました．その度に看護師は母親の話しを聞き労いの言葉をかけました．一方，Kさんは病棟の勉強会で，パン工房に就職した当事者の体験談を聞き，「自分もやってみたい．仕事をしてみたい」と看護師に話すようになりました．父親は「家族会でも役割が大切だと聞いた．やってみたらいい」と言いますが，母親は「働くなんてKには無理．また病気が悪くなる」と言います．両親との面会の後，Kさんは「お母さんに自由になってほしい」と看護師に話しました．
>
> 　看護師の提案でKさんと両親，看護師とソーシャルワーカーで話し合いを行いました．母親は「Kがやりたいことを見つけられたことはうれしい．でも，不安でたまらない」と声を詰まらせて語りました．看護師は「お母さんは心配しているけど，Kさんはどう思っていますか」と問うと，Kさんは「お母さんのおかげでここまでこられた．何回か入院して自分の病気のことは勉強して分かってきた．失敗もあるかも知れないけど見守ってほしい」「働いていたお母さんが好きだ．自分も働いてみたかった」と話しました．母親は「…そうか，うん，わかった」と涙をふいてうなずき，父親が添えた手を握り返しました．
>
> 　息子は就労支援を受け，パン工房で働いています．母親も仕事を再開し，両親で家族会への参加を続け，行政への働きかけを通じて障害者の就労支援の改善に努めています．

a.　家族のセルフケア要件とセルフケア機能のバランスの検討

　Kさんの発症時の「1. 家族のセルフケア要件とセルフケア機能のバランス」を検討してみよう．K家族には，子どもの統合失調症の発症という**健康逸脱のセルフケア要件**と，19歳を迎えた子どもの自立を支えるという**発達的セルフケア要件**が生じていた．**家族のセルフケア機能**としては，父親は働くことで家族員の**普遍的セルフケア要件**を支え，Kさんは通院することで，母親は仕事を辞めてKさんをケアすることで，健康逸脱のセルフケア要件の充足を図った．そして，発達的セルフケア要件と母親の社会参加といった母親の普遍的セルフケア要件の充足を一時保留にすることでバランスを取ろうとしたととらえられる．

b.　家族のセルフケア能力の検討

　入院時の「2. 家族のセルフケア能力と家族の条件づけ要件」を検討してみよう．認識

力, 判断力, 実行力[8]などの家族各員のセルフケア能力は高いといえるが, K さんの病状は安定せず母親は不安性障害となっており, **家族のセルフケア能力は十分ではない**. ここで, **家族の条件づけ要件**について考えてみると, 母親は K さんへの自責の念と不安があり, 自分が守らねばという信念が強いことがわかる. このことが K さんの病状に影響し, これがさらに母の不安と信念を強くしている. この K さんと母親の**円環的関係**が K さんの自立という発達的セルフケア要件の充足にかかわる家族のセルフケア能力を低下させていると考えられる.

c. 必要とされる支援の検討

では, 「3. 必要とされる支援」とはどのような支援だろうか. 母親と K さんの円環的関係を発展的な関係にしていく支援が必要である. 看護師は, 母親を**精神的に支持**しつつ, 父親には, **家族会*参加を指導し方向づけ**, 父親の母親と K さんを支える力を引き出した. K さんには, 疾病について教育する, 当事者の話を聞く機会をつくるなど**個人の発達を促進する環境を提供**し, 自立したい気持ちと力に働きかけた. これを通じて K さんの「自信をなくさせる母」という語りは「自由にさせてあげたい母」へと変化した. そして, 話し合いを通じて家族内の**コミュニケーションを促進**することで, 母親の気づきと, 親が子どもを信じ, 子どもが成長するという発展的な円環的関係を生じさせ, 家族はセルフケア能力を発揮でき, 就労という子どもの自立を支える発達的セルフケア要件を充足できた.

以上のように, 家族は「セルフケアの主体的存在であり, 意思決定能力と問題解決能力がある」としてとらえてみると, 家族の力を引き出す看護の方略をさまざまに考えることができる.

B. パートナーシップ

1 ● 看護者と家族のパートナーシップとは

家族の力を引き出すために役立つもう 1 つの考え方は, 家族とのパートナーシップである. **パートナー**とは, ①仲間, 同伴者, 相棒, ②競技・遊戯・ダンスなどで 2 人 1 組となる場合の相手, ③配偶者を意味し, **パートナーシップ**とは, 協力関係, 提携を意味する[9]. すなわち, パートナーシップとは, 同等の力と責任, 共通の目標をもった両者の上下関係のない, 対等な関係を意味している[10].

a. パートナーシップの基盤となる理念

パートナーシップは, 第二世界大戦後に注目されるようになった[11]. 1948 年, 国連（国際連合）は国際人権宣言において全人類の自由と平等を唱えた. 同年, 世界保健機関（WHO）は, 「健康は万人が有する基本的な権利である」ことを明言した[12]. ここで示された人権尊重の姿勢がパートナーシップの基盤である. さらに, WHO は, 1978 年にアルマ・

---

*家族会：精神障害者を家族にもつ人たちが, 連携することでお互いに支え合う会であり, 病院を基盤とした「病院家族会」, 保健所が事業として行っている「保健所家族会・家族教室」, 地域ごとに結成されている「地域家族会」, さらに全国や都道府県ごとの連合会などがある. 家族どうしが集う定例会, 専門家を呼んでの勉強会, 普及・啓発活動として講演会の企画, 行政などへの要望・働きかけなどの社会的な活動を通して, 精神障害をもつ人とその家族が地域で安心して暮らせることを目指している.

アタ宣言において，人々が健康に暮らすために国が保障すべきサービスとしてプライマリ・ヘルス・ケアを提唱し，ヘルスケアにおける市民の参加と自己決定の重要性を示した．続いて1986年，オタワ憲章では，「人々が自らの健康をコントロールし，改善することができるようになるプロセス」としてヘルスプロモーションを提唱し，健康増進に取り組む主体は当事者であること，取り組みやすい環境づくりを国が行うことの重要性を示した．

b. パートナーシップの発展の背景

医療制度が経済の効率性を求める動向や，生活習慣病の増加も，治療への当事者の主体的参加求め，当事者が健康に対して自らが責任をもつことを強調する背景となっている．

そして，当事者の権利意識の高まりもまた，パートナーシップを求めてきた．当事者は，ヘルスケア提供者にケアの利点とリスクについて対話をすることを求め，これはインフォームドコンセントとして，今日の臨床現場に普及している．このように，パートナーシップは平和主義・民主主義的な思想から生まれ，社会のヘルスニーズが当事者の主体的参加を求めていることを背景に発展してきた[11]．

c. 患者-家族-看護者関係の変化

パートナーシップという言葉は，いまや，福祉と医療の現代的な特色の中核をなす言葉となっている[13]．では，パートナーシップはこれまでの患者-家族-看護者関係にどのような変化をもたらすのであろうか．

その変化を**図Ⅱ-2-3**に示した[14]．これまでの関係は，左側のように，看護者はなんらかの健康問題を抱える患者を支援し，その患者を支援できるように家族を支援してきた．患者は健康問題を抱えた支援される存在であり，患者や家族と看護者の関係は，看護者から働きかけるという一方的なものであった．

しかし，パートナーシップにおける関係性は同図中右に示したように，患者や家族は一

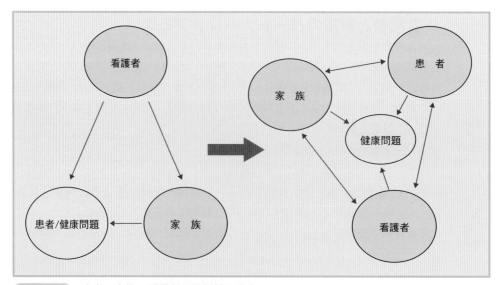

図Ⅱ-2-3　患者・家族・看護者の関係性の変化

［後藤雅博：心理教育的アプローチ．精神科リハビリテーション（Ⅰ）援助技法の実際（伊藤順一郎，後藤雅博，遊佐安一郎編），p.172，星和書店，1995より許諾を得て改変し転載］

方的に支援される存在でなく，健康問題に取り組む主体としてとらえられる．患者や家族は，それぞれがその問題を解決していける力をもつのである．患者，家族，看護者が共通認識をもち，相互に対話をし，支援し合いながら，それぞれ責任をもち，健康問題を解決する役割を果たしていくという関係性がパートナーシップである．その支援を通じて患者・家族がエンパワメントされセルフケア能力を高め，健康問題に対処できる家族のセルフケア機能を確立することがパートナーシップのゴールである[11]．

2 ● パートナーシップ形成過程と影響する要因

　ギャラン（Gallant）[11]は，パートナーシップの形成過程は，**関係性が始まる段階**と，**問題解決に向けて協働で作業する段階**があり，それを成立させる主要な要因は，**権限の配分**と**交渉**であるとしている．**権限の配分**とは，決定に関する権限はパートナー間でどのようにもたれるかということであり，**交渉**とは，意見の異なる複数の人が共通理解をつくりあげる方法のことである．まず，パートナーシップの形成過程について述べる（**図Ⅱ-2-4**）．

a. パートナーシップが始まる段階

　パートナーシップの始まりは，パートナーどうしの同意をもって始まる（**図Ⅱ-2-4, 左下**）．看護者と患者・家族が協働で取り組んでいく発達課題や疾病について，共通の目標を確認する段階である．看護者は，積極的な傾聴と対話を通じて，患者・家族が，取り組むべき課題を明らかにすることを助ける．同時に，それぞれの家族員が自分の強みに気づくことを助け，信頼感の形成を促進する．

　この段階では，看護者と患者・家族は，自分たちの役割や責任，行える行動について話し合いをする．看護者は，このような話し合いを促進することで，患者・家族が，これから取り組んでいく課題や解決方法について自己決定できるように働きかける．この過程を通じて，共通の目標に向かって対話するというパートナーシップの基盤を確立する．

b. 協働で作業する段階

　この段階においては，看護者と患者・家族は，看護者のもつ専門的な知識と対象者・家族のもつ経験的な知識をすり合わせる作業をする（**図Ⅱ-2-4, 上中央**）．パートナーシップの形成には，共通認識をもつことが大切である．看護者は，自らの専門性に基づいた知識・技術を教えたり，提供したりすると同時に，患者・家族がもっている，これまでの経験に基づいた健康に対する考え方や対処方法を学ぶ必要がある．

　患者・家族が獲得してきた日常生活に調和したさまざまな工夫は強みであり，看護者が学ぶべき要素をたくさん含んでいる．学び・学ばれるという体験は，パートナーシップにおける信頼関係を構築するためにも必要であり，患者・家族・看護者の知識をより豊かにする．この知識の共有によって，取り組んでいく健康課題への認識やお互いの役割についての共通理解も促進される．

c. 再評価し関係を発展させる段階

　この段階では，共通の目標とそれぞれの役割や責任について再評価を行うことになる（**図Ⅱ-2-4, 右下**）．これまでの関係性を基盤に，患者・家族に少し踏みこんだ問いかけをしながら，家族の相互作用に刺激を与え，次の段階の課題へ取り組むことへの意思決定を助け，新しい知識や技術を学ぶことを支援する．これらの過程を**円環的**に繰り返すことで，

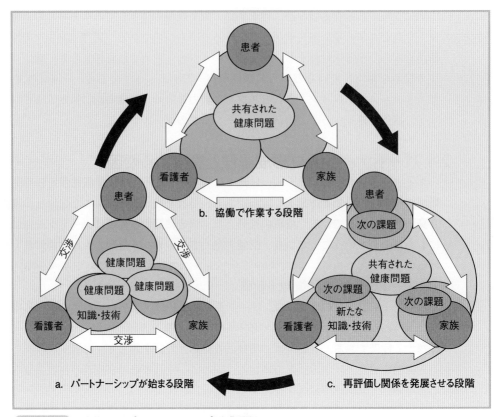

図Ⅱ-2-4　家族とのパートナーシップ形成過程

共通の目標はより有益なものとなり，患者・家族のエンパワメントが促進され，家族のセルフケア機能の向上につなげることができる．

3 ● パートナーシップ形成が困難な家族の支援

　家族とのパートナーシップについて述べてきたが，実現には困難も伴う．パートナーシップの成立に不可欠な要因は，**図Ⅱ-2-5**の①に示すようなバランスの良いパートナー間の権限の配分と交渉である．しかし，**図Ⅱ-2-5**の②のように権限の配分に困難が生じる場合や，**図Ⅱ-2-5**の③のように交渉に困難が生じる場合が臨床場面では起こる．

a. 権限の配分：患者-看護者関係

　まず，権限の配分について考えてみよう．パートナーシップの第一歩は，パートナー間の権限の配分であり，ケアについて決定できる権限は対等であることが求められる．しかし，医療現場には，専門家の言うことを聞くべきであるという考えが浸透しており，患者や家族に決定に関する権限を配分することは，医療者に管理上の混乱を与えたり，受身的な患者・家族にとっては負担感や混乱を招いたりする．医療者側の意識の改革もさることながら，専門家に指示されることを期待している患者・家族には，ヘルスケアへの参加を積極的に支援する必要がある．根気強い対話を通じて自己決定への不安を軽減する必要がある．

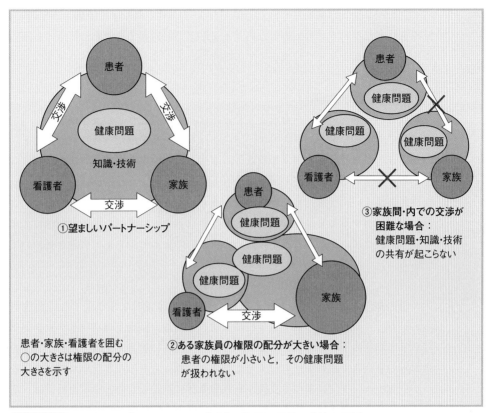

図Ⅱ-2-5 家族とのパートナーシップ形成と権限の配分・交渉の関係

b. 権限の配分：家族内関係

　家族内での権限の配分が困難な家族もある．夫婦間暴力や児童虐待，高齢者虐待など，ある家族員の支配が家族内に蔓延（まんえん）している場合には，看護者がその家族全体とパートナーシップを形成することは困難である．このような場合には，権限の配分がもっとも弱い家族員に焦点を当ててかかわっていく必要がある．

　虐待をしてしまう家族員に支援は必要だが，その家族員とのパートナーシップにとらわれて，虐待されている女性や子ども，高齢者の安全確保をおろそかにしてはならない．児童相談所へ子どもを保護するなど，ある家族員の意に反することであっても，子どもの安全をはかることが，家族と目標を共有することの始まりとなる．このような介入は，看護者の権限ではできない措置である．すなわち，家族とのパートナーシップには，それぞれの職種の権限・役割を理解し，多職種と協働しながら支援を展開する必要がある．

c. 交渉：患者-看護者関係

　次に交渉について考えてみよう．パートナーシップにおいて，目標や知識・役割を共有するために互いが交渉することは欠かせない．しかし，これも困難な場合がある．本人が自分の問題として自覚しにくいアルコール依存症や夫婦間暴力などの場合である．このような場合は，まず，そのことで困っている家族員と交渉することになる．交渉できる家族員をエンパワメントしながら，時間をかけて，問題を自覚していない当事者家族員との

パートナーシップを形成していく必要がある．しかし，最後まで問題の当事者と対面せず，目標を共有しないで終わる場合もありえる．また，対面できたとしても，看護者と当事者に相互作用が起こるまで時間を要する場合もある．これは次に述べる家族内関係とも関連している．

d. 交渉：家族内関係

　家族とパートナーシップを成立させるには，家族員どうしの交渉が成り立っていることが必要である．しかし，家族のコミュニケーションが希薄だったり，価値体系，役割，勢力が固定的であり，家族内での相互作用が生じにくい場合もある．また，利害関係が絡んでくると共通の目標の共有が困難な場合もある．このような家族は，家族員の成育歴や家族機能に根深い問題を抱えている場合が多く，パートナーシップ形成のためには，家族の機能不全に対するより高度な技術が必要とされる．先に述べた場合と同様に，まず，交渉可能な家族員にかかわることから始め，家族の歴史とセルフケア機能を見極めていく必要がある．

　今日の保健医療ニーズをふまえると，家族との協働はますますその必要性が増してくる．一方で，家族機能の低下も今日的な課題である．家族とのパートナーシップは魅力的であり，理想の関係性を思わせる[11]．しかし，同時に患者・家族の葛藤や負担を強め，健康課題の解決まで複雑なプロセスを生じさせる側面もあることを忘れてはならない．

　パートナーシップに基づく支援が家族員全員に有益なものとなるためには，看護者は，家族の葛藤を引き受け，健康課題の解決へ向けた専門的なビジョンをもたなくてはならない．これまで以上に，健康に関する専門的知識，家族システムに関する理解とともに，対話する能力が求められるのである．

C. 家族エンパワメント

1 ● 家族エンパワメントとは

　エンパワメント（empowerment）はもともと，「権力を授けること」という意味で使用され，力関係を前提とする言葉であった[15]．その後，公民権運動などをきっかけに，本来もっている力を発揮できない状況にある人々が，力を取り戻していく過程という意味で用いられるようになった[15,16]．

　家族看護エンパワメントモデル[17,18]では，家族のエンパワメントは「家族自らがもてる力を発揮すること」と定義されている[18]．看護者の役割は，家族が自らの力を発揮して積極的に健康問題に取り組み，その家族らしい健康的な生活が実現できるように，予防的・支持的・治療的な援助を行うことである[17]．

2 ● 家族エンパワメントモデルの構造

　家族看護エンパワメントモデルは，①家族の病気体験の共感的理解，②家族との援助関係の形成，③家族アセスメント，④家族像の形成，⑤看護介入の5段階からなる．

a. 家族の病気体験の共感的理解

家族看護エンパワーメントモデルを用いた看護過程は，家族がどのような病気体験をしているかを理解することから始まる．その際，病気や治療の観点ではなく，傾聴を通して，家族の立場から語りの意味を読み解くことが重要である[19]．

b. 家族との援助関係の形成

看護者とそれぞれの家族員および家族全体とのパートナーシップが家族看護の基盤となる．専門職者である看護者と，その家族の状況をよく知るという点で専門家である家族は，互いを尊重し合う対等な関係でなければならない[20]．看護者は①特定の家族員と結束しない中立性の維持，②家族システム全体の把握，③家族の健康な側面の強化，④看護者自らの家族観や家族に対する固定観念の吟味，⑤パターナリズムからの脱却という5つの基本的な姿勢を保ちながら，家族と援助関係を形成していく[20]．

c. 家族アセスメント

家族を1つの集団ととらえる家族アセスメントは複雑であるため，家族理論や看護理論に基づいて，系統的に情報を収集・整理していく必要がある[21]．家族看護エンパワーメントモデルでは家族システム理論のほか，発達，セルフケア，ストレス対処，コミュニケーション，役割，勢力，価値体系など多様なアプローチを用いて，家族に必要な援助を導き出していく．これらを整理したアセスメントの視点を**表Ⅱ-2-2**に示す．

d. 家族像の形成

家族像とは「家族員や家族に関する情報を家族全体として統合し，家族の歴史も踏まえて，家族の現状を生き生きと描写した像」[18]をいう．これまでに得られた家族に関する客観的なデータを基盤とし，看護者の臨床判断を駆使した推論と仮説検証を繰り返しながら，家族の全体像を螺旋的に発展させつつ描いていく．このとき，過去-現在-未来の時間軸，個-家族-地域社会のつながりの中で，現在の家族像を多角的に描写することが重要である．

e. 看護介入

生き生きと描写された家族像をもとに，その家族らしい健康的な生活に向けた看護援助を提供する．「家族看護エンパワーメントガイドライン」[17,22]として，11の看護介入が示されている（**表Ⅱ-2-3**）．

表Ⅱ-2-2　家族アセスメントの視点

1. 家族構成
2. 家族の役割段階
3. 家族の役割や勢力関係
4. 家族の人間関係・情緒的関係
5. 家族のコミュニケーション
6. 家族の対処方法
7. 家族の適応力や問題解決能力
8. 家族の資源
9. 家族の価値観
10. 家族の希望・期待
11. 家族の日常生活・セルフケア

[野嶋佐由美：家族看護学と家族看護エンパワーメントモデル．家族エンパワーメントをもたらす看護実践（野嶋佐由美監），p.13，へるす出版，2005より引用]

表Ⅱ-2-3　家族看護エンパワーメントガイドラインの看護介入

1. 家族の日常生活・セルフケアの強化
2. 家族への情緒的支援の提供，家族看護カウンセリング
3. 家族教育
4. 家族の意思決定への支援とアドボカシー
5. 家族役割の調整
6. 家族関係の調整およびコミュニケーションの活性化
7. 家族危機に対する働きかけ
8. 家族の対処行動と対処能力の強化
9. 親族や地域社会資源の活用に対する支援
10. 家族発達課題の達成への支援
11. 家族の力の強化

[野嶋佐由美：家族看護学と家族看護エンパワーメントモデル．家族エンパワーメントをもたらす看護実践（野嶋佐由美監），p.9，へるす出版，2005 より引用]

学習課題

1．家族のセルフケアに影響を与える要素は何か．セルフケア概念を用いて説明してみよう．
2．テニスのダブルスにおけるパートナーシップと看護者-家族のパートナーシップの共通点と相違点は何か．パートナーシップが形成されるプロセスの観点から考えてみよう．
3．家族の力を引き出すために看護に大切なことは何かまとめておこう．
4．これまで出会った家族の家族像を描いてみよう．描きにくいときは，不足している情報はなにかを考えてみよう．

引用文献

1) オレム DE：個々の人間的条件と看護要件．オレム看護論—看護実践における基本概念，第4版（小野寺杜紀訳），p.40-65，医学書院，2005
2) 前掲1)，p.206-234
3) 前掲1)，p.447-450
4) Friedman MM, Bowden VR, Jones EG：Family Nursing；Research, Theory, and Practice, 5th ed, p.67, Prentice Hall, 2003
5) 鈴木和子：家族看護学—理論と実践，第5版（鈴木和子，渡辺裕子，佐藤律子著），p.16-20，日本看護協会出版会，2019
6) Ross B, Cobb KL：Family Nursing；A Nursing Process Approach, p.99-100, Addison-Wesley Nursing, 1990
7) 野嶋佐由美：家族のセルフケア．家族エンパワメントをもたらす看護実践（野嶋佐由美監），p.73-84，へるす出版，2005
8) 前掲1)，p.235-266
9) 新村　出編：広辞苑，第7版，p.2303，岩波書店，2018
10) 澤田いずみ：看護者の家族観とパートナーシップ．家族看護 4（1）：35-41，2007
11) Gallant MH, Beaulieu MC, Carnevale FA：Partnership；An analysis of concept within the nurse-client relationship. Journal of Advanced Nursing **40**（2）：149-157, 2002
12) 日野秀逸：現代の保健・医療—平和と人権と参加．保健活動の歩み—人間・社会・健康，p.211-216，医学書院，1995
13) Bernard Dowling GA, Powell M, Glendinning C：Conceptualizing successful partnerships. Health & Social Care in the Community **12**（4）：309-317, 2004
14) 後藤雅博：心理教育的アプローチ．精神科リハビリテーション（Ⅰ）援助技法の実際（伊藤順一郎，後藤雅博，遊佐安一郎編），p.171-197，星和書店，1995
15) 久木田純：エンパワーメントとは何か．エンパワーメント（久木田純・渡辺文夫編），現代のエスプリ376：1-34，1998
16) 久保田真弓：エンパワーメントに見るジェンダー平等と公正：対話の実現に向けて．国立女性教育会館研究紀要 9：27-38，2005
17) 野嶋佐由美：家族看護学と家族看護エンパワーメントモデル．家族エンパワーメントをもたらす看護実践（野嶋

佐由美監修), p.1-15, へるす出版, 2005
18) 髙谷恭子・中野綾美・山口桂子：家族を看護するということ. 家族看護学—家族のエンパワーメントを支えるケア（中野綾美・瓜生浩子編), p.10-33, メディカ出版, 2020
19) 瓜生浩子・池添志乃：家族の病気体験を理解する. 家族看護学—家族のエンパワーメントを支えるケア（中野綾美・瓜生浩子編), p.36-54, メディカ出版, 2020
20) 田井雅子・畠山卓也：家族と援助関係を形成する. 家族看護学—家族のエンパワーメントを支えるケア（中野綾美・瓜生浩子編), p.56-74, メディカ出版, 2020
21) 野嶋佐由美：家族像の形成. 家族エンパワーメントをもたらす看護実践（野嶋佐由美監修), p.59-71, へるす出版, 2005
22) 田井雅子・濱尾早苗・池添志乃ほか：精神科看護師による家族看護エンパワーメントガイドライン活用の有用性の検討. 高知県立大学紀要 看護学部編 68：1-14, 2019

トピックス

認知症の家族心理教育の実践

　認知症の診療では，多くの疲れ果ててしまった家族たちに出会う. どうにかサポートしたいと思い，時間をかけて家族の悩みを聞いたり，リフレッシュや福祉サービスの利用を勧めたり，と努めてみたものの，一時の気休めや息抜きは提供できても，思ったほど家族は元気になってくれない. 「受容と共感」や「休息の勧め」のもう一歩先の援助とは何だろうと悩んでいたところ，ヒントになったのは，すでに当院で開催されていた統合失調症の家族心理教育プログラムであった. 単なる疾病教室や家族どうしの座談会ではなく，スタッフと一緒に日々の問題に取り組んでいく中で，家族が前向きな力を取り戻していく姿を見て，これを認知症にも応用してみようと考えた.

　心理教育という言葉は，さまざまな使われ方をすることがあるが，日本心理教育・家族教室ネットワーク（JNPF）では，「精神障害やエイズなど受容しにくい問題をもつ人たちに，正しい知識や情報を心理面への十分な配慮をしながら伝え，病気や障害の結果もたらされる諸問題・諸困難に対する対処法を習得してもらうことによって，主体的に療養生活を営むように援助する方法」と定義し，その目的は，「知識もなく，相談もできず，途方にくれているご本人，ご家族に必要な知識や情報を知ってもらう機会を広げ，どう問題に対処するかを協働して考えることで，ご本人やご家族が自分たちの問題に取り組みやすくなり，何とかやっていけるという気持ちを回復する」こと，つまり参加者のエンパワメントであると説明している[i].

　当院の認知症家族心理教育のプログラムは，この定義と目的に沿って確立された JNPF の推奨する形式[ii]に準じて，以下のような内容で開催している.

「認知症患者さんの家族の集い」のご案内
・月1回，第3土曜日に当院で開催します
・下記のような内容で1クール6回，定員は約10人，費用はかかりません
◆13:00~14:15　疾患講座
認知症についての様々な情報を提供します
第一回「認知症の症状と経過」：医師
第二回「認知症の治療について」：医師・薬剤師
第三回「問題行動や精神症状への対応」：看護師・臨床心理士
第四回「日常生活におけるケアやリハビリ」：作業療法士・管理栄養士
第五回「介護サービスや福祉制度の利用について」：精神保健福祉士
第六回「茶話会」：自由な情報交換
◆14:30~16:00　家族同士の話し合い
日頃の介護の問題や対処法について，他の家族やスタッフと一緒に考えます
毎回，疾患講座の後に，参加者を固定して話し合いをします

認知症家族心理教育プログラムの案内

前半は専門職による情報提供を，家族が知りたい具体的な内容を中心に，双方向性を心がけながら行う. 後半は，参加者の抱えている問題への対処法について，ほかの家族やスタッフとともに考える問題解決志向のグループワークを，参加者を固定し，決められたルールと進め方に従って一定の構造を守りながら実施する. 各スタッフは，グループ内での役割や，常に肯定的な反応を返す，積極的にねぎらう・褒める，すでにできていることに目を向けてもらう，全員が公平に発言できるように気を配る，などの基本姿勢を，標準テキスト[ii]から学んで練習をしている.

　プログラムを開始すると，同じ構造を守ることと，スタッフの平等で肯定的な対応によって，しだいに安心感と和気あいあいとした雰囲気がグループ内に生まれ，回を重ねるにつれ，休憩時間に家族どうしが経験を教え合ったり，連絡先を交換し合う姿もよくみられるようになる．当初は受け身になりがちな参加者も，少しずつ自信をもった発言が増えていく．「デイサービスへ行きたがらない」「注意すると怒り出す」など，日ごろのさまざまな介護の悩みへの対処法を考えるプロセスの中で，同じ立場の家族や専門職のスタッフから，これまでの自分の努力や経験を肯定的に認められることが，自分の中の底力に気づくことにつながるのだろう．こういった，互助的な仲間意識とエンパワメントによって，「この会が楽しみです」「何とかやっています」と，険しかった表情が再会するたびに明るさを取り戻していくのを見るのは，スタッフの何よりの喜びになっている．平成24年度から開始して現在までに断続的に継続しているが，アンケート解析から，当事者の認知症が悪化した時に参加した家族の介護負担感が，参加していない家族と比較して小さかったことが確認できたことも励みになっている．

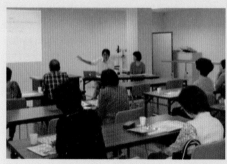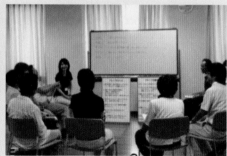

プログラムの様子（左：情報提供セッション，右：グループワーク）

スタッフ側にとっても，疾患の性質や他職種の支援内容への理解が深められると同時に，プログラム以外の業務の中でも「家族と接するときに緊張しなくなった」や「患者さんや家族なりにがんばっているところ，よいところに目が向くようになった」という声があり，プログラムの経験から得られるものは大きい．

引用文献
ⅰ）心理教育・家族教室ネットワーク〔http://jnpf.net〕（最終確認：2022年1月14日）
ⅱ）伊藤順一郎（監）：心理教育スタッフの心得−複合家族グループの概要．心理教育の立ち上げ方・進め方ツールキットⅡ（心理教育実施・普及ガイドライン・ツールキット研究会編），p.21-40，地域精神保健福祉機構・コンボ，2009

〔希望ヶ丘ホスピタル　引地　充〕

3 代表的な家族アセスメントモデル

この節で学ぶこと

1. 各々のモデルの基盤となる家族についての考え方と理論的背景を理解する
2. フリードマン家族アセスメントモデルの構造を理解する
3. ハンソンの家族アセスメント・介入モデルの構造を理解する
4. 家族のヘルス・プロモーションモデルに基づいた家族アセスメントの項目・内容を理解する
5. カルガリー家族アセスメントモデル/介入モデル，イルネスビリーフモデルの構造を理解する
6. 渡辺式家族アセスメント/支援モデルの特徴を理解する

A. フリードマン家族アセスメントモデル

1 ● 家族についての考え方

　フリードマン（Friedman）の家族アセスメントモデルは，家族を社会の基本単位とし，家族と社会との関係や家族の構造，機能に重点を置いている[1]．フリードマンは家族の目的を，① 家族が属する社会のニーズを満たすこと，② その家族に属する個人のニーズを満たすこと，と述べている[1]．家族は社会からの期待や義務を引き受けるとともに，家族員のニーズや関心に合うように社会的期待や義務を修正するという役割をもっている．また，情緒や社会経済的な安定，教育（社会化）など家族員のニーズを満たす機能も果たしている．

2 ● 理論的背景

　フリードマンは，主として家族構造-機能理論（「第Ⅱ章-1-B」参照），家族システム理論（「第Ⅰ章-2」参照），家族発達理論（「第Ⅰ章-1」参照）をもとにして家族アセスメントモデルを開発した[2]．家族構造-機能理論は家族とその内的・外的環境との相互作用を，システム理論は家族内の適応およびコミュニケーションの過程をアセスメントするために用いる．家族発達の視点は家族の発達課題について情報を集め，家族の人生の変化や家族の発達課題に対する取り組みをアセスメントするために必要である．

　これら3つの理論を使うことによって，家族を包括的かつダイナミックに変化するものとしてアセスメントできる．構造-機能的なアプローチは包括的である一方，家族を変化のないものとしがちだが，家族発達理論やシステム理論を用いることで，家族の経時的な変化や成長をとらえることができる[2]．フリードマンのモデルはその他に中範囲理論*とし

て，コミュニケーション理論，役割理論，家族ストレス理論も取り入れている[2]．

3 ● 家族アセスメントモデル

　家族をアセスメントするにはさまざまな情報源や方法を使ってデータを収集する．家族との面接，家庭訪問・面接中の住居の様子や家族員間の相互作用の観察，紹介状，ほかの機関や医療チーム員からの報告が情報源となる[3]．情報収集に役立つ道具としては，ジェノグラムやエコマップがある．チェックリストや調査票は多くの情報を集めるときや，長期間にわたり家族を観察するとき，複数の看護者がかかわるときに便利である．

　フリードマンが開発したアセスメントモデルは，A 家族の基本情報，B 家族の発達段階と家族史，C 環境，D 家族構造，E 家族機能，F 家族のストレスと対処・適応，の 6 つの領域から構成されている[4]．**表Ⅱ-3-1** に示すように，各領域の中には 3〜8 の項目（計 27 項目）があり，広範かつ詳細な情報を収集できるようになっている．ただし，すべての項目についてアセスメントする必要はなく，どの項目が必要か，どのくらい深く掘り下げるかは，その家族の目標，問題，家族のもつサポート資源，その家族を担当する看護者の役割によって決める．

B. ハンソン家族アセスメント・介入モデル

1 ● 家族についての考え方と理論的背景

　バーキー（Berkey）とハンソン（Hanson）によって開発された家族アセスメント・介入モデルと家族システム・ストレス因子-強み調査票（Family Systems Stressor-Strength Inventory；FS³I）は，家族のストレス因子の特定と家族の強みを生かした介入策を立てることを目的としている[5,6]．このモデルでは，家族は環境と相互作用しているダイナミックで開放的なシステムと考えられている．家族システムの中心には基本的な家族構造，機能，過程，エネルギーや強みの元となるものがあり，このシステムを脅かすものから家族員や家族全体を守ることが家族の役割となる．

　家族アセスメント・介入モデルは家族システム理論とストレス・コーピング理論に基づいている[6]．とくに，看護理論であるニューマン（Neuman）のヘルスケア・システム理論の影響を受けている．

2 ● 家族アセスメント・介入モデル

　家族アセスメント・介入モデルでは，家族がその基本的家族構造を維持するために，どのようにストレス因子から守っているかを見てみよう（**図Ⅱ-3-1**）．家族は 3 つの防衛・抵抗ラインをもっている．家族システムが大きなストレス因子によって脅かされているときには，通常の防衛ラインの外に柔軟性のある防御ラインが作られる[6]．通常ラインの内側には抵抗ラインがあり，ストレス因子が家族の核心部へ侵入するのを防ぎ，家族を良好

---

*中範囲理論：理論には抽象度の高い順に大理論（広範囲理論），中範囲理論，実践理論（小範囲理論）がある．抽象度が高く，看護全般の現象を広く扱う大理論に対して，中範囲理論は扱う領域や専門性を限定し，より具体性があるため，実践に活用しやすい理論である．

表Ⅱ-3-1　フリードマンの家族アセスメントモデル

領域と項目	アセスメント項目の具体例など
A. 家族の基本情報 1. 家族名 2. 住所と電話番号 3. 家族構成 4. 家族形態の種類 5. 文化（民族）的背景 6. 宗教 7. 社会的地位 8. 社会階級の変動	ジェノグラム（家系図）を使用
B. 家族の発達段階と家族史 9. 現在の発達段階 10. 家族の発達課題の達成度 11. 家族史 12. 両親それぞれの生まれ育った 　　家族（原家族）	家族の発達歴，健康や健康に関連する出来事（離婚，死，喪失など） ジェノグラム（家系図）を活用して情報収集 原家族の様子，祖父母との関係
C. 環境 13. 住居 14. 近隣・地域 15. 家族の移動 16. 地域との関係	一戸建て，マンション；持ち家，賃貸；間取りなど 【近隣・地域の地理的環境】都市部，郊外，地方；住宅地，工業地帯；住居や通り の様子；衛生環境；交通状況；公害問題 【近隣・地域の社会的環境】居住者の社会階級や民族的文化背景；人口密度；近年 の変化 【保健，その他のサービス】：商業施設，保健機関，社会福祉機関，家族が所属する 宗教の施設（礼拝所） 【教育施設】学校へのアクセスのしやすさや状況；子供の教育に影響を及ぼしてい る学校内の問題 レクリエーション施設 公共交通機関 治安 居住年数；引っ越し歴 地域サービスの利用状況；よく訪れる場所；援助を受けている組織に対する気持 ち；家族の地域に対する見方
D. 家族構造 17. コミュニケーション・パター 　　ン 18. 力関係 19. 役割構造	機能的・機能不全的コミュニケーションの程度 情緒的なメッセージの程度と表現方法 家族のサブシステム内でのコミュニケーションの特徴 メッセージの一致・不一致の程度 機能不全的コミュニケーション過程の種類 家族の健康にとって重要にもかかわらず話し合いがされない問題 家族のコミュニケーション・パターンに影響している因子（状況，ライフサイク ル，文化，性差，家族形態，社会的地位，家族独自の文化） 【力関係の結果】誰がどんな決定をするか；最終決定権をもつのは誰か 【意思決定の過程】家族はどのように意思決定をしているか 【力の基盤】家族の力関係に影響する因子（力関係の序列，家族形態，連立関係の 形成，家族コミュニケーション・ネットワーク，性差，年齢とライフサイクル因 子，文化・対人間因子，社会階級） 【全般的な家族の力関係】1人の家族員による単独支配，平等な力関係，あるいは リーダー不在 【力関係の連続体】支配者は誰か 【公的な役割構造】（例：父，妻，妹など） 役割緊張や役割葛藤；役割をうまく遂行できていると感じているか；役割の柔軟性 【私的な役割構造】（例：リーダー，コーディネーター，支配者，従者，傍観者，仲 介者など）

表Ⅱ-3-1　フリードマンの家族アセスメントモデル（つづき）

領域と項目	アセスメント項目の具体例など
20．家族の価値観	それぞれの役割の目的；長期的に見たとき，家族にとって機能しなくなる役割はあるか；その役割を担っている家族員への影響はなにか 【役割モデルの分析】役割に問題があるときに行う 幼少期に影響を与えた人物；両親や配偶者としての役割のモデルになった人物；私的な役割が機能してない場合，前世代でその役割を担っていた人物 【役割構造に影響する因子】社会階級，文化，発達・ライフサイクル段階，家族員の健康状態の変化 【家族の価値観】他のグループ（主流派グループ，家族が属する民族グループ）と比較・対照する 家族が価値を置いていること，その順位を明らかにする． 例：生産性，個人主義，消費，仕事，教育，平等，未来志向，効率性，実用性，合理性，秩序，生活の質（QOL）と健康維持 【価値観の相違】比較・対象したグループとの違い，家族の価値観と家族員の価値観間の違い 【価値観】価値の順位づけ；価値観が家族の健康状態に及ぼす影響

E．家族機能

領域と項目	アセスメント項目の具体例など
21．情緒的機能	サポートや親密さ 独立とつながり 他の家族員のニーズの認知
22．社会化機能	育児
23．ヘルスケア機能	家族の健康に関する信念，価値，行動 家族が定義する健康と病気，知識レベル 家族が認識している健康状態と病気のかかりやすさ 食事；睡眠と休息習慣 運動と娯楽 飲酒・喫煙・嗜好品 セルフケアにおける家族の役割 疾病の予防医療対策；補完代替医療 家族の健康歴 ヘルスケア・サービス；医療サービスに対する気持ち 緊急医療サービス 費用の支払い源 受療（家と施設との距離，交通手段など）

F．家族のストレスと対処・適応

領域と項目	アセスメント項目の具体例など
24．ストレス因子，強み，ストレスの認知	現在のストレス因子 ストレス因子を相殺する強み 現在の状況のとらえ方（やりがいのある難題として，現実的に希望のもてるものとして見ているか，あるいは圧倒され，克服できないものか）
25．ストレス対処策	ストレス因子への反応のしかた 家族内での対処策（例：家族の回復力，感情，考え，活動の共有，役割の柔軟性，日常化，情動焦点コーピング，共同で問題解決，情報収集や知識の習得，オープンで正直な家族とのコミュニケーション，ユーモアや笑いの利用） 外的な対処策（例：地域社会とのつながりの維持，スピリチュアルな援助の利用，ソーシャル・サポート・システムの活用） 機能していない対処策（例：責任転嫁，脅し，家族内での迷信，第三者を巻き込むことによって，二者関係の緊張を緩和させる，偽相互性，独裁，物理的あるいは心理社会的な家族の解体，アルコールや薬物の乱用，家庭内暴力，ネグレクト）
26．適応	全般的な家族の適応（家族はどのように対処し，機能しているか） 家族は危機的状況にあるのか
27．ストレス因子，対処，適応の追跡	家族のストレス対処・適応状態を継続的に観察する．

［Friedman MM, Bowden VR, Jones EG：Family Nursing：Research, Theory, and Practice, 5th ed. ⓒ2003. p.583-611, Pearson Education, Inc., Upper Saddle River, New Jersey を参考に作成］

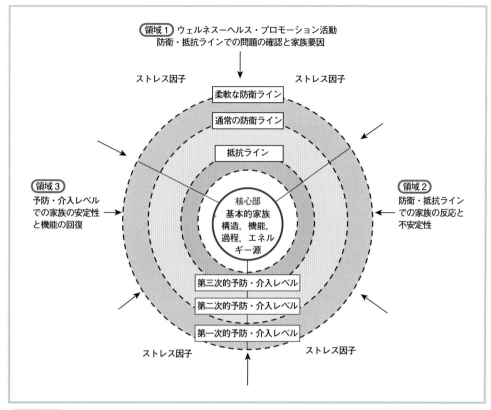

図Ⅱ-3-1　家族アセスメント・介入モデル
［Kaakinen, JR, Coehlo, DP, Steele, R, Tabacco, A, Hanson, SNH. Family Health Care Nursing. Theory, Practice and Research, 5th ed., p.92, F. A. Davis, 2014 を参考に作成］

な状態（通常の防衛ライン）に安定あるいは回復させる機能をもつ．健康問題のようなストレス因子が通常および柔軟な防衛ラインに侵入するとき，家族は恒常性を維持できずバランスを崩す．さらに，ストレス因子はその内側の抵抗ラインも脅かすおそれがある．

　ストレス因子がどのくらい深く基本的な家族単位に侵入しているか，家族がどれくらいうまく適応あるいは安定を維持できるかによって，家族のストレス因子への反応や対処能力は異なってくる．そこで，ストレス因子，家族のストレスに対する反応，健康な家族機能を維持するために家族が用いる強みを看護者はアセスメントする必要がある．そのために開発されたアセスメント票を次に紹介する．

3 ● 家族システム・ストレス因子−強み調査票

　家族システム・ストレス因子−強み調査票（FS³I）は，家族内で生じているストレス状況や家族のもつ強みに関する情報を収集し，アセスメントするための測定用具である[6,7]．FS³I は「家族システム・ストレス要因（一般）」「家族システム・ストレス要因（特有）」「家族システムの強み」という３つのパートに分かれている（**表Ⅱ-3-2**）．家族員が記入したものを点数化する量的データと，看護者が面接で集めた情報をまとめた質的データがある．

表Ⅱ-3-2　家族システム・ストレス要因—強み調査票

	内　容	評　価	質問例
家族システム・ストレス要因（一般）	家族内あるいは家族と社会との間にストレスを生む可能性のある状況が，家族生活にどの程度影響を及ぼしているか	1（低ストレス）〜5（高ストレス）あてはまらない場合は0	・自分だけの時間が足りない ・完璧主義 ・引っ越し ・ティーンエイジャーの行動（コミュニケーション，音楽，友人，学校）
家族システム・ストレス要因（特有）	その家族特有のストレスを生んでいる状況がどの程度，家族の生活に影響を及ぼしているか，その状況に対してどの程度うまく家族が対処しているか	1（低）〜5（高）	この状況はどのくらい家族として共に働く力に影響を与えていますか（例：家族の役割の変化，家族としての仕事の完了，責任を果たすこと）
家族システムの強み	一般に家族の健康に影響するとされる特性がどの程度，自分の家族に当てはまるか	1（まれ）〜5（いつも）あてはまらない場合は0	・お互いを認め，支え合っている ・家族メンバー間の交流にバランスがとれている ・問題を認め，援助を求める

[Kaakinen JR, Coehlo DP, Steele R et al. : Family Health Care Nursing. Theory, Practice and Research, 5th ed, p.584-591, F. A. Davis, 2014 を参考に作成]

　「家族システム・ストレス要因（一般）」では，普通の家族生活で起こりうる 25 の状況やストレスの原因になるもの（ストレス要因）がどの程度，家族にとってストレスや緊張を生んでいるかを家族員が1（低ストレス）〜5（高ストレス）で評価する[7]．家族にあてはまらない場合は0とする．ストレス要因には夫婦関係，義理の両親・近所の人々・子どもとのコミュニケーションのような人間関係，「夫婦だけの時間が足りない」「家族の予定を多く入れすぎている」などの家族で過ごす時間に関すること，家事や家族内での責任の共有について，子どもの行動や教育について，「感謝されていると感じない」「もっと成し遂げられないことへの罪悪感」などの心理・感情に関すること，仕事に対する不満や経済・財政・予算のことなどがあげられている．

　「家族システム・ストレス要因（特有）」では，その家族特有のストレスを生んでいる状況や問題，家族員の健康に影響する心配事について質問する[7]．それらの状況が家族生活に及ぼしている影響や，家族がどのくらいうまくストレス要因に対処しているか，過去に同様の問題があったとき，どのくらいうまく対処したかを家族員は1（低）〜5（高）で評価する．質問は計12個あり，ほかにはどの程度自分たちで問題に対処できるか，どの程度他者からの援助を期待しているか，各家族員の心身の健康状態を大まかにどう評価しているかを家族員に評価してもらう．

　「家族システムの強み」では，家族員や家族全体の健康に影響する家族の生活や機能に関する 16 の特性について，自分の家族にどれくらいあてはまるかを1（まれ）〜5（いつも）で評価する[7]．「家族システム・ストレス要因（一般）」同様，家族にあてはまらない場合は0とする．質問項目には家族間のコミュニケーションや信頼感，遊びやユーモアのセンス，責任の共有や善悪の区別，家族の行事や伝統，宗教，プライバシーの尊重，余暇の過ごし方が含まれている．

　収集した質的・量的データをもとに看護者と家族は必要とされる予防と介入レベル（第1次，第2次，第3次）を決定し，家族のニーズに合わせ，その強みを生かした家族ケア

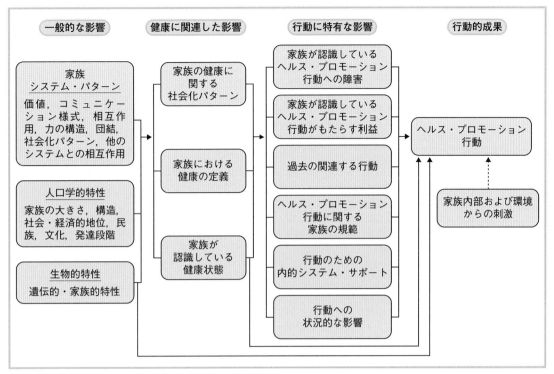

図Ⅱ-3-2 家族のヘルス・プロモーションモデル
[Bomar PJ ed：Promoting Health in Families：Appling Family Research and Theory to Nursing Practice, 3rd ed, p.72, Elsevier Health Sciences, 2004 を参考に作成]

計画と介入策を立てる[6]．第1次レベルにはストレスに関するリスク因子の特定とその緩和，ヘルス・プロモーションのための家族教育が含まれる．第2次レベルでは，ストレス因子がシステムに侵入した危機状態にある家族への介入が必要となる．第1次レベルへの回復が始まる第3次レベルでは，退院後のケア調整やリハビリテーション・サービスなど家族システムの再構成と安定を目指した介入が行われる．

C. 家族のヘルス・プロモーションモデル

1 ● 家族のヘルス・プロモーション

　疾病など健康上の問題の予防・治療だけでなく，家族および家族員のヘルス・プロモーション（健康の増進）や生活の質（quality of life：QOL）の向上もまた，家族の重要な機能の1つである．人は家族生活の中で健康を増進させる，あるいは逆に健康に悪影響を与える行動・ライフスタイルを身につけていく[8]．家族はまた，家族員が健康上の問題にどう対処するかを決めるのに強く影響を与える．

　ヘルス・プロモーションに寄与する家族の機能には愛情，一体感，養育，意欲の維持，家族員の社会化（家族の文化・伝統，価値観や行動パターンなどを伝えていくこと），経済的資源の提供と管理などがある[9]．家族内での交流のほか，社会，文化，政治，教育，そのほかのシステムと交流し，影響し合うのも家族の機能である．

表Ⅱ-3-3　家族アセスメントの項目

栄　養

1. 家庭の食事はおおむね，食事バランスガイドに沿っている．
2. 健康的な間食を家庭で摂っている．
3. 健康的な食習慣に関する知識を家族内で共有している．
4. 推奨されている体重を維持し，肥満や痩せを予防するために家族間で互いに助け合っている．
5. 家族員は互いに健康的な食事をしていることを褒め合っている．
6. 家族員は1日あたり6〜8杯の水を飲むよう勧め合っている．
7. 食品の栄養表示に基づいて，何を買うか決めている．

運　動

1. 家族で外出するときの多くは，激しい，あるいは中程度の運動を行っている．
2. 家庭に運動のための道具がある．
3. 家庭内で運動用具を使用するのは「家族の時間」の一部である．
4. 家族員は互いに運動することを求めている．
5. レクリエーション施設やプログラムの家族会員になっている．
6. 家族で一緒にいるとき，テレビを見たり，ビデオ・ゲームで遊んだりすることに時間を使うことはめったにない．
7. 家族はできるだけ多くの時間を屋外で過ごすほうが好きである．

ストレス・コントロールと管理

1. 家族員へのストレスのかかる負担を最小限にするよう，うまく時間管理をしている．
2. 家族はよく一緒にリラックスしたり，話をしたり，笑ったりしている．
3. 家族内で，感情を表に出すよう促している．
4. 家族員は互いに，ストレスがたまる経験を話して共有している．
5. 家族員は互いにむずかしい仕事の手伝いを申し出ている．
6. 家族員はめったに互いを批判しない．
7. 家族は休息や睡眠の時間は重要だと思っている．

健康に対する責任

1. 予防的医療ケアの受診予定を守っている．
2. 家族でよく健康に関するニュースについて話し合っている．
3. 家族員は互いに，問題が起これば早く受診するよう促している．
4. 家族は健康に対する個人的な責任をもつよう促している．
5. 家族は家族の健康および互いの健康に対して責任感をもっている．
6. ヘルス・プロモーションおよび病気のときのケアについて，医療専門家に相談している．
7. 適切な予防行動について率直に話し合い，奨励している．（例：節制，コンドームの使用，聴力の保護，眼の保護，日焼け止め，ヘルメットの着用）

家族の回復力と資源

1. 礼拝あるいはスピリチュアルな経験は日常的な家族活動の一つである．
2. 家族員は困難な状況にあっても，「一体感」を共有している．
3. 家族は人生において，共通の目的意識をもっている．
4. 家族員は困難な状況にあるとき，前向きでいるよう互いに励まし合っている．
5. プラス方向への成長を家族内で促進している．
6. 健康は有益な家族の資源として育まれている．
7. 個人の強みと能力が育まれている．

家族サポート

1. 家族には頻繁に会う友人・親戚が多数いる．
2. 家族は地域の活動やグループに参加している．
3. 家族員は互いによく褒め合う．
4. 苦しいとき，家族は多くの他の家族あるいは個人に助けを求めることができる．
5. 意見の相違は暴言や暴力ではなく，話し合いを通して解決される．
6. 家族員は互いに健康的な習慣の手本となっている．
7. 必要なときには専門家による援助を求めている．

[Pender, NJ, Murdaugh, CL, Parsons, MA：Health Promotion in Nursing Practice, 6th ed, ⓒ2011. Pearson Education, Inc., Upper Saddle River, New Jersey を参考に作成]

　ヘルス・プロモーションモデルは，まず個人を対象に発展してきたため，家族のヘルス・プロモーションについて理解するには，まだ十分な知識が蓄積されておらず，家族を対象にしたモデルは初期の段階にある[9]．そこで，予備的なものではあるが，ラブランド・チェリー（Loveland-Cherry）とボーマー（Bomar）は，家族のヘルス・プロモーションモデルを提案した（**図Ⅱ-3-2**）[9]．このモデルはペンダー（Pender）らのヘルス・プロモーション理論[10]に基づいている．ペンダーらの提案した家族のアセスメント項目[11]を**表Ⅱ-3-3**に示す．項目の中には日本の家族に適用しにくいもの（例：礼拝，スピリチュアルな経験）もあるので，実際に使ってみる際には内容を吟味する必要がある．

D. カルガリー家族アセスメント/介入モデル，イルネスビリーフモデル

　カナダのカルガリー大学のライト（Wright LM）らは1980年代以降，家族療法を基盤としてさまざまな家族看護モデルを構築した[12]．主な看護モデルとして，**カルガリー家族アセスメントモデル**（Calgary Family Assessment Model：CFAM），**カルガリー家族介入モデル**（Calgary Family Intervention Model：CFIM）[13]，**イルネスビリーフモデル**（Illness Beliefs Model：IBM）[14]などがある．いずれのモデルも，家族療法から発展したものであり，主に家族との面接や対話を通したアセスメントや介入の方法をとるので，個別支援に向いているという特徴がある．

1 ● カルガリー家族アセスメントモデル（CFAM）[15]

　CFAMは，家族を多面的にとらえられるように構造化されたアセスメントモデルである．家族の構造面，発達面，機能面の3つの大項目に分類される（**図Ⅱ-3-3**）．他の家族看護モデルと異なり，看護診断を導き出すことを目的としていない．アセスメントする情報は，リストにあげた順に網羅的に集めようとするのではなく，会話や行動の中に散りばめられている情報を，ジグソーパズルのピースを集めて1つずつはめ込むような気持ちで集めることが必要である．

a. 構　造
　家族内，家族外，家族背景の3つに分かれる．家族構成や職場関係など，ジェノグラムやエコマップを作成することで，ほぼ網羅できる．

b. 発　達
　家族や個人の発達段階，発達課題，愛着関係をアセスメントする．CFAMにおける愛着関係は，各発達段階において，家族員と他の家族員とのつながりや家族外の人々とどのようなつながりがあったのか，現在どのようなつながりがあるのかを指す．

c. 機　能
　手段的機能と表出的機能に分かれる．手段的機能とは日常生活動作の能力のことである．表出的機能とは，2者以上の関係性の中に表出される情緒的な機能であり，質問すること自体が同時に介入になる場合が多い項目である．とくにビリーフ（信念，後述）は介入の鍵になる可能性が高い．

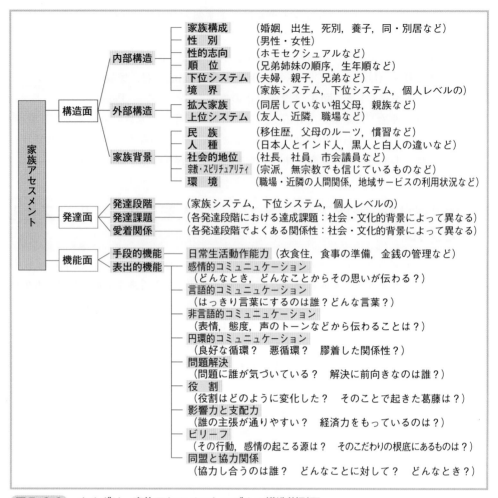

図Ⅱ-3-3　カルガリー家族アセスメントモデルの構造樹形図

［小林奈美：グループワークで学ぶ家族看護論—カルガリー式家族看護モデル実践へのファーストステップ，第2版，p.69，医歯薬出版，2011より引用］

2 ● カルガリー家族介入モデル（CFIM）[16]

　CFIM は，CFAM によるアセスメントから整理された家族の特徴や問題を家族看護介入につなげるためのモデルである．家族の認知・感情・行動の3領域において，家族機能を効果的なものに改善し，保持することに焦点を当てている．介入の多くの部分は意図的な質問や対話であり，家族の認知・感情・行動領域を探る質問を繰り返していく．CFIM では，認知・感情・行動の3領域について以下の3つの質問をすることを提案している（**表Ⅱ-3-4**）．

  1.　違いを見出す質問
    家族員や家族外の人，関係，時期・年代，考え，ビリーフの違いを探る．
  2.　行動の影響に関する質問

　　ある家族員の行動がほかの人にどのような影響を及ぼしているかを探る.
　3. 仮説的・未来志向的質問
　　　家族の選択肢や代替となる行動, 将来的な意味を探る.

　　これらの質問には**円環的質問**と呼ばれる問いかけを活用する[17]. 円環的質問とは, ある家族員に生じている問題からほかの家族員への影響を探求するような質問のことである. たとえば,「奥様が抗がん薬治療をやめたいと言ったとき, ご主人はどのように思いましたか」や,「誰が一番お子さんの不登校を心配していますか」といった質問である. 円環的質問は, 問題についてのその人物にとっての解釈を掘り下げる問いかけであり, 家族員が今まで気がつかなかったことに新たに気づく契機となる. その結果, 家族員間の悪循環や膠着したコミュニケーションの循環状態などの円環的な因果関係を家族員に意識させることができる.

　　これらの一連の面接・対話を通して, 家族は自分たちに起きている問題を新たな視点で見つめなおし, 新たな解決策を見出すことができる.

3 ● イルネスビリーフモデル（IBM）[14]

　　ある家族員が障害を抱えている際に, 家族全体に悪影響を与える場合がある. この悪影響の原因は, 障害そのものよりも, 障害をもつ家族員の**ビリーフ（信念）**やほかの家族員のビリーフによることがあるだろう. また, 家族を援助する看護者の行動も自身のビリーフに影響を受けることもあるだろう. IBMは, こうした患者や家族, 看護者がもつビリーフに変化を促し, 病気や障害の苦悩を癒しに変えていくための介入モデルである.

　　ライトらはビリーフを「ある1つの現実における『真理（truth）』であり, 生物・心理社会・スピリチュアルからなる私たちの構造や機能に影響する」と定義している. つまり, ビリーフは「唯一の真実」ではなく, 患者, 家族, 看護者それぞれがもつ「ものの考え方」であり「主観的な思い」である. IBMの考え方は, 患者や家族の苦悩の原因は, 疾患や障害といった問題そのものではなく, その問題に対するビリーフであるというものである.

表Ⅱ-3-4　家族機能の認知・感情・行動領域の変化を促す円環的質問の例

	認　知	感　情	行　動
①違いを際立てる質問	息子さんのHIV感染症のことでもっともよかったアドバイスは何ですか.	HIVがどのように感染するか家族のだれが心配していますか.	息子さんに時間通りに薬を飲ませることができるのは家族のどなたでしょうか.
②行動の影響に関する質問	ご主人が入院中の息子さんに面会しないことをどのように思っていますか.	息子さんが治療後に泣いている姿を見て, あなたはどのように感じましたか.	ご主人が入院中の息子さんに面会しない場合, あなたはどうしますか.
③仮説的・未来志向的質問	もしあなたが, おばあさまを施設へ入所させようと決心するとしたら, 他にどなたに相談しますか.	もしおばあさまの治療がうまくいかなかったら, だれが一番心配するでしょうか.	もしおばあさまがもう少し入院しているようでしたら, おばあさまはご自分でどんな身の回りのことをできるようになると思いますか

[Wright LM：Nurse and Families：A Guide to Family Assessment and Intervention 7th ed. 2019, p.146-147 を参考に作成]

　　ビリーフには，苦悩を深めるような「苦しめるビリーフ（constraining beliefs）」と苦悩の解決につながる「楽にさせるビリーフ（facilitating beliefs）」がある．たとえば，先天性の障害をもって生まれた子の父が「この子に障害があるのは妻のせいだ」と思うのは，父親自身の苦悩を深め，子の発育や家族関係にも悪影響を与える「苦しめるビリーフ」といえる．一方で，父親が「障害があっても，私たちのかけがえのない子だ」と思うのは，家族関係の絆を強める「楽にさせるビリーフ」である．

　　看護者は家族と「施術的な会話（therapeutic conversation）」を通して，「苦しめるビリーフ」を変化させ，「楽にさせるビリーフ」を強化することで，病を経験する家族が癒えることを支援する．家族を支援する「施術的な会話」には，患者のビリーフ，家族のビリーフ，看護者のビリーフの少なくとも3種類のビリーフが影響しあう．とくに看護者が自身のビリーフをいかに理解するかが，家族を支援できるかどうかの鍵になる．

　　面接や会話によって病の苦悩を和らげる介入は，以下の過程で構成されるが，直線的に進むのではなく，各過程を行ったり来たりする．

a. ビリーフを変化させる状況をつくりだす

　　この段階は，IBMの基盤となる過程である．看護者は家族の苦悩やビリーフを理解するために協力関係を作り出し，現在直面している問題を明確にする．

b. 病に関するビリーフを識別する

　　この段階では，家族員のビリーフを明確にしていく．家族員が抱く病に関するビリーフには，病の苦悩，診断，病気の原因，治療，病気の管理，予後など多くのビリーフがある．家族がどのように病を経験しているのかを深く理解するために，家族のストーリーの中に織り込まれ，その下地になっているこれらのビリーフを1つひとつ探求する必要がある．

c. 苦しめるビリーフに挑む

　　膠着状態にある家族に遭遇しても，何がその家族に苦悩をもたらしているかはすぐにはわからない．家族がどのようなビリーフに苦悩しているかを明らかにするために，内省を促す介入的な問いを尋ねる，代替となるビリーフを提案する，誠意をもって称賛するといった介入を行い，膠着状態にあるビリーフを変化させる．

d. 楽にさせるビリーフを強化する

　　看護者の介入によって，苦しめるビリーフを楽にさせるビリーフに変化させた後に，家族がこのビリーフをもち続けられるようにする必要がある．そのため，家族がこのビリーフの変化に気づき，変化による影響を探り，変化についての説明を促し，新しいビリーフを強化する．

E. 渡辺式家族アセスメント/支援モデル

　　渡辺式家族アセスメント/支援モデルは，渡辺らが，看護者を対象としたコンサルテーション活動に長年取り組んでいる中で開発した家族看護モデルである．看護者が，患者や家族員とのかかわりに困った場面や時期に起こっていた全容を明らかにし，援助の方策を導き出すための看護者の思考過程をモデル化している[18]．このモデルは，家族ストレス対処理論，家族システム理論，家族発達理論を理論的基盤としており，とくに2重ABC-X

モデルを最も基本的な枠組みとしている[19].

1● 渡辺式家族アセスメント/支援モデルの特徴 [18)

a. 援助に行き詰まりを感じた場面や時期を特定した分析ツール

　このモデルは，看護者がかかわりに困難を感じている事例を分析するためのツールであり，分析の焦点は，看護者が感じている患者や家族とのかかわりにくい関係性に焦点が当てられる．同じ患者・家族員でも，場面や時期によって関係性は変化し，援助の方法も変わってくる．看護者が困難を感じている場面や時期を特定することで，その時に看護者が抱えている困難を解決・軽減するための方法を見出すのに有効である．

　このモデルでは，問題解決志向アプローチの手法を用いている．問題解決志向アプローチとは，問題が生じた場面で「誰が原因なのか」「何が悪いか」というような原因探しをせず，その場面では何がどう起こっているのかをとらえ，早い段階で「どうすれば良いか」「どのようにしたいと思っているのか」という問題の解決に焦点を絞っていく方法である．援助関係でのかかわりの難しさの場面の分析や解決に威力を発揮する現場志向のモデルといえる．

b. 看護者自身も分析対象

　看護者が患者や家族をアセスメントする場合，その対象となるのは，援助を受ける個々の患者や家族員であり，その関係性である．しかし，看護者が困難を感じる現象は，患者や家族員のみに原因があるのではなく，看護者との関係性の中で問題が生じることが多い．そのため患者・家族員と共に看護者も，困難さや複雑さの場面を構成する当事者として，分析対象とする．家族の言動は看護者の影響を受けての反応であるととらえ，看護者側の変化も促していく[20).

c. 個々の理解から関係性への視点を広げるツール

　このモデルは，ほかのアセスメントモデルのように，家族の機能や構造，発達を網羅的に評価するのではなく，困難な場面や時期にかかわっている患者や家族員，看護者の関係性に着目する．まず患者，個々の家族員，看護者といった個々を理解したうえで，次に二者関係を明らかにし，さらに全体の関係性を浮き彫りにするという段階を経ていく．決して特定の個人のみを対象にアセスメントするのではなく，看護者を含めた複数の相互関係から分析を進める．

2● 渡辺式家族アセスメント/支援モデルの段階 [18,21)

　渡辺式家族アセスメント/支援モデルでは，下記a～e項で示すような5つの段階に沿ってアセスメントを進め，援助方法を導き出していく．第1段階から第4段階が生じている問題の全体像を把握するためのアセスメントの過程であり，第5段階が具体的な援助方法を見出す段階となる．

a. 第1段階：検討場面の明確化

　このモデルの最初の段階は，検討する場面と分析対象を決定する．その際，看護者はどの場面・時期に，患者や家族員のうちの誰とのかかわりに困り，関係性に問題を感じているのかを明確にする．

b. 第2段階：患者・家族員・看護者のストーリーの検討

　この段階は関係者個々のアセスメントになる．分析対象が決定したら，対象とする患者・家族員と看護者の困りごと，それに対する対処，その背景を検討する．患者・家族員や看護者の立場に立って，そうせざるを得なかった各人の個別のストーリーを考える．

c. 第3段階：患者・家族員・看護者の関係性の検討

　この段階は事象全体のアセスメントを行う過程となる．分析対象である患者と家族員，看護者それぞれの2者間の関係性をアセスメントする．誰と誰の間で悪循環な関係があるのかを検討することで，どこに改善が必要なのかが浮かび上がってくる．

d. 第4段階：パワーバランスと心理的距離の検討

　患者や家族員，看護者間で生じる悪循環な関係性を改善するために，互いに尊重しあって共通の課題達成を目指していく本来のパートナーシップを基本とし，そこからどのように逸脱しているかをパワーバランスと心理的距離の両者から検討する．**パワー**とは，個人が相手にかかわろうとする情緒的なエネルギーで，関心や期待，敵意など好意的なものもそうではないものも含まれる．2者間のパワーが大きく異なる場合には，支配関係になり，課題の解決になりにくい．また，2者間で両者のパワーが弱い場合は無関心になり，この場合も課題解決にいたりにくい．

　さらに，両者の心理的距離も検討する．心理的距離が適切な場合には，課題解決のための適切なパートナーシップを築ける．しかし，距離が近すぎる場合にはストレスや圧迫感を与え，遠すぎる場合には関係性そのものが成立しにくくなる．心理的距離は，遠ざかったり，近づいたりするので，位置だけでなく動きも検討する．たとえば，ある家族員が看護者に怒鳴ったり怒ったりし，それに対し看護者が萎縮しているようなケースでは，この家族員のパワーが強く，看護者のパワーが低く表される．また，心理的距離については，家族員は看護者に近づこうとし，看護者が遠ざかろうとしていると判断できる．

e. 第5段階：支援方法の検討

　これまでの分析をもとに，具体的援助方策を検討する段階である．援助の方向性としては，①パワーバランスや心理的距離の乱れを是正する，②進むべき課題を共有して，今後の方向性を話し合うことになる．パワーバランスが不均衡である場合には，一方のパワーを下げたり，他方のパワーを上げたりする援助を検討する．たとえば，家族員が看護者に一方的に怒っているようなケースでは，看護者のパワーを上げるために，かかわるうえでの困難感をスタッフ間で共有する，多職種チームで家族に対応するなどの対策に加え，家族員のパワーを下げるために，家族の感情を肯定する，家族の真のニーズを共有し対応方法を話し合うなどの対策があげられる．また，患者・家族員・看護者のストーリー（第2段階）や関係性（第3段階）に立ち戻り，どの背景がどう変化すれば対処が変わるのかという視点で，変化可能な背景に焦点を当てアプローチの方法を検討する．変化を引き起こすにあたっては，相手を変えることよりも，常に看護者が先に変化し，その影響によって相手の変化を引き起こすことを原則とする．

3●「渡辺式」家族看護見える化シート

　本モデルでは，前述した5つの段階の思考過程を記録できる「渡辺式」家族看護見える

表Ⅱ-3-5　援助者*と家族の関係性のパターン

パターン1：援助者，家族ともにパワーが低い
①見えない壁に阻まれ型
②途方に暮れた立ち尽くし型
パターン2：援助者，家族ともにパワーが高い
③両者譲らずがっぷり四つ型（家族先手編）
④両者譲らずがっぷり四つ型（援助者先手編）
パターン3：援助者のパワーが高く，家族は低い
⑤糠に釘型
⑥追えどもかわされ不発型
⑦自己満足支配型
パターン4：援助者のパワーは低く，家族は高い
⑧耐え忍び型
⑨逃げども追われる型
⑩召使い型

*援助者：本書における「看護者」に該当する.
[渡辺裕子，柳原清子：生活習慣病患者の家族と看護師の関係性パターン—援助に行き詰まった事例の分析から. 家族看護 16：6-14，2010 より引用]

化シートを開発している[22]. これらのシートを用いることで，情報収集，アセスメント，計画，実施という看護過程を記録できる. また，かかわっている者の間で，思考過程を共有することができるので，事例検討やカンファレンスに活用されている.

4 ● 看護者と家族の関係性のパターン

このモデルに基づき，かかわりの難しい場面での家族員と看護者との関係性が類型化されている（表Ⅱ-3-5）. 家族員と看護者とのパワーバランスと両者の心理的距離・エネルギーの向きに着目したタイプにより10種類に分かれる. さらにパターン別援助方策も開発されており，援助の方向性の考え方として活用できる[20].

学習課題

1．各々のアセスメントモデルの強みと限界を考えてみよう
2．各々のアセスメントモデルの特徴を述べ，活用に必要な知識と技術について考えよう
3．海外で開発され各々のモデルを日本人の家族あるいは日本に住む家族のアセスメントに活用するとき，修正が必要な項目はなにか考えてみよう
4．これまで出会った健康問題をもつ家族に対して，本節で紹介したアセスメントモデルを活用してみよう

■引用文献■

1）　Friedman MM, Bowden VR, Jones EG：Family Nursing：Research, Theory, and Practice, 5th ed, p.3-26, Prentice Hall, 2003
2）　前掲1），p.61-87
3）　前掲1），p.173-211
4）　前掲1），p.583-591

5) Berkey KM, Hanson SMH：Pocket Guide to Family Assessment and Intervention, Mosby-Year Book, 1991

6) Kaakinen JR, Coehlo DP, Steele R et al：Family Health Care Nursing. Theory, Practice and Research, 6th ed, p.27-51, F. A. Davis, 2018

7) Kaakinen JR, Coehlo DP, Steele R et al：Family Health Care Nursing. Theory, Practice and Research, 5th ed, p.583-601, F. A. Davis, 2014

8) Pender NJ, Murdaugh CL, Parsons MA：Health Promotion in Nursing Practice, 6th ed, p.1-11, Prentice Hall, 2011

9) Loveland-Cherry CJ, Bomar PJ：Family health promotion and health protection. Promoting Health in Families：Appling Family Research and Theory to Nursing Practice, 3rd ed（Bomar PJ ed），p.61-89, Elsevier Health Sciences, 2004

10) 前掲8），p.35-66

11) 前掲8），p.109-112

12) Bell JM. The Family Nursing Unit, University of Calgary Reflections on 25 Years of Clinical Scholarship（1982-2007）and Closure Announcement, Journal of Family Nursing **14**（3），275-288, 2008.

13) Wright LM, Leahey M. Nurses and Families：A Guide to Family Assessment and Intervention. 7th edition. F. A. Davis, Philadelphia. 2019.

14) ライト LM，ベル JM：病の苦悩を和らげる家族システム看護（小林奈美監訳），日本看護協会出版会，2011.

15) 前掲13）p.51-138

16) 前掲13）p.139-166

17) 小林奈美：グループワークで学ぶ家族看護論，第2版．p.45-88，医歯薬出版，2011.

18) 鈴木和子，渡辺裕子，佐藤律子：渡辺式家族アセスメント/支援モデルの概要．家族看護学 理論と実践，第5版，p.98-107，日本看護協会出版会，2019

19) 渡辺裕子：渡辺式家族アセスメントモデルとは．渡辺式家族アセスメントモデルで事例を解く，p.1-13，医学書院，2011

20) 柳原清子，渡辺裕子：第1章，渡辺式家族アセスメント/支援モデルとは何か．渡辺式家族アセスメント/支援モデルによる困った場面課題解決シート，p.1-17，医学書院，2012

21) 柳原清子：渡辺式家族アセスメント/支援モデルで分析する．保健の科学 **54**（8）：543-548，2012

22)「渡辺式」家族看護研究会：「渡辺式」とは，看護において直面する患者とその家族に生じている問題を，構造化して理解するためのアセスメントモデル〔http://watanabeshiki.net/about〕（最終確認：2022年1月14日）

家族看護過程：家族の健康を引き出す看護過程

1. 個人への看護過程と異なる家族看護過程ならではの特徴を理解できる
2. 家族像の形成，家族アセスメント，目標とする健康な家族像について，臨床場面から，家族看護過程がどのように展開するのか理解できる

はじめに

　家族を支援の対象とする専門職種は少なくない．いずれも，その専門職が有する技術を
用いて，システムとしての家族に働きかけ，家族自身がもっている strength（ストレング
ス・強み）により，さまざまな課題を乗り越えることができるように支援している．家族
看護過程も同様である．しかし目的のある家族面談の中だけで，展開されるわけではない．
ベッドサイドでの家族への挨拶，電話のやりとり，患者/療養者への日常生活援助を家族と
共に行う場での雑談など，日々の実践に細やかに織り込んでいく技術こそが，看護者によ
る家族臨床の特徴と言える．とは言え，基本とする系統的な思考過程がその背景にある．
第Ⅲ章では，家族の健康を引き出す看護過程について，その特徴およびどのように展開す
るのか，まず基本を学ぼう．

1 家族看護過程とは

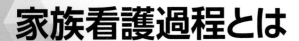

この節で学ぶこと

1. 家族看護過程の特徴を理解する

A. 家族看護過程の特徴

看護過程とは，看護者が対象者に看護を提供するための系統的な思考過程である．アセスメント・計画立案・実施・評価の4段階を基本的な構成要素とし，1960年代に提唱された（**図Ⅲ-1-1**，中央）．1970年代以降，看護過程は，いくつかの過程を経て進化している．アセスメントの段階で，系統的な情報収集を行うことを重視すること，看護診断によりアセスメントから得られた看護問題を特定すること，また，計画立案の段階では，期待される看護成果を明確化して目標を設定するなどである（**図Ⅲ-1-1**，右）[1,2]．

家族看護過程は，家族を看護の対象として展開される看護過程の1つである[3]．家族を対象とした看護も，健康の保持増進・回復・日常生活上の苦痛緩和および自立を支援するといった，日々看護者が患者個人に行っている実践と大きく異なるわけではない．それと同時に，以下のような特徴も有する（**図Ⅲ-1-1**，左）．

第1に，常にすべての患者の家族に対して，これから述べるような看護過程の展開が必要というよりも，その必要性の見極めが重要である．そして，家族看護過程の思考が始まってからも，看護者は常時，患者個人への看護過程は同時に展開しているので，意識して家族を焦点化する**家族中心的思考**の訓練が必要となる．

第2に，複数の人々，すなわち患者を含む家族全体を視野に入れて展開する点である．在院日数の短縮や，在宅においても家族形態の単身化・同居家族の就業率の増加など，看護者にとっては家族に会って時間をかけてかかわることさえむずかしい現状で，患者を含む家族全体を視野にいれ対応することは容易ではない．患者・家族と対話をしながら，繰り返す答えのない**家族像の形成**を看護過程の中で展開することも熟練を要する．

第3に，家族の誰に，いつ，何を実践し，どこまでの成果を生むことが家族看護なのか，個人への看護と比較すると明確ではない．家族看護過程における目標設定には，2つの特徴がある．ある健康課題に取り組む家族のこれまでの歴史とこれからのライフサイクルを見据えた**長期目標**という横断的な視点と，個々の家族員・サブシステム・家族とソーシャルネットワークとのつながりといった実施可能な**短期目標**という縦断的な視点である．実際の臨床での家族看護過程では，これらが複雑に絡み合っているので，図式化（p.102，**図Ⅲ-2-1**／p.104，**図Ⅲ-2-2**参照）することが思考を整理する助けとなる．

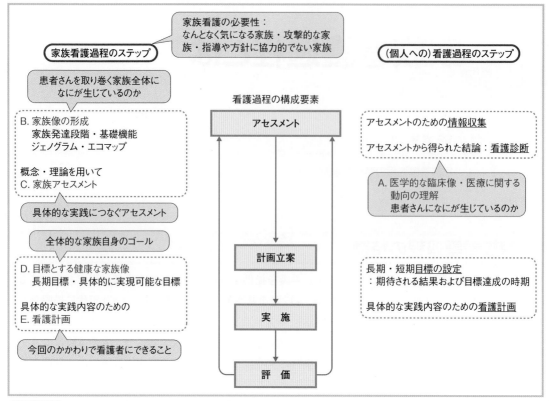

図Ⅲ-1-1　家族看護過程と個人への看護過程のステップ

特徴❶ : 家族中心的思考

　看護者は，通常，医療の受給者である個人のための目的遂行・問題解決のための看護過程を展開している，**患者中心的思考である**[4]．患者への看護過程の途上で，家族看護は，さまざまな形で必要となる．高齢者が退院に向けて在宅での療養生活に誰かの支援が必要なとき，働き盛りの既婚患者の治療が奏功せず方針を考えなければならないとき，子どもが一生涯医療的ケアを必要とする慢性疾患に罹患したときなどである．このような場合，看護者は，ともすれば患者の背景として家族はどのように役立ってくれるのかというまなざしで接することが多い（「第Ⅰ章-3-B-3-a」参照）．そして，たとえば，高齢者の退院に異を唱える子ども，患者本人には真実を告知してほしくないと訴える配偶者，何度指導しても子どもに必要な医療的ケアを適切に実施しない母親に出会うと苦悩する．家族中心的思考とは，こういった家族自身の立場に立って事象をとらえることをいう．医療の受給者のことを常に考えている看護者にとってはパラダイムシフトである．この家族は，なぜこのような言動になるのか，家族看護過程とは，**家族中心的思考に発想を転換してから始める**ことが基本である．

特徴❷ ┊ 家族像の形成

　臨床場面での看護者の思考過程は，実際には**図Ⅲ-1-1**中央のサイクルを目まぐるしく繰り返している．情報収集しながら家族像を形成し，目標を設定，具体的に実践する内容を考え，提供する．患者・家族への実践は，瞬時にさまざまな反応としてフィードバックされることも多いので，評価しつつ，家族像の理解を深めて再アセスメントし，提供する実践内容を再考する．

　家族中心的思考と家族像の形成について，場面15で考えてみよう．

場面⑮ 家族アセスメントと対象家族へのアプローチ（糖尿病相談外来）

　糖尿病相談外来の共通する目標は，「ストレスなくコントロールできていること」です．しかし，患者さんの妻が，夫を大事に思うあまりに，過酷な食事コントロールをしたり，なかでも制限するに越したことはないという間違った理解だと，いっそうむずかしいです．患者さんは，わかっていてもついつい食べてしまうことを家庭で指摘されるほど不愉快なことはなく，「うるさい」と突っぱねてしまう．そうすると，ますます妻は，コントロールを強化して悪循環を招くことになります．そこで，まず面談では，「こんなに心配してくださる家族がいて幸せですね」と切り出し，一方で，妻の接し方について問いかけます．「わかっていることを言われるのはつらい」という思いを意外と家庭では直接伝えていることは少なく，そこを妻に面談中にわかってもらうこと，そして，コントロールがよいときには，家族みんなで「パパ，すごい」と前向きなコミュニケーションになるように促します．また，妻の接し方を否定されたと解釈されないように，妻自身の思いをうかがうことも大事です．

　一般に，糖尿病患者への看護では，「HbA1cの値をストレスなく維持していること」が看護過程の目標である．場面15の場合，妻は患者の日常生活を支援する資源あるいは背景としてとらえられ，栄養指導などが計画立案されるだろう（p.35，**図Ⅰ-3-3**「a. 患者の背景としての家族」参照）．この看護者は，妻の側にも立ち，「配偶者の立場として療養生活を支える不安」のアセスメントも重要だと考えている．これは，患者のために配偶者を理解するのではなく，配偶者そのものを理解する（p.35，**図Ⅰ-3-3**，「b. 患者としての家族②：個人レベルの理解」参照），家族中心的なアプローチの1つである．

　さて，患者と家族双方にとっては，「患者と家族が，ストレスなく糖尿病をコントロールできている日常生活であること」が，長期的な目標である．この看護者が，外来でかかわるのは，患者と配偶者なので，主に夫婦の「前向きな家族内コミュニケーション」を家族アセスメントの1つの手がかりとしている．これは，サブシステムの対人関係レベルでのアプローチであり（p.35，**図Ⅰ-3-3**，「b. 患者としての家族④：対人レベルの理解」参照），夫婦に対して，具体的に機能的なコミュニケーションとそうでないものを提示している．

　場面15では，糖尿病患者中心の看護，療養生活を支援している家族員中心の看護，さらに，1つの家族単位への看護をわずか30分程度の相談時間のなかででも織り込んでいる．仮に，「配偶者の療養生活を支える不安」が深刻であるとアセスメントしたときには，妻に

より時間をかけるだろう．このように一言に「家族」といっても，複数の人々を視野にいれて展開するので，今，家族の誰に，どのような目標で，何を働きかけているのか意識しなければ，専門職としての思考過程と実践を可視化できない．

特徴❸ ：長期目標と短期目標

　看護計画は，健康問題（課題）が解決したときの状態を示す**長期目標**と関連づけた実践で具体的な指針となる**短期目標**を念頭において立案する．そして，立案される計画は，その時点での看護者，および患者と家族に実現可能なものでなければならない．

場面⓰ 長期目標と短期目標（救命救急センター）

　心肺停止状態で搬送されてきた患者さんの場合，30分以内に蘇生できるかどうかが問題になります．その間に，私たちが擁護者になり，現実を認識してもらうように段階を追って家族にかかわりたいと思っています．まず，全力で最善を尽くしていることを宣言すること，数分経過したときには，「最善を尽くしていても蘇生しない」という途中経過を伝え，予期的悲嘆を促すこと，最後の数分では，家族のトラウマにならない範囲において，蘇生の場に立ち会ってもらうことも段階として考えられる場合もあるでしょう．

　医師から死亡宣告がなされたあと，私たちとしては，亡くなった遺体に家族が近づくことができること，触れること，涙を流して，死を現実のものとして認識できるようにすることを支援します．また，東京23区の監察医制度では，外因死のすべてと，病死ではあるが死因が確定していない事例はすべて警察に届けられ検視を受けるため，できるかぎり悲嘆作業が遮断されないようにその調整に努めます．

　搬送されてきてから，蘇生，死亡宣告，霊安室でお別れするまでは短いかかわりであり，その後，私たちは家族に会うことはありません．私たちの力の及ばないハード面の課題をいえば切りがありません．この段階の看護の目標は，悲嘆作業の第一歩を踏み出せるように家族の擁護者になることだと思います．

　一般的に，家族員の喪失に対する看護の長期目標は，「家族が，① 喪失の事実を受容する，② 悲嘆の苦痛を乗り越える，③ 故人のいない環境に適応する，④ 故人を情緒的に再配置し，生活を続ける，という課題を完了すること」である[5]．しかし，救命救急センターの看護者は，家族員の突然の死への悲嘆作業の全過程にかかわるわけではない．場面16の看護者は，自分たちの実践で具体的な指針となる短期目標を「悲嘆作業の第一歩を踏み出せるように家族の擁護者になること」と考えている．それに則った看護活動の詳細について，家族に最善を尽くすと伝えると同時に，蘇生中から厳しい情報を提供すること，遺体に触れ，死を現実のものとして認識することなどを挙げている．

　家族員との死別は誰にでも訪れるものであり，そのものを看護者が変えることはできない．残された遺族が死別に伴う出来事を思い出したくないもの，としてではなく，それが数時間のかかわりであっても，一家にとって意味のあるものとするための看護者による実践を述べている．

B. 家族看護過程の構成要素

構成要素① 家族アセスメント

　アセスメントとは，看護の対象者についての情報を分析・統合することである．看護過程の最初の段階であると同時に，全過程において継続的に行われる．患者のために効果的な看護過程が展開されている実践では，多くの実証的な根拠や理論的裏づけに基づいたアセスメントを繰り返し，順序性を伴う思考・判断過程が展開されている．

　家族看護過程におけるアセスメントでは，どんな家族なのか，何が生じて，どのような課題を抱えているのか，**家族像の形成**をしつつ，看護者に支援できることは何か，情報を収集・分析し，実践の見立てをする．このような**家族アセスメント**の指針には，これまで解説してきた家族発達理論，家族システム理論，家族ストレス対処理論，家族構造-機能理論など，古典的な家族理論，あるいは，第Ⅱ章で解説した看護者により開発されたアセスメントモデルもある．

構成要素② 計画立案

　計画立案とは，看護診断と一貫性のある目標を設定し，期待される結果が得られるように看護者が実践する具体的な活動方法を計画し，記載するものである．観察・測定が可能な1週間未満の看護活動により達成できる現実的，かつ，どの看護者が提供しても一定の方向性をもつような短期目標の設定は重要である[6]．

　家族看護過程では，健康問題（課題）が解決した状態，すなわち**目標とする健康な家族像**は，家族周期やシステムとしての家族の安定と変化を視野にいれて考える．一方，**看護計画**は，アセスメントに基づいて，具体的に実現可能な目標を家族員・サブシステム・家族全体に設定する方針と家族看護実践の展開も重要である．今回の入院において，1週間後，あるいは今，家族にできることを考え，より具体的な計画を立案しなければならない．

構成要素③ 評　価

　評価は，看護者が自ら行った援助が有効であったか否かを評価したうえで，家族に生じた変化を評価の指標とする．**表Ⅲ-1-1**は，家族看護における評価のポイントをまとめたものである[7]．病院・診療所・在宅・地域社会・調整のいずれの場における家族看護実践であっても，患者個人の健康上の問題（課題）を解決するよりも，家族という複数の人間集団の健康を引き出す看護実践には時間を要する．そのため，家族の健康問題（課題）は，早急に解決することばかりではなく，看護者は，患者・家族との関係性を構築しながら，段階を踏んで，健康な家族像の達成に向けて一歩一歩導いていくものである．

表Ⅲ-1-1　家族看護過程における評価のポイント

家族の対応状況の変化

1. 個々の家族員の変化：
   患者・家族員の ① セルフケア，② 問題に対する認識，③ 情緒の安定性，④ 対処に対する意欲
2. 家族の関係性における変化：
   ① コミュニケーション，② 相互理解，③ 役割分担，④ 情緒的関係性，⑤ 意思決定
3. 家族単位の社会性の変化：
   ① 生活上の調整，② 社会資源の活用，③ 生活環境の調整

家族の適応状態における変化

① 患者・家族員の心身の健康状態，② 患者・家族員の日常生活の質，③ 家族員間の人間関係の質

［渡辺裕子，鈴木和子：家族看護過程. 家族看護学—理論と実践，第5版，p.127-128，日本看護協会出版会，2019 より許諾を得て改変し転載］

学習課題

1. 個人への看護過程と家族看護過程の違い（図Ⅲ-1-1）を，グループで話し合い理解を深めよう

引用文献

1) 岩井邦子，伊奈侊子，木下幸代ほか（訳）：看護過程—ナーシング・プロセス・アセスメント・計画立案・実施・評価，第2版，医学書院，1986
2) ヒッキー PW：看護過程ハンドブック，増補版（兼松百合子・数間恵子訳），p.2-4，医学書院，1999
3) Friedman MM, Bowden VR, Jones EG：Family Nursing：Research, Theory, and Practice, 5th ed, p.174, Prentice Hall, 2003
4) 前掲3），p.36-37
5) ウォールデン JW：グリーフカウンセリング—悲しみを癒すためのハンドブック（大学専任カウンセラー会監訳），p.12-13，川島書店，1993
6) 城主弘美，習田明裕：看護計画. 実践看護技術学学習支援テキスト—基礎看護学（川島みどり監），p.60-65，日本看護協会出版会，2003
7) 渡辺裕子，鈴木和子：家族看護過程. 家族看護学—理論と実践，第5版，p.127-128，日本看護協会出版会，2019

家族看護過程の展開

この節で学ぶこと

1. 家族像の形成，家族アセスメント，目標とする健康な家族象について，理解する
2. 臨床場面から，家族看護過程がどのように展開するのか理解する
3. 家族看護過程の随所にあるシステムとしての家族への実践を理解する

家族看護過程の展開（p.96，**図Ⅲ-1-1** 参照）について，次のLさんの場面で実際に考えてみよう．

場面 ⑰ 情報を共有できていない家族

　Lさん，60代，男性．転移性肝腫瘍，化学療法を繰り返していたが，浮腫・疼痛が悪化し入院しました．入院して数日経過した日，妻にだけ治療が奏功せず数ヵ月と余命宣告がなされました．症状が緩和すれば，今後の過ごし方について話し合う時期なのに妻は受けもち看護師に，「夫には病状を一切話してほしくない」と涙を浮かべて言います．「子どもさんは，お父さんのご入院のことをどのように感じていると思いますか」と聞いたところ，「夫は今までも子どもの前では病気の話を嫌う．娘は育児，息子は仕事が忙しく話せていない」と言います．まず，妻と信頼関係を形成すること，この家族全体のことを情報収集するとともに，妻がこれからのことを考えられ，そのうえで今，何をすべきか納得して行動できるように，Lさんだけでなく妻への看護過程の展開の必要性を感じました．

A. 第1段階：入院してから数日間

1 ● 家族像の形成

　家族像を形成する最初の段階では，家族周期のどの段階にいるのか（**発達段階**），また，どのような住居に住み，暮らし向きはどうなのかといった基礎的な機能（**基礎機能**），家族の構成員と関係性（**ジェノグラム**）や外部とのつながり（**エコマップ**）を有する家族なのか，といった基本事項の把握を行う．

　図Ⅲ-2-1 のように，L家族を理解する手がかりを得ることができる．たとえば，受けもち看護師が家族看護の必要性を見極めたのは，一般に終末期患者の療養場所等，過ごし方の意思決定では，「患者本人が家族全員と話し合い，悔いなく決めること」が目標であるのに，病状についてLさんや子どもたちが同じ情報をもてないからである．

　しかし，家族発達段階から考えるとL家族は分離期にあり，長女は自らの家族の養育期

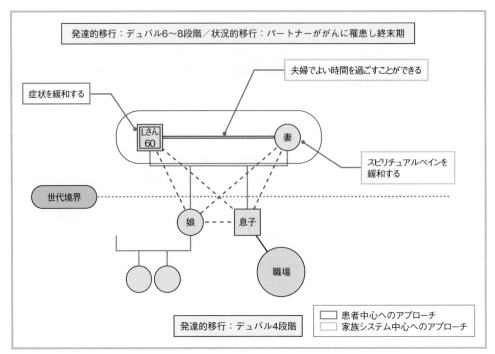

図Ⅲ-2-1　L家族の全体像と具体的な看護方針（入院してから数日間）

である（「第Ⅰ章-1-B」参照）．したがって，世代境界が明瞭にあり機能していることは，平時であればむしろ望ましい発達的移行（「第Ⅰ章-1-D」参照）を遂げているといえる．Lさんが終末期であるという状況的移行に，家族が対処できるように看護者が支援する必要性が考えられる．

2●家族アセスメント

　家族アセスメントとは，患者・家族の置かれた状況の理解に適切な**概念・理論**を用いて，今生じている課題の看護の方向性を見出す思考過程である．たとえば，2重 ABC-X モデル（「第Ⅱ章-1-A-1」参照）を指針とする．この家族は，これまで L さんが，がんの闘病生活という**ストレス源**に対して，入院治療し医療者と妻が支援（**既存資源**）を続けてきた．しかし，病状の悪化や真実を夫婦で共有できない葛藤という新たな**ストレス源**が累積し，このままでは不適応状態になるところを看護者が察知した．今後考えられる**新規の資源**とは何だろうか．看護者が考えたのは，夫婦を成人した子どもが支える，すなわち 4 人家族の内部資源の凝集性である．

　しかしこの段階で，看護者が直接かかわれるのは，配偶者，1 家族員だけである．そこで場面 17 のような対話（**円環的質問法**．p.37 参照）を用いて，配偶者から家族内の情報を収集し，家族像の理解を深めつつ，配偶者自身に家族内を見渡し，最善の選択をできるような支援を試みている．看護者は，配偶者そのものを支援する（p.35，**図Ⅰ-3-3**，「b．患者としての家族②：個人レベルの理解」参照），家族中心的なアプローチの 1 つを主軸においている．しかし，そこに留まらず，親子サブシステム・夫婦サブシステムの対人関係レ

ベルでのアプローチ（p.35，**図Ⅰ-3-3**，「b．患者としての家族④：対人レベルの理解」参照）について，配偶者自身が看護者とともに理解できるように対話を進めている．

3● 目標とする健康な家族像

a．長期目標

家族看護過程における長期目標とは，次の家族周期の家族像を考える，あるいは，今回の健康課題に関連してどのように安定期を迎えてほしいのか考え，設定する．この場合，L家族は完結期に向かっている．長期目標は，今回の入院により症状緩和がなされ，患者を中心に家族4人がこれからの時間をどのように過ごすのか話し合い，悔いなく決めることである．

b．具体的に実現可能な目標

短期目標とは，家族看護過程の場合，家族員あるいはサブシステム，家族全体に具体的に実現可能な目標を立てることである．この段階では，看護者がかかわることができる患者本人・妻・夫婦サブシステムについて考えてみよう．

1. Lさんの症状をコントロールする（患者）
2. 妻が，看護者に，夫を喪うかもしれないスピリチュアルペインを表出し，今の状況の自分にとってよき支援者を家族内で見つけることができる（1家族員）
3. 夫婦がよい時間を過ごすことができる（夫婦サブシステム）

c．具体的な家族看護実践

1家族員（配偶者）を患者の資源としてだけでなく，その家族員自身を看護の対象とした実践内容としては，看護者が，配偶者を失うスピリチュアルペインの緩和のために妻に時間を設けて傾聴し，支援者として信頼関係を形成する等が考えられる．

夫婦サブシステムに対しては，たとえば看護者が，妻が面会に来ているときに痛みを伴うケアは避け，穏やかに対話ができる時間となるようペインコントロールし，夫婦のよい時間を過ごせるように計画する．

d．評　価

この段階は，まず看護者が妻と信頼関係を形成したうえで，妻自身が，現状に直面化し，成人した子どもは今の状況の支援者であり協働者となれると考えられる準備の段階である．長期目標のために，これまでの妻への看護過程は一定の評価はできるものの，次の段階に進むためには親子サブシステムについて追加情報が必要であると考えられる．

B．第2段階：入院してから2週間

場面⑱ 凝集性のアセスメント・提案

場面17の受けもち看護師は，Lさんと子どもについて話してみることにしました．「子どもたちはよく育った．娘は，家内と気が合うよ」ととても優しい表情で語るLさ

ん．Lさんのまなざしから見た親子関係として得たこの情報を妻にも伝え，主治医から子どもたちも交えて病状説明を受けてもらうように提案し，妻も納得しました．

　インフォームドコンセント当日，子どもたちは，驚き涙ぐむも，医師に質問をしながら説明を受けました．その後，長男は落ち着いた表情で，受けもち看護師に「親父は自分のからだのことはわかっているんじゃないかな……母はつらいかもしれないが，今後のことを話し合います」と話しました．

1● 家族アセスメント

　夫婦を成人した子どもが支える，すなわち4人家族の内部資源の凝集性を高める（**新規資源**）ために，妻からだけではなく，Lさん自身からも親子サブシステムの情報収集を行った．Lさん自身から，子どもたちの印象・親子関係を語ってもらい，その結果，看護者は，状況を共有できれば健康に機能できる親子であるとアセスメントした．看護者との信頼関係も構築され，妻もある程度現状を受け止める準備状態も整ったと考えられ，なによりLさんが病状的にこれからの過ごし方を考えるタイムリミットでもあると判断した．

2● 目標とする健康な家族像

a. 具体的に実現可能な目標（図Ⅲ-2-2）

1. 子どもたちが，Lさんの病状について正確な情報を得たうえで，両親を支援し，看護の話し合いに参加することができる（1家族員・親子サブシステム）
2. 妻と子どもたちが，Lさんとともに今後の過ごし方について話し合い意思決定をできる（1単位の家族）

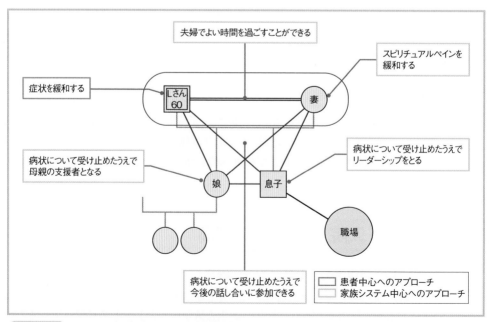

図Ⅲ-2-2　L家族が目標とする健康な家族像および具体的な看護方針（入院してから2週間）

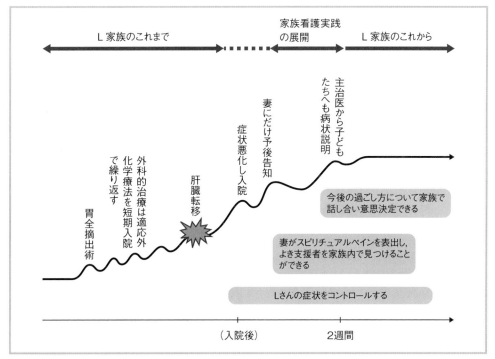

図Ⅲ-2-3　L家族の臨床経過と実践
この図の縦軸は，家族の健康レベルの高低を示している．グラフは，ひとまとまりの家族としてのL家族の健康レベルが，揺らぎながらも，時間の経過とともに健康レベルが上がっていく様子を表現している．

b. 具体的な家族看護実践と評価

　子どもたちに主治医から病状説明をしてもらう決心をする時期だと妻に提案する．妻自身が子どもに提案できるようにサポートをし，看護者は主治医との調整をして，病状説明が最善の形でなされるように場を整え，説明の後は，時間をかけてフォローをする．

　子どもたちは，医師から病状説明を受け，自分たちの役割を果たす行動をとることや，家族間の意思を確認し合うきっかけとなった．今後は今日の話を元に家族間で話し合いがなされれば凝集性は深まり問題を解決できると考え，必要時に支援していくようにする．セルフケアに委ね，家族看護過程を終了する．

　図Ⅲ-2-3にL家族の臨床経過と看護実践を示す．

　なお，第Ⅴ章では，家族看護過程の構成要素をふまえ，**図Ⅲ-1-1**のA～Eに沿って10事例の家族看護過程を解説しているので参照されたい．

学習課題

　これまでの病棟実習や臨床で出会った患者と家族を思い出してみよう
1．家族像を形成してみよう
2．長期目標と実現可能な（あるいは早急に達成すべき）短期目標を考えてみよう
3．看護者が，今，家族に対して実践できる具体的な計画を立案してみよう

トピックス

複数世帯共同生活

コレクティブハウスとは，北欧発祥の集合住宅の一形態である．各住戸はキッチン，バスなど生活に必要な設備が整い，プライバシーに配慮された独立性の高いものとなっており，その他に，大きなキッチンやリビングスペース，洗濯室などの共有スペースが備わった建物で，居住者が「しくみ」をもって協力しながら運営することが大きな特徴である．

日本では，NPO が居住者組合や事業主を支援し，赤ちゃんからお年寄り，ファミリーから単身まで，世代も世帯構成も属性もさまざまな，多様な人たちが暮らすコレクティブハウスが推進されている．

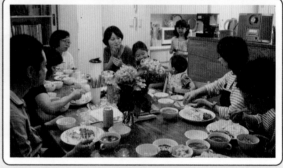

コレクティブハウス聖蹟の平面図とコモンミールの様子

居住者は，全員参加の居住者組合を作り，毎年自分たちで暮らし運営にかかわる予算を策定して組合費を徴収し，建物などの自主管理と暮らしの自主運営をしている．月に一度，居住者組合の定例会があり，さまざまなことを話し合いで進めている．暮らしの共同部分が円滑に回るようマネジメントするグループを決めて分担するが，実権を握るリーダーのような人はおらず，居住者はみなフラットな関係である．

建物の掃除や庭や菜園の世話など，さまざまなことを自分たちで話し合って協働し，共同の暮らしを豊かなものにしている．なかでもコモンミールは象徴的なものだ．共有キッチンで，月の半分ほど，居住者がもち回りで調理を担当し，希望者分の食事を作る．

暮らしを通じた緩やかなつながりの中で，「赤ちゃんを抱いての買い物に，お隣りの小学生が荷物もちでつき合ってくれた」という話や，「シニアの方が赤ちゃんの面倒を見てくれるのでとても助かる」という話など，「家族だけではないつながりで助け合えるのがありがたい」という実感は，子育て家族に共通するもののようだ．もちろん，子育ての話に限らず，「人と触れ合う時間があるので，外で嫌なことがあっても気分の切り替えができる」と喜ぶ単身女性や，高齢の方からは「若い人と話したり，一緒に何かやったりする生活には張りがある」という声も聞かれる．

多様な人たちが集う多世代の暮らしであり，ベッタリとした仲良しグループとは違う．何事も話し合うのが基本である暮らしについて，ある居住者は「手間はかかるが，それによって信頼関係が生まれていくのを感じる」と語る．お互いの違いを受け止めながらていねいに話し合うことで，自分のことも相手のことも，1 人ひとりを大切にするフラットな関係のコミュニティが形成されている．

引用文献

ⅰ）コレクティブハウジング社ホームページ，〔https://chc.or.jp/index.html〕（最終確認：2022 年 1 月 14 日）

ⅱ）コレクティブハウジング社 YouTube チャンネル，〔https://www.youtube.com/channel/UCZiN7KGewLYrZRQYVmKTyOQ〕（最終確認：2022 年 1 月 14 日）

〔NPO 法人コレクティブハウジング社　矢田浩明〕

第IV章

家族を取り巻く
社会的・
文化的背景

学習目標

1. 日本人にとって家族とはどういった歴史的背景があるのか理解できる
2. 現代日本の家族と家族にとって上位システムである社会の特徴について理解できる
3. 上記を理解したうえで在宅療養者と家族への看護者の役割を理解できる

はじめに

　人々にとって家族は，なぜ必要なのだろうか．法人格（法的権利義務の主体となる資格）としての人の一生は，出生と死亡により画される．人間は，1人で生まれ，生存し，死ぬことはできない．人生には，誰かの助けを必要とする幼年期・老年期が存在し，また壮年期も健やかなときだけではないので，人は生きていくうえで誰もが支援を必要とする．生物としての人の人生は1人では完結しないところに，家族の第1の存在理由がある．また，人には子をもうけ，育て，社会に巣立たせ，死後も未来につながるものを求める欲求があり，家族の**固有機能**（「第Ⅱ章-1-B」参照）ともいい，第2の存在理由とされる[1]．

　人生を支える他者は，家族である必然性はない．しかし現実には，男女が継続的なパートナーになり，その間に生まれた子どもを育て，生涯をまっとうすることが多く，親子・夫婦関係を中核とする家族が，個人と社会に対して，これらの機能を満たしてきた．家族とは，人々が助け合いながら次世代ともつながりつつ生きたいがため必要とされる，本来温かな存在である．同時に，他者を支えるということは，壮絶な側面をももつ．

　第Ⅳ章では，家族を取り巻く社会的・文化的背景の理解を深める．日本人にとって家族とは，どういった歴史的背景があるのか，現代日本の家族の特徴とは何なのか，そして，もっとも身近な上位システムである地域社会との相互作用について考えよう．看護者は，人にとって家族本来の必要性を熟考し，それが健康課題に取り組む人々にとって最善の形で発揮されるよう，支援することが期待される．

■引用文献■
1)　大村敦志：家族・家族法の存在意義．家族法，第3版，p.3-15，有斐閣，2010

1 日本人と家族

この節で学ぶこと

1．日本人と家族について文化的背景を理解する
2．世帯とは何かを理解する

A. 家から家族へ

　扶養とは，夫婦・親子などの親族の間で，あるいは社会的な責任において，成員の一方が他方に，あるいは相互的に生命や生活の基盤を給与することである．**経済的扶養・身体的扶養・精神的扶養**がある．民法877条では，夫婦・親子を中心に一定範囲内の近親者に，未成年・高齢・障害・病気・失業等のために経済的に自立できない人を扶養する義務を課している[1]．一方，憲法25条では，国民の生存権と国によるその保障義務を規定している[2]．仮に，老親が認知症を患い，病状が深刻化したとき，年金給付により生計を維持し，介護保険により介護度に応じたサービスを受けること，これらは憲法25条が定める**社会的扶養（公的支援）**である．また，その子らによる，同居・近居による生活援助，および経済的支援等は，民法877条が定める**私的扶養（親族扶養）**である．

　1898（明治31）年公布の明治（旧）民法においては，家の統率者である戸主（家長）と，家を構成する者からなる**家制度**があった．戸籍とは，家への登録制度であり，戸主は家の存続を最優先し，財産の単独相続，婚姻の同意権や家籍から排除する権利など戸主権を有する一方，扶養権利者が請求すれば，引き取りを命じられた．この家制度時代の戸主は，1947（昭和22）年に公布された現行民法にはない強制力のある扶養義務を家族員に対して担っていた．しかし，旧民法は，家族成員間，とりわけ女性にとって不公平であり，両性の合意に基づいて婚姻し，夫婦が同等の権利を有して相互協力により維持される現行民法の家族観とは隔たりがあったのも事実である．

　1920〜1940年代は，祖先祭祀と跡継ぎによる家の継承を重んじる**直系制家族**から，夫婦の婚姻により誕生し，死亡により消滅する一世代限りの**夫婦制家族**へ変革しつつある時期でもあった[3]（**図Ⅳ-1-1**）．直系制家族とは，親夫婦と跡継ぎである子と配偶者だけが親と1つの家族を作ることを世代的に繰り返すことを原則とし，家制度は直系制家族の一例である．一方，夫婦制家族とは，子は親とは家族を作らず，婚姻により独立した生殖家族を形成し，夫婦いずれかの死亡をもってその家族は消滅する．日本では，1947（昭和22）年日本国憲法の施行により，事実上，家制度は廃止され，個人の尊重と男女平等という憲法の理念に則った夫婦制家族となったといえる．このように家は戸籍上だけの集団となったため，生活保障機能が脆弱化した．公的支援のためには，国民の生活実態を掌握する必要

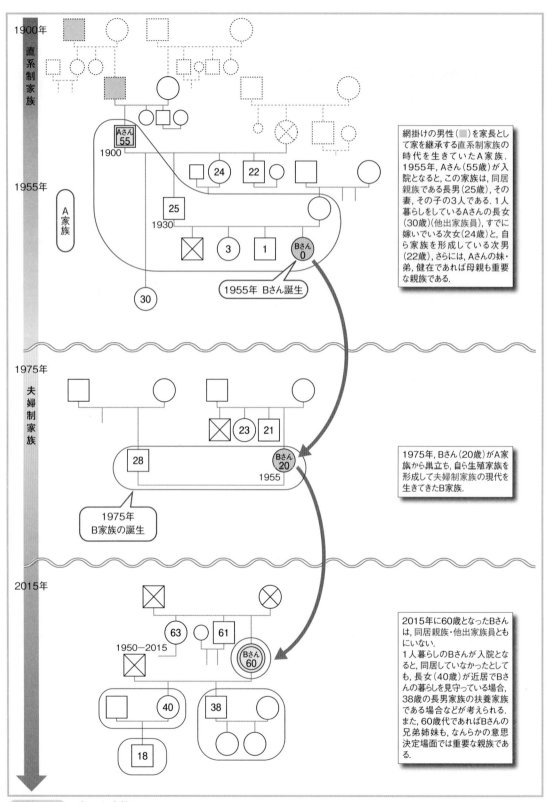

図Ⅳ-1-1　家から家族へ

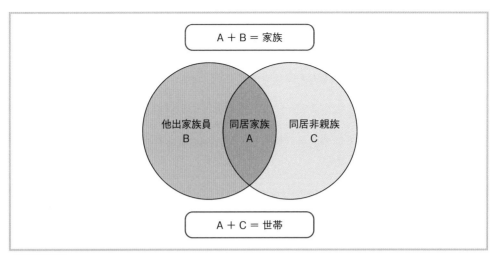

図Ⅳ-1-2　　家族と世帯との関係
［森岡清美, 望月　嵩：家族をどうとらえるか. 新しい家族社会学　四訂版, p.7, 培風館, 1997 より引用］

性が生じ, その単位として 1910 年ころ, 「世帯」という行政用語が登場する[4].

　世帯とは, 基本的に同居に基づく社会経済的・統計的単位のことで, 多くは住居と生計を共にしている人の集まりをいう. 今日でも, 日本の社会保障制度における主な保護の単位は, 個人ではなく世帯である. 世帯が同じ家族員どうしは, 経済的にも, また日常的な生活空間や時間をも分かち合っており, 相互に暮らしを支え合っていると考えられている. しかし現実には, 世帯は家族そのものではない (**図Ⅳ-1-2**).

B. 看護者にとっての日本の家族

　臨床場面で看護者がいう家族とは, その世帯の状況を把握していれば事足りるわけではない. 第1に, 命にかかわる決定や生活を支える行為は, **他出家族員** (単身赴任・修学に伴う入寮や単身生活・長期間の施設療養等) や, すでに定位家族 (「第Ⅰ章-1-A」参照) を巣立ち, 自らの生殖家族を形成している世代をも巻きこむ. そして, 子の養育の責任は親であるような場合は除いて, 同居親族・他出家族員いずれにとっても, 療養を必要とする家族員の私的扶養 (いわゆる介護や経済的援助) の責任の所在は事情によりさまざまである. 第2に, いまだ介護は家族の責任という慣習が強く, 社会資源の活用に否定的な地域・年代もあり, また, 昨今の社会保障費削減の流れから, 家族に協力が得られないことを公的支援で十分に補えるとは限らない. 臨床場面で看護者が家族に対応するときに悩むのは, 行政や医療施設でなすべきことと, 家族が支援することとのバランス, さらには, どの家族員に, 何を求めてよいのか, 混沌としていることにある.

　養育される子・療養支援や介護が必要な配偶者・老親等, 具体的な生活事象に形を変え, 人は誰もが人生の中で必ず扶養される側になる. 養育は, 多くの場合, 親が責任を負い, 子の成長に伴い自立への将来展望が可能である. 仮に, 病と共に生きる子どもであっても, 保育・学校・就業等と社会とつながる道筋がある. しかし, それと同時に, 子どもの虐待

等，明るい側面だけではない．一方，成人の療養支援，なかでも高齢者の介護は，どの続柄の家族員が担うのか多様で，何年間どのように継続するのか先がみえず，本人と家族が主体的に動かない限り，社会とつながることも容易ではない．

　医療に関連する日本人と家族を考えると，家制度（直系制家族）という歴史的背景を有した文化であること，近代の社会保障制度は，個人単位よりも世帯単位で成り立っているという2点が特徴といえる．また，どのような家族も，窮地に立たされたときには，扶養される側である家族内弱者の健康と安寧が蝕まれるリスクがあることに，看護者は常に敏感でなければならない．

学習課題

1．日本人と家族について理解を深めるために，看護学ではない他分野の書籍を1冊読んでみよう

引用文献

1) 井上正仁，能見善久（編集代表）：六法全書　平成26年版，p.3371，有斐閣，2014
2) 前掲1)，p.30
3) 森岡清美：家と現代家族. 現代家族変動論，p.21-31，ミネルヴァ書房，1993
4) 森岡清美，望月　嵩：新しい家族社会学　四訂版，p.6-8，培風館，1997

現代日本の家族

この節で学ぶこと

1. 現代日本の家族の特徴と状況を統計データから理解する

　1950年代，高度経済成長期の中で人々は生活していた．**標準世帯**とは，夫婦と子ども2人の4人で構成され，有業者は世帯主1人だけの世帯のことで，夫は仕事，妻は専業主婦で，生涯添い遂げ，豊かな生活を目指して子ども2人を育てるという**戦後家族モデル**とも表現される．これは高度経済成長期の多くの日本人にとって実現可能なモデルであり，社会保障制度構築・改革や家計調査の基準となった．ところが，1970年代初めのオイルショック後からはじまった安定経済成長期，1980年から90年代初頭のバブル期を経て，現代では，もはや日本の家族の標準とはいえなくなった[1,2]．

　2000年代，男女ともに未婚率が上昇し，家族形成力低下のため出生数が減少，社会は超高齢社会から人口減少時代に入り，経済停滞期となった．今後は，単身世帯と子どものいない世帯の割合が大幅に増加すると考えられている．本節では，総人口・合計特殊出生率・死亡数・生涯未婚率・平均世帯人員数・高齢化率といったデータから，現代日本の家族と，家族にとって上位システムである社会の特徴について理解を深めよう（**図Ⅳ-2-1，図Ⅳ-2-2**）．

A. 超高齢社会から人口減少社会へ

　高齢化率とは，65歳以上の老年人口が総人口に占める割合である．1970（昭和45）年には7％（国連の報告書において「**高齢化社会**」と定義された水準），1994（平成6）年には14％（同じく「**高齢社会**」と定義された水準），2007（平成19）年には21％を超え，**超高齢社会**となった．2014（平成26）年に高齢化率は26.0％，2019（令和元）年10月1日現在28.4％，75歳以上人口の総人口に占める割合は14.7％で65〜74歳人口（13.8％）を上回っている[3]．2005（平成17）年，戦後初めて人口減少が生じ，その後横ばいとなり，2011（平成23）年以降継続して減少しており，人口減少社会に突入した．今後，20〜64歳の人口減少の加速が見込まれる．

　家族の誰かが介護を必要としている，あるいはいつ，何があってもおかしくない気がかりな高齢者が，どの世帯にもいるともいえる．そして，死亡数は年々増加しており，2040年には1989（平成元）年の2倍を超えると予測されている[4]．年間死亡者数が急増しても，病床数増加は見込めないので，在宅やそのほかの場での看取りが増加する．人生の最期の

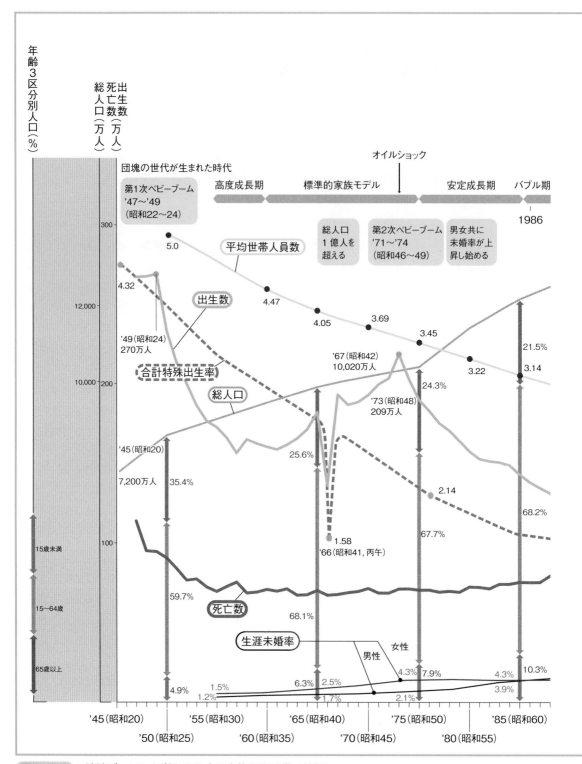

図Ⅳ-2-1　統計データから考える日本の家族を取り巻く状況

[内閣府：高齢者白書／厚生労働省：国民生活基礎調査の概況／国立社会保障・人口問題研究所：日本の世帯数の将来推計／国土交通省：国土交通省白書／厚生労働省：厚生労働白書／厚生労働省：離婚に関する統計の概況／厚生労働省：人口動態調査を参考に作成]

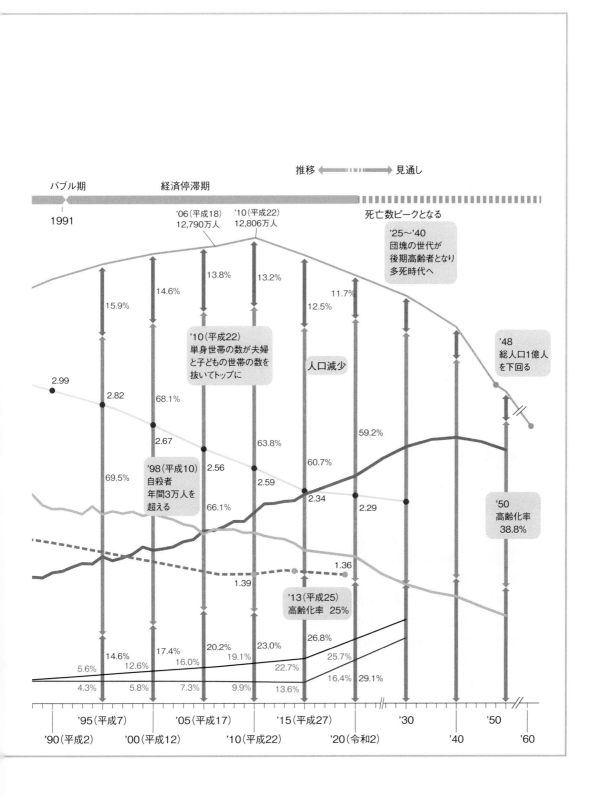

推移 ←------→ 見通し

バブル期　　　経済停滞期

1991

'06(平成18)　'10(平成22)　　死亡数ピークとなる
12,790万人　12,806万人

'25〜'40
団塊の世代が
後期高齢者となり
多死時代へ

13.8%　13.2%

15.9%　14.6%　　　　　　　　11.7%
　　　　　　　　　　　　　　　12.5%

'48
総人口1億人
を下回る

'10(平成22)
単身世帯の数が夫婦
と子どもの世帯の数を
抜いてトップに

人口減少

2.99

2.82

68.1%　　　　　　　　　　59.2%

2.67

69.5%　　　　63.8%　　60.7%

2.56　　　　　　　　2.29

'98(平成10)
自殺者
年間3万人を
超える

2.59

66.1%

2.34

'50
高齢化率
38.8%

1.36

1.39

'13(平成25)
高齢化率 25%

26.8%

20.2%　23.0%　　　25.7%　29.1%

14.6%　17.4%　　19.1%
12.6%　16.0%　22.7%　16.4%

5.6%　　7.3%　9.9%
4.3%　5.8%　　13.6%

'95(平成7)　　'05(平成17)　　'15(平成27)　　'30　　　　'50

'90(平成2)　'00(平成12)　'10(平成22)　'20(令和2)　　'40　　　'60

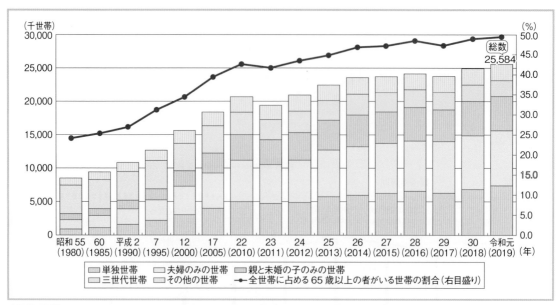

図Ⅳ-2-2　65歳以上の者のいる世帯数及び構成割合（世帯構造別）と全世帯に占める65歳以上の者がいる世帯の割合

資料：昭和60年以前の数値は厚生省「厚生行政基礎調査」，昭和61年以降の数値は厚生労働省「国民生活基礎調査」による
（注）平成7年の数値は兵庫県を除いたもの，平成23年の数値は岩手県，宮城県及び福島県を除いたもの，平成24年の数値は福島県を除いたもの，平成28年の数値は熊本県を除いたものである．
［内閣府：令和3年度版高齢社会白書（全体版），p.9を参考に作成］

場について，そのとき，どこで，どのように過ごしたいのか，人は皆，家族と共に考えておく必要がある．

B. 核家族世帯から単独世帯へ

　世帯数は増加し，一世帯あたりの平均世帯人員数は減少した．一世帯あたりの平均世帯人員数は，1950年代に5人であったのが，2015（平成27）年は，2.34人に半減した[5]．一般世帯の家族類型では，1980（昭和55）年代，60%が核家族，なかでも夫婦と子からなる核家族世帯が42.1%と最多であった．その後，核家族のうちでも夫婦のみ，ひとり親と子の世帯は増加傾向が続いたものの，夫婦と子からなる世帯は減少した．2010（平成22）年，単身世帯数が，それまで最多であった夫婦と子からなる核家族世帯数を上回った[6]．日本の家族の特徴が，夫婦と子からなる核家族世帯であった時代は終わり，**単独化**が特徴となった．

　2019（令和元）年，65歳以上の者がいる世帯は，全世帯の約半分を占め，うち単独世帯（28.8%）夫婦のみの世帯（32.3%）である[7]．また，ひとり親と未婚子のみの世帯は1980年代の倍となった[7]．一方，児童のいる世帯は1989（平成元）年には41.7%であったものの，2019（令和元）年は全世帯の21.7%まで減少した[8]．

　「一般的に老後は誰とどのように暮らすのがよいか」の世論調査ではここ10年，子どもとは別居が，近居，同居より上回っている．たしかに年代別でみると70歳以上では，同居

（37％），近居（22.8％）であるものの32.6％が子どもたちとは別居がよいと回答している[9]．経済的活動と，住居環境を共有する成員数の減少は，家族周期の初期には，養育について相談・支援を求めることが困難になることを意味する．また，介護が必要となるライフサイクル終盤には，看護者がキーパーソンと考える戸籍上のつながりのある家族員は，患者の日常生活を知らないことが多くなる．また，長寿になれば，子どもとはいえ60歳以上のこともある．さらに，皆婚があたり前ではなくなったため，今後65歳以上の未婚割合・既婚無子割合は増加する．老年期に支援する家族員は配偶者や兄弟姉妹となり，若い支援者がまったくいない人の増加が懸念され，**成年後見制度**等の整備が必要である．

C. 標準（モデル）家族の崩壊

　出生数の減少，**合計特殊出生率**の低下は，家族員を生み・育て・社会に巣立たせる家族の固有機能の低下，すなわち家族が社会システムに労働人口層を排出できないことを意味する．女性の**晩婚化**，仕事と育児の両立がむずかしいことが理由とされてきたが，近年は，**生涯未婚率**（50歳になったときに一度も結婚したことがない人の割合）の増加が原因である．この傾向が続けば，2035年には生涯未婚率が男性29％，女性19％になると見込まれている[10]（**図Ⅳ-2-1**）．**離婚率**（人口1,000人に対する離婚件数）は，現行民法以降，横ばいから低下傾向であったが，1960年以降増加し，2000年からは婚姻率の低下とも連動して低下しているものの，いったん婚姻すれば一生継続するわけではなくなった[11]．

　一定の男女が社会的に夫婦と認められることにより家族は誕生し，子どもを育て社会に送り出す役割や家族員の生活の場としての機能を担う．**事実婚**の割合が高く，出産全体のうち**婚外子**が半数を超える国もある一方，日本では，家族周期の始まりは，婚姻を役所に届け，かつ一生継続する（**法律婚**）が念頭におかれていた．戦後日本の社会保障の基準となった標準（モデル）家族とは，夫が主要な稼ぎ手となり，妻が家事・育児等主婦業を担う，サラリーマン-専業主婦型家族の形であった．しかし，男性の終身雇用がこれまでのように維持できない等から，人々は，この形の家族を形成することそのものが困難になってきた．

　20〜30歳代の多くは，結婚し，平均2人以上の子どもをもつことを希望し，かつ女性が婚姻・出産後も就労すること，また男性も家事・育児を担うという男女平等的な方向は基本的に支持されている[12]．同時に，男性には安定的な経済力を期待し，未就学児を抱えた育児期には，女性が育児を主に担うことを理想とする，伝統的な育児観・家族観は今も根強い[12]．また，成人してからも親との同居率が高い日本では，未婚子が老親の介護者となる傾向も強い．ある程度の経済的余裕のある世帯は，老親の介護には有効に社会資源を活用しつつ，未婚子の生活と将来も守れるが，老親の年金により生活が賄われているような世帯では，子は介護者でなくなったときには，その生活基盤が失われることになる．

D. 多様化と個人化の尊重

1● 家族の多様化

　多様化は，家族を論じるうえで尊重されるべきである．家族形成のスタイル，婚姻形態

も多様化している.

　事実婚とは,結婚の意思,および夫婦としての生活実態を有しながら,法律上の届け出をしない男女の関係である.互いに相続権がなく,配偶者控除などの優遇は受けられないが,住民票への「夫(未届)」「妻(未届)」の記載により,国民年金や健康保険においては法律婚と同等の受給が可能である.

　パートナーシップ制度とは,性的少数者(LGBT)のカップルが互いを人生のパートナーとする宣言を自治体が証明する制度である.2015(平成27)年,東京都(渋谷区と世田谷区)においてはじまった.2021(令和3)年現在,全国100の自治体で導入されている.公的な証明となる「宣誓書受領証」により,市営住宅への入居時,家族として利用できるなど,行政・企業で男女の夫婦と同等の対応をもとめるものである.しかし,健康保険の被扶養者,所得税の配偶者控除,子どもの共同親権の対象とならず法的な効力はない.

　住居にかかわるライフスタイルも,親世代と同居か別居かの二択ではなく,近居・隣居の家族が,育児・介護等,必要時に凝集し助け合う家族の形,**擬似同居家族**というスタイルもある.家族をつくる形態が柔軟になった,多様性をおびたに留まらず,家族をつくるのか否かそのものも,多くのライフスタイルの選択肢の1つであるほどに多様化したといえる.

2 ● 家族の個人化

　個人化とは,世帯の小規模化と同義ではなく,同居していても個人化は進行する.単に家族生活において,共食や協業が少なくなることでもない.家族の構成員がそれぞれ個々の自己実現に向けて,家族内役割よりも生活編成の中心を自分らしく生きたいという個人的価値の実現におく傾向のことである.たとえば,1960年代には,家庭にテレビ・電話は1台であったものが,今は個々の家族員が携帯電話やSNS(ソーシャル・ネットワーキング・サービス)を通じて,常に外のネットワークとつながっている.個人化傾向は善悪を議論する性質のものではなく,近代社会の家族にとってあたり前の現象といえる.

　人も,また家族も,社会的ネットワークの中に置かれている[13].家族は,個人のライフサイクル上の健康課題における,ネットワークの1つにすぎないのであって,看護者は,患者・家族にだけ焦点をあてるのではなく,患者・家族を取り巻く多種多様なネットワークに視野を広げなければならない.そして,看護者には,患者を支えることは家族役割であるという考えを手放し,医療施設・職場・教育機関・近隣・地域での社会資源やサービスなど,さまざまなフォーマル・インフォーマルなネットワークの中心に患者・家族が位置し,機能的に生活するという発想転換が求められるだろう.

学習課題

1．現代日本の示す次のキーワード「高齢化」「単独化」「未婚化」「多様化」「個人化」を説明しよう
2．実習や臨床場面で出会った家族について,その社会的ネットワークについて図示してみよう

‖ 引用文献 ‖

1) 山田昌弘：迷走する家族―戦後家族モデルの形成と解体，p.118-157，有斐閣，2005
2) 山田昌弘，塚崎公義：家族の衰退が招く未来―「将来の安心」と「経済成長」は取り戻せるか，p.36-63，東洋経済新報社，2012
3) 内閣府：第1章，高齢化の状況，令和2年版高齢社会白書，p.2-4，内閣府，2020，〔https://www8.cao.go.jp/kourei/whitepaper/w-2020/zenbun/pdf/1s1s_01.pdf〕（最終確認：2022年1月14日）
4) 厚生労働省：第1部 令和時代の社会保障と働き方を考える，令和2年版厚生労働白書，p.3，厚生労働省，2020，〔https://www.mhlw.go.jp/content/000735866.pdf〕（最終確認：2022年1月14日）
5) 国立社会保障・人口問題研究所：日本の世帯数の将来推計（都道府県別推計）2018（平成30）年推計，―2015（平成27）年～2040（平成52）年―，2018，〔http://www.ipss.go.jp/pp-ajsetai/j/HPRJ2018/hprj2018_gaiyo_20180117.pdf〕（最終確認：2022年1月14日）
6) 国立社会保障・人口問題研究所：日本の世帯数の将来推計（都道府県別推計）2014（平成26）年4月推計，―2010（平成22）年～2035（平成47）年―，2014，〔http://www.ipss.go.jp/pp-pjsetai/j/hpjp2014/gaiyo/gaiyo.pdf〕（最終確認：2022年1月14日）
7) 厚生労働省：2019年 国民生活基礎調査の概況，厚生労働省，2020
8) 厚生労働省：世帯数と世帯人員数の状況．平成26年 国民生活基礎調査の概況，p.3-10，2014，〔http://www.mhlw.go.jp/toukei/saikin/hw/k-tyosa/k-tyosa14/〕（最終確認：2022年1月14日）
9) 内閣府：国民生活に関する世論調査，平成28年版，p.20，2016
10) 厚生労働省：平成30年度版厚生労働白書―健康長寿社会の実現にむけて，第1-1-10，2018
11) 厚生労働省：平成21年度離婚に関する統計の概況（人口動態統計特殊報告），〔http://www.mhlw.go.jp/toukei/saikin/hw/jinkou/tokusyu/rikon10/index.htm〕（最終確認：2022年1月14日）
12) 内閣府：平成26年度「結婚・家族形成に関する意識調査」報告書，内閣府，2014
13) 野々山久也，渡辺秀樹：〈社会学研究シリーズ 理論と技法〉家族社会学入門―家族研究の理論と技法，p.169-191，文化書房博文社，1999

トピックス

家族と地域共生社会～全世代型地域包括ケアシステム構築を目指して

　変化する地域社会の中で，家族は安全・安心な生活を継続することができるだろうか.

　2013（平成25）年に国は，高齢者が住み慣れた地域で最後まで自分らしい生活を送るために，地域が連携し包括的な支援・サービス提供を目指す「地域包括ケアシステム」の推進を，さらに2017年には複合的な課題に対応できる「全世代型地域包括ケアシステム（以下，ケアシステム）づくり」を提案した.

地域の自助・互助・共助・公助を基盤とするこのケアシステムづくりには，働き方改革やIT産業の動向なども視野に入れる必要があるが，既に医療・保健・介護の地域格差は顕在化された

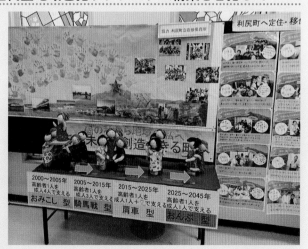

　利尻町の保健師らが，町民を対象として，これから利尻町がどうなっていくのか，どんなことを考えていかなければならないかを考える機会として行った事業「住民と専門職が協働して創る支えあいのまち」での展示の様子. これまでとこれからの町の状況を，人形でわかりやすく表現した.

社会的課題であり，抜本的な政策策定と共に地域ごとの取り組みに期待がかかる. 神奈川県川崎市のように先駆的な活動をする自治体がある[i]一方，限られた地域資源の中で，自助努力に

よるケアシステムの構築を模索している地域も多い．一例として，北海道の最北の一離島である利尻島での保健師の取り組みを紹介する．

　利尻島内の一自治体である利尻町は，人口1,950人，世帯数1,045世帯，高齢化率41.06%，要介護認定率19.4%，年間出生数7人（いずれも2020年のデータ）の，水産業と観光が主産業の犯罪のない町である．人口減少と産業の担い手不足が課題で，離島のため社会資源も限られている．同町の保健師は，国のケアシステム構想前から，将来を見据えて住み慣れた離島で生活するためには，「本人・家族がこの島で生きていくという心構え」と「健康を見極める力」が必要と考え，これが根づかなければケアシステムの理念に追いつかないと感じていた．この町は，厳しい自然と向き合いながら住民同士のつながりを基盤に歴史を重ね文化を形成し"介護や子育て（ケア）はみんなで"という意識を育ててきた．毎月，保健，医療，福祉，介護の関係者や薬局の担当者などが地域ケア会議を開催し，町の課題，気になる町民の生活について包括的な視点に立ち検討している．また"島内で看取りまで"を目指し，「高齢者の生活支援体制整備に関する研修会」などを開き，住民間で話し合いをしてきた．島外の家族とは帰省時などに現状と今後について話し合い，ICT（Information and Communication Technology）を活用したつながりも模索している．保健師の責任者は「ないことを嘆くのではなく，町の強みを生かした取り組みが町の歴史となる」と将来を見据えている．「問題が起こる前に，住民間で現状を確認し合う．状況に合わせてしなやかに動き，常に看護の対象に思いを馳せていかなければ」とも語る．

　今後，ケアシステムが地域に根ざすには，ソーシャルキャピタル（社会関係資本）を基盤とする，育児・介護はみんなで行うという「ケアの一般化」の構築が課題となる．それには，子どもの頃から地域で健康に生きる意味を考える必要がある．ケアシステムの構築とは，自らが生きると選択した地域で，同じ価値観をもつ人々と専門職との協働により築かれる．システムは人なり──．そこに希望があると信じたい．

引用文献
ⅰ）地域包括ケアシステムの推進体制─厚生労働省「川崎市における医療と介護の連携を含めた地域包括ケアシステムづくり」〔https://www.mhlw.go.jp/file/06-Seisakujouhou-12600000-Seisakutoukatsukan/0000114064_8.pdf〕（最終確認：2022年1月14日）

〔札幌保健医療大学　針金佳代子〕

現代家族の肖像④

LGBT*ファミリー

　私がもし「家族とはなにか」という質問を何年も前に訊かれていたとしたら，おそらく「血縁関係にある人々の集まり」とか「1人の人間とその子どもたち」と辞書（the Webster's Dictionary）の定義のような答え方をしていたと思います．私たちは日本から2人の子どもを養子として迎えていたのですが，それでも上記の定義は適切なものだったでしょう．たとえ血はつながっていなくても，子どもたちを合法的に養子として引き取ったからです．ただ私にとってもっと重要だったのは，この子たちは私の心から生まれたという認識でした．

　ですから，現在私が定義する家族は私の心の

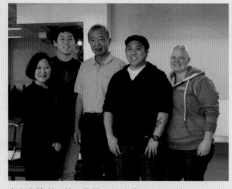

左から筆者，弟，父親，エイダン，エイダンのパートナー
（ご家族のご厚意により写真を掲載）

中心に存在するものです．家族とは，どんなことがあってもお互いを愛する人々の集まりだと考えます．養子縁組の許可を下す裁判所で，裁判官は私たちにこう問いました．「この子の将来がどんなものになろうとも，この子を愛し続けますか」．夫と私は「はい．愛し続けます」と誓いました．そのときは，私たちがその後さまざまな難題に直面することになるとは予期できませんでした．それは，実を言うと，私たちの1番上の子はトランスジェンダー，性転換者だからです．この子は出産時には女の子として生まれました．ところがしばらく年月を経て成長するにつれ，その子は「自分は男の子なのだ」と言う強い気持ちに気づいたのです．とは言え，この子は私の家族であり，私は彼の家族です．私はどんなことがあってもこの子を愛することを一度誓いました．その約束は今もれっきとして存在するのです．

　わが息子「エイダン」にはこう言っています．「家族には2つの種類があると思うの．あなたと同じ名前をもって遺伝的特徴を共有する家族，または養子縁組の場合，あなたを引き取った両親の家族．そして2つ目の家族は，あなたの長い人生においてあなたを無条件に愛し支持してくれる人々．この人たちはあなたが大切と感じることについて常にサポートしてくれる家族．言い換えれば，あなたが選択した家族」．それに関しエイダンはこう述べています．「ぼくを育ててくれた養父母の家族，ぼくが選択した家族……どちらの家族も自分を全面的にサポートしてくれました．人生の節目時にはいつもぼくのために居てくれましたし，ぼくが心情を吐露できるスペースも与えてくれました．拒絶されることを怖れることなく自分自身になれる場を提供してくれました」．

　私たち家族が辿った道のりにおいて，必要不可欠な要素はコミュニケーションでした．戸惑い，後戻りした時期もありましたが，私たちは1つの家族として忍耐心と思いやりを糧に，お互いが思っていることを正直に伝え合うように努めました．1番下の息子はすぐに「兄」を受け入れました．一方，夫や私にはもっと時間がかかりました．夫は「娘」を失ったという悲しみを容易に克服することができませんでした．私には母親失格という羞恥心と，将来息子がどんな人生を送ることになるのかという不安が障害になりました．心の整理をしたり，不安感を正直に伝えることができる期間が必要でした．さらに，どうやって気持ちを整理するのか，そのやり方をお互いに認め合い，受け入れることも大切でした．それができてやっと最終的に「娘」に別れを告げ，新たな「息子」を無条件に受け入れ，愛することができたのでした．私たちにとって，それは大変な道のりでした．しかし，この気持ちを整理する近道はありません．もし私たちがいつまでも固定観念に固執して消化吸収する過程を否定していたら，私たちの目前で成長している「新たな息子」を，両手を広げて歓迎することはできなかったでしょう．

　看護学を学び，いずれ医療分野で働くことになる皆さんには，ぜひ他人を受け入れる大きな心をもってほしいと願います．それができれば社会は大きく変わってくるのですから．

参考文献

ⅰ）Aizumi M：Two Spirits, One Heart：A Mother, Her Transgender Son, and Their Journey to Love and Acceptance, Magnus Books, 2013
ⅱ）動画共有サイト vimeo, A Love Letter with Japanese subtitles,〔https://vimeo.com/332123983〕（最終確認：2022年1月14日）

[Our Family Coalition　Marsha Aizumi]

*LGBTとは，レズビアン（女性同性愛者），ゲイ（男性同性愛者），バイセクシャル（両性愛者），トランスジェンダー（性同一性障害など心と体の性が一致しない人）の頭文字をとった性的少数者を指す言葉．

3 在宅療養者と家族

この節で学ぶこと

1．国の方針や家族に関係する制度を理解する
2．人々を取り巻く社会状況を理解する
3．在宅で療養する患者と家族を理解する
4．患者と家族を支える多職種連携を理解する
5．患者と家族の思いに添うための看護者の役割を理解する

A. 在宅療養者と家族を取り巻く社会的状況

1 ● 在宅医療を必要とする人と家族の状況

　2025（令和7）年には，在宅医療を必要とする者は，約29万人以上になると推計され[1]，在宅医療へのニーズは高まっている．同時に，日本では，超少子高齢化，認知症高齢者数の激増，晩婚・晩産化，介護離職，非正規雇用による貧困の連鎖などが複雑に絡み合う特異な状況にある．そこへ2020（令和2）年には，世界的脅威として感染症の課題が加わった．

　介護役割を担う家族は，**ケアラー**とも呼ばれ，多様なニーズをもつ．就業構造基本調査によれば，2016（平成28）年度で**ダブルケア**といわれる，育児等を含む多重介護を担う人口は約25万人（女性17万人，男性8万人）であり，介護を行っている家族の4.5％を占めており，そのケアラーの平均年齢は40歳前後となっており，育児世代としては少し年代が高く，介護世代としては少々低めといえる（内閣府男女共同参画局，2016）[2]．日本のケアラー事情は，ダブルケアのほか，**老老介護**（高齢者が高齢者を介護する），**認認介護**（認知症症状の軽度の者が症状の重い者を介護する），**ヤングケアラー**（18歳未満で，病気や障害を有する親や祖父母，年下の兄弟姉妹の世話や介護を担う者．p.131，「トピックス」参照），**介護離職**等，複雑な社会問題として一定の認識を得ている．家族に着眼した場合，家族員（介護力）の減少，介護うつ（介護によるうつ症状の出現，または悪化），介護離職，介護殺人（親族殺人）等，ネガティブな用語が目立つが，家族が介護役割を担う場合には介護力や家族力の発揮に繋げていかなければならない．

2 ● 在宅での家族による介護にかかわる制度の整備

　従来，日本の行政は縦割り型であり，専門分野や領域を超えた支援や対応は得意としない制度体制である．政策面でも，家族支援に焦点化された法や制度は充実してこなかった経緯がある．このため家族が個別の複雑な相談課題を有する場合，いくつもの相談窓口で

時間をかけて対応を依頼しなければならなかった．しかし，制度改変によって，在宅における家族を取り巻く社会的状況は変化しつつある．

　2000（平成12）年に**介護保険法**が施行されて**介護保険制度**が開始し，数度の改正を経て，介護および社会の在り様も随分変化した．国民側の認識として，行政から"いただく"支援から，自ら申請して"選び取る"サービスへと意識改革したことは大きい．介護保険制度の開始後20年あまりが経過した現在，被保険者数も要介護認定者数も，サービス利用者数も2〜3倍へと増加している．経済的およびシステム的に当初からの変動率が高く，制度の破綻を避けるためには，ある程度痛みを伴う改正，およびそれに向かうための意識改革が必要といえる．また2014（平成26）年の制度改正において，地域包括ケアシステム構想が展開され，行政はサービスの充実へ向けて改善を進めてきた．その際，鍵となるのは既存の**自助・互助・共助・公助**の役割分担に加えて，体系化された互助の理念を含めた統合へのパラダイムシフトといえる．厚生労働省はまさに，地域共生社会の実現を図るために，地域住民の複雑化・複合化した支援ニーズに対応する包括的な福祉サービス提供体制の整備として，従来苦手としてきた縦割り型の支援体制から，複合的な横つながりの支援体制へと進化を遂げつつある（地域共生社会の実現のための社会福祉法等の一部を改正する法律，2021年施行）．これらの整備によって，在宅療養者を取り巻く家族介護の現状は，改善されつつある．

3 ● 地域包括ケアシステムの土台にある考え方

　在宅で暮らすこと，暮らし方については，さまざまな考え方がある．1970年代に北欧の福祉の基本的概念の一つとして広がった**ノーマライゼーション**は，障害者のノーマルな生活を権利としてとらえており，「人生の最期まで住み慣れた地域でその人らしく」と謳っている**地域包括ケアシステム**の考え方に近いともいえる．また**エイジング・イン・プレイス**は，地域居住の考え方である．「住み慣れた地域でその人らしく最期まで」暮らし続けることを目指しており，施設入所に対する概念として，1990年代に浸透した[3,4]．地域包括ケアシステムの構築の方針が示されて以降，近年またその考え方が着目されるようになった用語である．

　団塊の世代が75歳以上となる2025（令和7）年を目途に，重度な要介護状態となっても住み慣れた地域で自分らしい暮らしを人生最後まで続けることができるよう，「住まい」「医療」「介護」「予防」「生活支援」が一体的に提供される地域包括ケアシステムの構築が進められている（**図Ⅳ-3-1**）．そこでは，本人とともに家族を含めた在宅で暮らす全ての人々にとって，「自助・互助・共助・公助」の考え方が重要となる（**図Ⅳ-3-2**）．

B. 在宅療養者と家族への多職種による支援と看護者の役割

　従来の「病院完結型」から「地域完結型」へと，生活そのものを重視し，保健・医療・福祉制度の転換を図る時期が来ている．保健・医療・福祉制度は，従来の疾病や障害の治癒・回復を目的とする「医療モデル」優先から，生活の質に焦点を当て，疾病や障害を有していても，地域の住み慣れた住まいで，自立してその人らしく暮らすことを支える「生

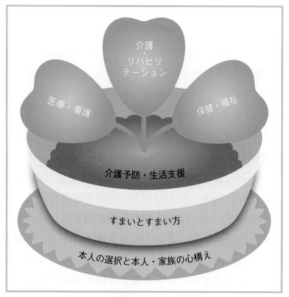

図Ⅳ-3-1　地域包括ケアシステムの「植木鉢」
地域包括ケアシステムの考え方を，植木鉢に見立てて整理した図
[地域包括ケア研究会：地域包括ケアシステム構築に向けた制度及びサービスのあり方に関する研究事業報告書―地域包括ケアシステムと地域マネジメント，2016 年 3 月，p.13〔https://www.mhlw.go.jp/file/06-Seisakujouhou-12400000-Hokenkyoku/0000126435.pdf〕（最終確認：2022 年 1 月 14 日）より引用]

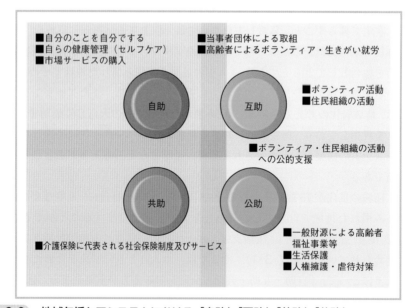

図Ⅳ-3-2　地域包括ケアシステムにおける「自助」「互助」「共助」「公助」
[地域包括ケア研究会：地域包括ケアシステム構築に向けた制度及びサービスのあり方に関する研究事業報告書―地域包括ケアシステムと地域マネジメント，2016 年 3 月，p.8〔https://www.mhlw.go.jp/file/06-Seisakujouhou-12400000-Hokenkyoku/0000126435.pdf〕（最終確認：2022 年 1 月 14 日）より引用]

活モデル」に大きくシフトしつつある．第 7 次医療計画における在宅医療に関する取り組みの策定状況では，①退院支援，②日常の療養支援，③急変時の対応，④看取りの場面に応じた在宅医療の機能確保が重要視されており，多職種連携を図りつつ，24 時間体制で在

宅医療の提供を可能とする体制確保に向けて施策の設定をされている[5].

1 ● 退院支援，在宅移行における看護者の役割

　退院支援とは，「患者が自分の病気や障害を理解し，退院後も継続が必要な医療や看護を受けながらどこで療養するか，どのような生活を送るかを自己決定するための支援」であり，「患者の自己決定を実現するために，患者・家族の意向をふまえて環境・ヒト・モノを社会保障制度や社会資源につなぐ」ための退院調整のプロセスを含んだものである[6]. 多くの患者や家族が，退院後に住み慣れた地域で自分たちの思い描いた生活に近い暮らしを送るために，その人らしい生活の実現に向けて展開される一連の過程を退院支援（退院調整を含む）と考える.

　在宅移行では，患者が住み慣れた環境で生活の継続ができることをさまざまな側面から支援する. それらを通して患者の QOL を高める. また，高齢化が進み，在宅医療の需要が高まっているなか，限られた医療資源を有効に合理的に活用する必要がある. 加えて，在宅移行の推進には，医師，看護師とともに，介護職などさまざまな多職種が連携することで，地域全体の介護力を高めていかなければならない. 患者・家族にとってスムーズな在宅移行を叶えるための課題は，①医療機関内における在宅支援に向けての各専門職の役割の明確化とシステムづくり，②地域全体で在宅移行支援に向けてのネットワークづくり，③在宅移行支援に向けての専門職の教育，④在宅移行支援について地域住民の理解を促す，この4点があげられる.

　推進される具体的取り組みとしては，地域に根ざした在宅医療・訪問看護支援体制の基盤づくりを基礎として，以下のことが課題としてあげられる.

　退院カンファレンス等の開催に関して
　　①在宅移行支援の開始時期
　　②要支援者のスクリーニング方法（検討）
　　③退院カンファレンスの主催者（病棟看護師長等）
　　④退院カンファレンスへの医師を必須とする参加状況
　　⑤退院カンファレンスの調整方法
　　⑥退院カンファレンスの開催時間（設定制限時間）の有無
　　⑦多職種カンファレンスを病院内で開催することの是非（主治医とかかりつけ医の意見の相違時対応）
　地域・連携会議について
　　①医療・介護地域連携パス：該当連携職種（医師，訪問看護師，リハビリ職，介護士，通所サービス職員等）
　　②地域ケアカンファレンス：在宅における介護ネットワークの定着化

2 ● 社会資源アセスメントにおける看護者の役割

　社会資源とは，「生活上の諸欲求の充足や問題解決を目的として利用できる各種の制

度・施設・機関・団体および人々の知識・技術などの物的人的諸要素を総称」[7]したものとされている．すなわち社会資源には，制度や機関，資金や，人材，技術，知識，情報などさまざまなものがある．

　国や行政等公的な支援やサービス，地方自治体による直接および間接の支援やサービスなどを含む**フォーマルサービス**，家族やボランティアやNPO，自治会など制度に寄らないサービスを**インフォーマルサービス**という．具体的には，フォーマルサービスとしての人的資源は，医師，訪問看護師，保健師，薬剤師，介護支援専門員（ケアマネジャー），訪問介護士（ヘルパー），社会福祉士など多岐にわたる．また，民生委員・児童委員，生活支援員など，国の法律や制度に基づいて支援を行う．フォーマルサービスやフォーマルサポートでは，サービス内容の質やルールの規則化も行われており安定した提供を受けることが可能といえる．その際，専門職者における支援では，さまざまな社会保障制度などの理解の深さ，情報量の多さおよび的確な知識を基盤とした柔軟で幅広い対応が求められる．インフォーマルサービスとしての人的資源は，家族，親戚，友人，知人，地域住民や，ボランティア，患者会，町内会や自治会などさまざまな支援が存在する．インフォーマルサービスは，サービスの質や提供されるサービス量は公的なサービスに比べて一定していないが，顔の見える関係性に基づくサポートが基本となるため，細やかなニーズに対応できるところが利点である[8]．

　国は地域包括ケアシステムの構築において，自助・互助・共助・公助を用いて，その歩みを推進させようとしている．中でもとくに，地域住民や家族同士がお互いに助け合う「互助」の支援にもっとも力を注いでいる．地域で，その人がその人らしく暮らす際，インフォーマルサービスの範疇である家族に課せられた役割期待はかなり比重が高い．家族は個々に事情が異なる．看護者は，それぞれに異なる家族の介護力や，セルフケア能力といえる家族力を的確・適切に査定する能力が問われている．

3 ● 多職種協働および地域連携における看護者の役割

a. 地域での多職種連携・協働において求められる看護者の役割

　地域包括ケアシステムの構築を実現するためには，医療・介護連携は必須である．その際，多職種協働および地域連携がカギとなる．医療・福祉・介護における**多職種協働**，あるいは**連携**（Inter professional work：IPW），および**その教育**（Inter professional education：IPE）の重要性が指摘されている[9]．地域包括ケア体制の推進のためには，医療機関同士や職種間の連携がとくに重要となる．看護者は，多職種と医療との連携の際には，その中間に入り，医療現場に特化した専門用語を用いずに看護添書における表現を，誰にでも理解しやすい言葉に変換する等工夫をする必要がある．一方で医療側および地域側それぞれに所属する看護者は看護の専門性を活かし，**看看連携**（医療機関の看護者と地域の看護者との連携）を通して，日頃使い慣れた看護専門用語を駆使し伝達することで，より高度で詳細な情報を短時間に効果的に伝達共有することが可能となる．このように看護者は医療・介護・福祉等さまざまな場において幅広い知識を有しており，活躍が求められる職種である．地域における連携をスムーズに進めるためには，看護者はその中心的役割を担わなければならない[10]．

b. 地域での多職種連携・協働における看護者の強み

　保健・医療・福祉の全体にかかわり，どの領域・分野においても専門職としての一定役割を担っている職種は，看護職だけではないだろうか．看護者の担っている役割としては，保健師・助産師・看護師として，人々の第1次予防の観点を包含し，保健的かかわりをもつ．また医療の分野においては，医療機関をはじめ，在宅看護では施設型支援，通所型支援，在宅支援としての訪問看護師の活躍など，これから益々需要が高まる領域だといわれている．福祉の分野においては，介護福祉士や社会福祉士，ケアマネジャー（介護支援専門員）と協働しながら，福祉領域における医療の専門職としての役割を担っている．介護保険制度が始まってからはとくに，在宅移行に向けた多職種協働（連携）が重要視されており，さまざまな職種や立場のメンバーが集まり，患者や療養者の思う生活に寄り添えるように会議を開く．その人がその人らしく思い描く，理想の生活を送るために，暮らし・制度・健康の3点をバランスよく総合的に情報収集し，アセスメントできる職種は看護職である．多職種連携が必須である今こそ，多職種をバランスよくつなぐファシリテータ役割，コーディネータ役割を認識しなければならない．看護者は，医療のことが全体的に理解できているという強みに加えて，家族の思いに寄り添える，バランスよくその人をとらえたうえでのリスクアセスメントが可能である．この強みが，地域での暮らしを支え，守ることになる．

　看護者はさまざまな領域において，医療や治療に関連する業務から患者の療養生活の支援にいたるまで，幅広い業務を担う．いわば「チーム医療のキーパーソン」としての役割が期待されている[11]．また，地域包括ケアシステムの構築に向けて，医療的な視点のみではなく，療養生活の支援といった視点が必要となる．その際，ケアの専門家として看護者が果たし得る役割は拡大しつつある．医療ニーズの高い在宅療養者の増加に伴い，訪問看護等の役割の増大は顕著であり，在宅医療をより一層推進するためには，優れた判断力や技術を有する看護者の活躍は不可欠である．

C. 在宅療養者と家族を理解するポイント

　次の場面19をとおして，在宅療養者と家族についてイメージを膨らませてみよう．

場面⑲ 関節リウマチの妻を抱える老老介護の現状

　住み慣れた地域に暮らしているとはいえ，地域とのつながりは強いとは言えず，結局家族に介護の負担がのしかかっている．

　元看護師のMさんは現在60歳代後半であり，70歳代前半の夫と2人暮らしをしている．夫は糖尿病（内服治療中）と心筋梗塞の既往がある．Mさんは年の離れた姉がおり，遠方で一人暮らしをしているが，元々疎遠．夫は遠方に兄が一人いるが年に数回連絡する程度であり，平生は，家事，介護，農業（稲作）を一人で行っており，気分転換は太鼓の会の仲間との練習である．娘は結婚し夫と子ども二人と近所に住んでいる．妻（Mさん）は1年前に関節リウマチの診断を受け，ここ1～2年で数回の腰椎圧迫骨折をしている．要介護度4，障害高齢者の日常生活自立度B2（寝たきりだが座位は保てる，介助により車椅子に移乗）．受診後2週間は特別指示書（医療保険）による訪問

看護. その他は介護保険を利用している（月・水・金は訪問看護, 訪問リハビリテーション, 火・木はデイサービス, 土・日は1ヵ月に数回ショートステイが入る）. 元看護師であるMさんは医療に関する知識もあり, 服薬コンプライアンスは高い. 関節リウマチは内服治療を行っており, 現状は便秘と, 指先に力が入らずしびれた感じがする症状がある. 落ち着いている時は編み物などをして過ごしている. 今後, 骨折, 褥瘡, 感染のリスクからセルフケア能力の低下が懸念される. 現在, 訪問看護を始めて半年経過したところである.

a. 情報の整理

　図Ⅳ-3-3 にMさんの家族構成を, 図Ⅳ-3-4 にM家族のジェノグラム・エコマップを示す.

(1) 生活の場（図Ⅳ-3-5）

　持ち家であり, 2階建ての一軒家. 1階6畳の和室にMさんの居室がある. 窓際に特殊寝台を設置しており, テレビ, ポータブルトイレ, オーバーベッドテーブルや介護用品など, 整備されており, きれいで清潔感のある居室である.

(2) 地域の特性

　長年住み慣れた土地であり, 愛着もある. 田畑に囲まれた自然豊かな土地だが, 歩ける距離に食品スーパーやクリニックや, 薬局などは整っている.

(3) 家族システムの内部資源

　夫婦2人暮らしの老老介護である. 近所に娘夫婦が子ども2人と4人家族で暮らしている. 娘は家事と育児で手いっぱいで介護まで手が回らない. 月に数回は, 食事の差し入れなどしてくれる. 関係は良好.

(4) 社会的資源

　月・水・金は訪問看護, 訪問リハビリテーション, 火・木はデイサービス, 土・日は1ヵ月に数回ショートステイが予定されている. Mさんの夫は, 太鼓の会の仲間と太鼓を打ち, たまに介護の話や愚痴を聞いてくれるのが気分転換になる. 老人会には入っているが, 活動は活発ではない. たまに仲間が電話をくれる. 娘は, 家事と育児の両立が難しく介護

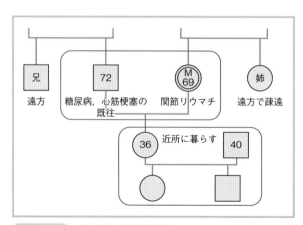

図Ⅳ-3-3　Mさんの家族構成

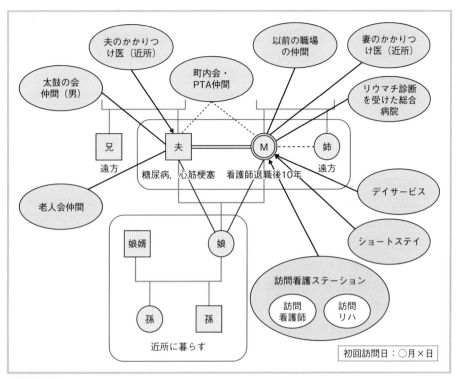

図Ⅳ-3-4　M家族のジェノグラム・エコマップ

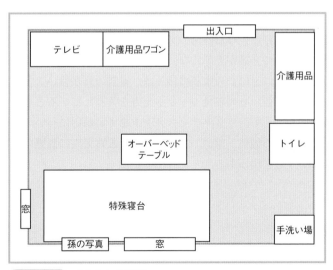

図Ⅳ-3-5　Mさんの居室

まで手が回らない．月に数回は，食事の差し入れなどしてくれる．孫二人の成長が楽しみ．

(5) 地域の構成要素としての家族の状況

　住み慣れた地域で子育てを行い，娘は結婚し近所に家庭をもち，子どもをもち，自分たちの生活を始めている．夫にとっては，子育てをした土地であり，町内会，PTA などの付

き合いも行ってきた経緯があり，一定の地域のつながりは有している．Mさんは50歳代まで看護師をしており夜勤もあったため，地域とのつながりは薄い．夫はもともと兼業農家だったが，定年を機に，自分たちが食べる程度の米作りをしたいと，農業を続けている．

b. Mさんと夫に必要な支援

Mさんに必要な医療的ケアは今後増大していくことが想定されるが，現在では居室はきれいに片付いており，夫の頑張りでカバーできている．またレスパイトとしてのショートステイも月に数回利用できており，夫の介護ペースもつかめているといえる．しかし，老老介護であり，娘夫婦による介護の支援も期待できない．また，夫自身の糖尿病の悪化や心筋梗塞の再発につながらないように，日頃からストレスをためないケアが必要となる．また，今後の療養の場所の希望や急変時の対応の希望など，夫と娘の希望に差異を生じさせないためにも，Mさんを含めて，早めに家族で話し合っておく必要がある．

また，夫の病状コントロールができている場合は，太鼓の会などでのストレス発散や，仲間からの助言や支援の可能性もある．高齢者が独自にもつつながりや絆を活かして，市区町村への助成金や支援の働きかけなど，エンパワメントにつながる働きかけの後押しにつながる支援を模索してもよいといえる．

c. M家族が抱えるリスクと強み

この事例では，Mさんを中心とした定位家族の結びつき，絆が非常に強い．それに反して，その周りの社会との関りが希薄になる傾向がある．Mさんにとって，家族の成長・発達段階としては円熟期から完結期にあるといえる．かつてのPTAや町内会で共に活動した仲間との関係がもともと希薄であり，看護師という職業上，地域とのかかわりをもつ時間がとりにくかった経緯があることも推測できる．Mさんの娘の立場では，母の介護と子ども達の世話役割を担った段階でダブルケア（多重役割）の状況となる．加えて父が入院など有事において介護が必要になった場合，トリプルケアも想定される状況であり，リスクを抱えている．逆にこの家族の**強み**は，家族の絆が強いこと，地縁・血縁のつながりを大切にする価値観，ものの見方・とらえ方を共有しているとも考えられる．この家族にかかわる専門職として，リスクアセスメントをていねいに行い，それを回避するケアを重ねながら家族特有の価値・信念，ものの見方・とらえ方に敏感になり，寄り添っていくための声掛けをする必要がある．

学習課題

1. 地域包括ケアシステムの理念から，住み慣れた地域で最期までその人らしく暮らしていくためのポイントについて，国の方針や，制度に着目したうえで説明してみよう
2. 超少子高齢化や家族の多様化等，患者や療養者，家族を取り巻く社会状況について，まずは自分の身近な家族から客観的にとらえて説明してみよう
3. 医療機関からの在宅移行事例や在宅療養を支える多職種協働（連携）について，説明してみよう
4. 療養者や家族が「その人らしく」暮らせるために，看護者がどのような役割を担っていくべきか具体的に考えてみよう

■ 引用文献

1) 医療・介護情報の活用による改革の推進に関する専門調査会：第2次報告―医療費の推計及び医療費適正化計画の策定に当たって，平成29年1月12日〔http://www.kantei.go.jp/jp/singi/shakaihoshoukaikaku/pdf/houkokusyo2.pdf〕（最終確認：2022年1月14日）
2) 内閣府男女共同参画局調査課：「育児と介護のダブルケアの実態に関する調査」結果のポイント．共同参画2016年6月号，2016〔https://www.gender.go.jp/public/kyodosankaku/2016/201606/201606_03.html〕（最終確認：2022年1月14日）
3) 松岡洋子，落合明美：エイジング・イン・プレイスの可能性を探る―古き日本のインフォーマル・ケアと新しい24時間ケア，東京家政大学生活科学研究所研究報告36集：55-59，2013
4) 石井義之，橋本裕樹：エイジング・イン・プレイスに資する生活支援に関する調査研究―郊外団地における買い物支援サービスについて（中間報告），国土交通政策研究所報（74）：24-35，2019
5) 厚生労働省：第7次医療計画における在宅医療に関する取組の策定状況について，平成30年，p.5〔https://www.mhlw.go.jp/file/05-Shingikai-10801000-Iseikyoku-Soumuka/0000208211.pdf〕（2021年12月10日）
6) 宇都宮宏子，山田雅子編：看護がつながる在宅療養移行支援―病院・在宅の患者像別看護ケアのマネジメント，p.11，日本看護協会出版会，2014
7) 永井良三，田村やよひ監：社会資源の活用，看護学大辞典，第6版，p.972，メヂカルフレンド社，2013
8) 大阪府：ご存じですか　いろいろな在宅サービス，2011年3月，〔http://www.pref.osaka.lg.jp/attach/18176/00111768(ruby).pdf〕（最終確認：2022年1月14日）
9) 佐藤晋爾，蔦末憲子，大部令絵ほか：IPW/IPEにおける葛藤の要因に関する日本語文献レビュー，保健医療福祉連携11（1）：14-21，2018
10) 厚生労働省：病院看護管理者のための看看連携体制の構築に向けた手引き〔https://www.mhlw.go.jp/stf/newpage_06265.html〕（最終確認：2022年1月14日）
11) 厚生労働省：チーム医療の推進について，チーム医療の推進に関する検討会　報告書，p.3-6〔https://www.mhlw.go.jp/shingi/2010/03/dl/s0319-9a.pdf〕（最終確認：2022年1月14日）

トピックス

家族ライフサイクルの先を見越した多職種連携

事例　神経難病と闘いながら自己実現を望む本人と，ヤングケアラーとなっている娘への支援

● 家族構成

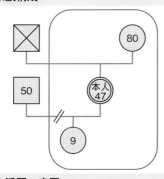

・本人（47歳，女性），要介護2
・娘（9歳，小学4年生），本人と母の主たる介護者
・母（80歳），要支援2，脳梗塞後遺症による左半身不全麻痺と軽度の認知症
・きょうだいはいない

● 生活歴・病歴

22歳：大学を卒業後，大手広告代理店に就職．

33歳：友人と医療系コンサルタント業を起業．医療と介護の制度に関する造詣も深い．

36歳：会社員の夫と結婚（41歳で離別）．

38歳：妊娠．めまい，体に力が入りにくい，転倒を繰り返すなどの症状が出現する．出産後も不調が続き，複数の医療機関を受診するが，診断が確定しない．

42歳：シャイ・ドレーガー症候群*の診断確定．ADLのほとんどに何らかの手助けが必要な状態になる．

43歳：介護保険の要支援2の認定を受ける．屋内はつかまりながら歩き，外出時は電動車いすを使用．

44歳：両下肢障害で障害者手帳2級取得．障害者年金1級受給開始．屋内外とも車いすを使

　用.

47歳（現在）：更新認定で要介護2．訪問リハビリテーションの利用を希望して介護支援専門
　　員を依頼．週2日の短時間勤務中．

*シャイ・ドレーガー症候群：難病法に基づく指定難病の1つ．介護保険の特定疾病（65歳未満の人が要介護認
　定を受けるために必要な疾病）でもある．脳幹や小脳が障害される進行性の神経難病である「多系統萎縮症」の
　うち，発病から初期の症状がとくに起立性低血圧など自律神経障害が顕著であるものを，シャイ・ドレーガー症
　候群という．

●主訴（本人の意向）

・病気が進行しても仕事を通じた社会貢献と自己実現をサポートしてほしい．
・他人に弱みを見せたくないので，娘に直接的な介護を担ってほしい（介護サービスをできる
　だけ利用したくない）．

●主介護者（娘）の状況

・本人と母の主たる介護者は娘．小学校に行っている時間以外は，本人と母の介護と家事を担
　当している．

●専門職の関与と連携

　ヤングケアラー*となっている娘のことが気になった担当の介護支援専門員が，本人の同意
を得たうえで，保険者（市の介護保険課）に相談．保険者から相談を受けた市保健センターの
保健師が，娘の通う小学校と連絡調整を行う．
　後日，娘の担任教諭と学校のスクールソーシャルワーカー，市保健師，本人の担当介護支援
専門員，本人の5人で面談．本人と母の介護には，介護保険や障害福祉のサービスを積極的に
活用し，娘の心身の介護負担を減らすこと，学校での娘の見守りとフォローアップを充実させ
ることとなった．

*ヤングケアラー：一般的に，慢性的な病気や障害，精神的な問題などを有する家族の世話や家事を行っている子
　どもや若者のことを指す．
　子どもたちの適切な成長・発達，教育のため，子どもや家庭への支援が必要とさているが，実態が把握しにくい
　こと，関係者の共通認識が不十分なことなどから，支援や対応が遅れがちになりやすいと言われている．

●事例の考察

・本人の疾病管理，本人と母の介護量増加への対応に加え，本人の就労の継続支援（経済面の
　把握を含む），娘への支援（就学支援を含む）なども視野に入れた多機関（多職種）による
　働きかけが必要な事例である．
・重層的な支援が求められる中でも，子どもは"介護をしている"という認識が少ない場合が
　多く，介護を担うことを自分の役割や喜びと感じている場合もある．このため，自身の辛さ
　などを感じにくかったり，訴えにくかったりすることもあり，子どもからの訴えを待ってい
　るだけでは，必要な支援が届かない事態になることもある．
・また，家族内の構成員どうしの利益は相反する（家族の誰かを利益を追求することにより，
　別の家族員が不利益を受ける）こともあるため，家族全体の最適と家族ライフサイクルの先
　を見据えた支援をする必要がある．

参考文献
ⅰ）厚生労働省：ヤングケアラーについて．〔https://www.mhlw.go.jp/stf/young-carer.html〕（最終確
　　認：2022年1月14日）

　　　　　　　　　　　　　　　　　　　　　〔一般社団法人あたご研究所　後藤佳苗〕

トピックス

世代を超えて近隣住民が集うコミュニティカフェ

　筆者らは千葉県柏市において，空き家となっていた一戸建て住宅の中に訪問看護ステーションとコミュニティカフェ（通いの場 [i]）を併設し，地域住民の生活に看護者が伴走しながら活動を行っている [ii]（**図**）．訪問看護は主に住民個人，家族を看護の対象としているが，コミュニティカフェをあわせもつことにより，自然と近隣との交流も含めた視野を保つことができ，個人・家族・近隣社会という各単位の相互作用を意識した支援を行いやすいと感じている．

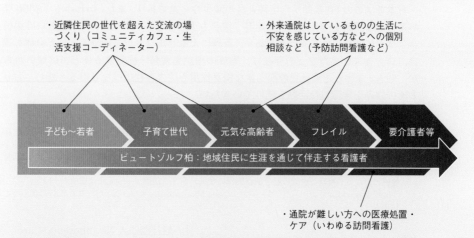

・近隣住民の世代を超えた交流の場づくり（コミュニティカフェ・生活支援コーディネーター）

・外来通院はしているものの生活に不安を感じている方などへの個別相談など（予防訪問看護など）

子ども〜若者　　子育て世代　　元気な高齢者　　フレイル　　要介護者等

ビュートゾルフ柏：地域住民に生涯を通じて伴走する看護者

・通院が難しい方への医療処置・ケア（いわゆる訪問看護）

図　訪問看護とコミュニティカフェの組み合わせによる世代・世帯を通じた看護

　訪問看護ステーションについては看護者中心で運営されているものの，コミュニティカフェについては住民ボランティアが運営を担っており，看護者は必要最小の支援をしている．この「必要最小」の意識はとくに重視している点で，看護者の力によって住民の生活・活動を「医療化」 [iii] しすぎないように常に注意を払っている．

　医療・介護・介護予防・日常生活支援・住まいという地域包括ケアの5つの要素 [iv] で言えば，医療・介護という主に専門職によって提供される要素については訪問看護を中心に，介護予防・日常生活支援という住民の互助が重視される要素についてはコミュニティカフェを中心に構成し，コンパクトに地域包括ケアを体現できるよう努めている．

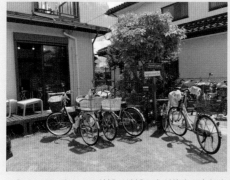

コミュニティカフェの外観．地域の方が徒歩や自転車で気軽に訪れる場となっている．

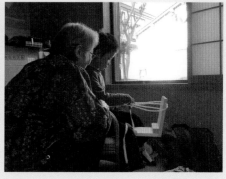

コミュニティカフェでのひとコマ．布草履づくりを通して，世代を越えた交流も行われる．

　　コミュニティカフェの活動メニューや対象者については一律の制約を設けないことを意識しており，毎月行われるボランティアミーティングで議論をしながら，ボランティアにとって無理がなく，かつ参加者にとっても自由度の高い形を模索している．ある1日の例でいえば，麻雀をする（高齢者），寝転んで本を読む（高齢者），布草履を編む（高齢者），抹茶を点てる（高齢者・中学生），囲碁を打つ（高齢者），碁石で遊ぶ（小学生），卓球をする（小学生），昼食を作る（高齢者），昼食を食べる（前述の全員＋看護者）という多様な活動がコミュニティカフェ内で混在することもある．

　　日本ではこの50年間平均世帯人員が減少の一途であり，また，いわゆる「8050問題」も含め複合的な課題を抱える世帯に出会う機会も少なくない．すなわち，家族という単位によるセルフケアに限界が生じることがあり，家族によるセルフケアを期待すること自体も適切ではない．コミュニティカフェの存在は，家族の機能を代替・補完するほどではないかもしれないが，個人・家族と近隣社会の前向きな相互作用を促す存在にはなり得ると感じており，今後ともその強みを意識した活動を続けていきたい．

引用文献
ⅰ）厚生労働省．一般介護予防事業等の推進方策に関する検討会（第3回）資料2-1．2019年7月19日
ⅱ）http://neighborhoodcare.jp/activity/（最終確認：2022年1月14日）
ⅲ）ピーター・コンラッド，ジョゼフ・W・シュナイダー，進藤雄三・近藤正英・杉田聡（訳）．逸脱と医療化：悪から病いへ．京都：ミネルヴァ書房，2003年
ⅳ）地域における医療及び介護の総合的な確保の促進に関する法律（平成元年法律第六十四号）第二条
ⅴ）Neighborhood Care ホームページ，〔http://neighborhoodcare.jp/activity/〕（最終確認：2022年1月14日）

〔一般社団法人 Neighborhood Care ⅴ）吉江　悟〕

第 **V** 章

事例で学ぶ家族看護過程の実際

学 習 目 標

家族に健康をもたらす看護実践を以下のように考える過程を理解できる
1．家族を取り巻く医療に関する動向を理解できる
2．家族像を形成することができる
3．家族看護実践に役立つ考え方（概念・理論）を理解できる
4．長期的な目標と具体的に実現可能な目標を設定することができる
5．具体的な方針のもとに家族看護実践を展開することができる

はじめに

　第Ⅴ章では，10の健康課題に取り組む家族を取り上げる．家族が患者とともに，これらの課題に立ち向かう過程では，序章や第Ⅳ章で述べた近年の家族形態や機能の変化，少子社会・超高齢社会，社会保障制度の変遷などの社会背景に影響される．したがって家族に役立つ看護を提供するためには，その家族を取り巻く上位システム，なかでも医療に関する動向について，看護者は熟知しなければならない．その病と共に生きる患者とどのような状況で生活しているのか，家族の立場になって考えてみよう．

　看護実践は，専門職によって合意を得られている基準に則って，対象に合う目標を設定し，具体的な看護過程を展開するものである．その基準の指針となるものは，第Ⅱ章で解説している理論やアセスメントモデル，あるいはもっと萌芽的なもの，たとえば概念，考え方，より実践に根ざしたガイドラインもあるだろう．ここでは，①DVのスクリーニング，②家族資源，③凝集，④家族力動・システムズアプローチ，⑤家族の構造-機能，⑥異文化モデル，⑦ストレス対処，⑧意思決定の葛藤，⑨ニーズの競合と生活リズムの安定，⑩意思の揺れを指針として健康課題に取り組む家族が，長期目標とする健康な家族像を考える．

　看護者は，患者への看護を抜きにして，家族への看護だけを考えているわけではなく，また，第Ⅰ章で述べたように，さまざまなアプローチにより家族を理解している．対象理解のあり方は，看護過程の展開に則って柔軟に変化する．看護者は，計画・実践・評価を繰り返しながら，家族の発達を促しつつ，状況的移行を乗り越えながら，長期目標に到達できるように家族を導いていく．

　本章では，以上を踏まえた具体的な目標と看護展開について，10の事例から理解を深めてほしい．

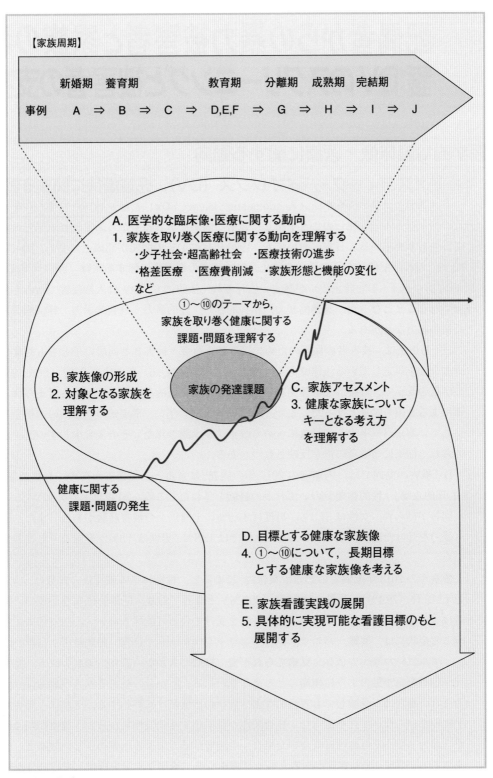

【家族周期】

新婚期　養育期　　　　教育期　　分離期　成熟期　完結期

事例　　A ⇒ B ⇒ C ⇒ D,E,F ⇒ G ⇒ H ⇒ I ⇒ J

A. 医学的な臨床像・医療に関する動向
1. 家族を取り巻く医療に関する動向を理解する
　・少子社会・超高齢社会　・医療技術の進歩
　・格差医療　・医療費削減　・家族形態と機能の変化
　など

①～⑩のテーマから,
家族を取り巻く健康に関する
課題・問題を理解する

B. 家族像の形成
2. 対象となる家族を
　理解する

家族の発達課題

C. 家族アセスメント
3. 健康な家族について
　キーとなる考え方
　を理解する

健康に関する
課題・問題の発生

D. 目標とする健康な家族像
4. ①～⑩について，長期目標
　とする健康な家族像を考える

E. 家族看護実践の展開
5. 具体的に実現可能な看護目標のもと
　展開する

第Ⅴ章の学びのねらい

1　配偶者からの暴力被害者と家族の看護:DVのスクリーニングと被害者の支援

A. 医学的な臨床像・医療に関する動向

1 ● ドメスティック・バイオレンス（DV），児童虐待に関する動向

　ドメスティック・バイオレンス（domestic violence：**DV**）とは，パワー（権力）を用いたコントロール（支配）のことを指し，親密な関係にある相手からふるわれる暴力に対してこの言葉を用いる．日本においても，1990年代にDVの問題が認識され始め，2001（平成13）年には**配偶者からの暴力の防止及び被害者の保護等に関する法律**（2017（平成29）年改正）（以下，DV防止法）が制定・施行され，法的にも「DVは人権侵害である」と明記されることとなった．身体的暴力，精神的暴力，性的暴力，社会的暴力，経済的暴力，言葉の暴力などがある．

　DV防止法は，被害者の保護のために接近禁止命令（被害者と同居の子どもも対象）や退去命令を規定している法律である．本法は2004（平成16）年および2007（平成19）年の2度の改正で，直接的な身体的暴力だけでなく，将来的な危害のリスクも考えられる言葉による脅迫も対象となった．また，2013（平成25）年に，事実婚の（生活の本拠をともにしている）パートナーも対象に含める改正法が承認された．その後も少しずつ改善が進められ，徐々に当事者の声が反映されつつある．

　DV被害の動向では，内閣府の2017年の調査[1]によると，配偶者からの「身体的暴行」「心理的攻撃」「性的強要」のいずれかの経験を尋ねたところ，20歳以上の男女2,485人から回答が得られ，女性は31.3%，男性は19.9%に1回以上の被害経験があり，また，何度も暴力を受けた経験に限ってみると，女性では13.8%，男性は4.8%が経験ありと回答していた．

　警察庁の2018年配偶者の暴力事案報告[2]によると，性別による被害扱い件数は，女性6万1,518件（79.4%），男性15,964件（20.6%）となっており，圧倒的に女性が多い．被害者は表<ruby>表<rt>おもて</rt></ruby>に見える傷だけではなく，心的外傷を受けている可能性も高い．心的外傷によって起こる症状には，解離，パニック障害，フラッシュバック，自傷，睡眠障害，自尊心の低下，アルコール等への依存，見捨てられ不安，抑制のきかない怒り，過度の怯え，完璧主義，物事を白か黒のように極端にとらえる等がある．しかし，被害者本人が暴力について語らない場合は，受診しても表面的な傷や症状の治療だけに終始する．それは，適切なケアにつながらないことを意味し，健康問題が長期化する危険性をはらむ．健康問題の原因が「暴力」である可能性に気づいた場合，看護者は暴力による影響の正しい知識と，暴力をふるった側に100%責任があるという認識をもち，適切な支援を提供しなければならない．

　また，DV防止法に先立ち，2000（平成12）年には**児童虐待の防止等に関する法律**（以

下，児童虐待防止法）が制定された．家庭内での子どもに対する暴力はその後の子どもの脳に影響を及ぼすこと[3]や健康や寿命にも影響を与えること[4]が報告されるようになり，予防を含め社会的，積極的な介入が必要と考えられるようになってきた．本法の中では，DV の目撃も暴力（虐待）の 1 つとされており，DV 被害者の支援にあたる看護者は，子どもへの影響も念頭においてアセスメントしなければならない．

2 ● DV の加害者とともに生活するということ

a. DV のある家庭の実情

DV のある家族では，加害者が被害者を常に支配しており，関係は対等ではなく，家族内の役割や機能も相補的ではない．被害者は，加害者のルールや機嫌に常に気を配っていなければならず，加害者以外の人との関係性は必然的に希薄となり，孤立することが多い．

たとえば，加害者が帰宅する時間が近づくと，被害者は暴力のきっかけとなりうる機嫌を損ねるようなこと（加害者からみた落ち度）がないか細心の注意を払い，自分の感情は押し殺す．また，生活費をほとんど渡さない加害者からやりくりをするよう指示され，必要な食費を捻出するために自分や子どもの生活必需品や医療費，学費や給食費といった支出までも控える．しかし，被害者の努力が認められることはなく，新たな課題が要求される日常が続く．また加害者の機嫌によって，同じ行動でもその評価が変わり暴力につながるときとそうでないときがある．その結果，被害者は混乱する．また，そのような環境で子どもが育った場合，暴力で物事を解決することを学んでしまったり，学校で必要なものを購入できないことでいじめを受けたり，親から万引きを指示され非行につながってしまうこともある．

b. 支援する際の注意点

以上より，家族といえども，加害者と被害者が存在する以上，1 つの単位と考えて支援しないことが原則である．被害者と加害者に同一の支援者がかかわることは被害者にとっては安全が感じられにくい．また，子どもがいる場合は，暴力の目撃や，直接の被害による子どもの心理や子どもの発達への影響を理解したうえでかかわる必要がある．

通常，生殖家族をつくっていく核となる夫婦は，相互支援（相互依存）により，その家族の機能をつくりあげる．看護者は，なんらかの健康問題が生じたとき，機能の強みを見つけて看護計画を考える．しかし，暴力が生じている家族の支援では，被害者が加害者とともに形成している生殖家族を修復しようという発想ではなく，分離するという方向で看護計画を考えたほうがよいこともある．加害者が「自分が 100％わるかった，変わりたい」と考えていない限り，暴力やそれによる支配はなくならないからである．

B. 家族像の形成

事例 Ⓐ 腹痛を訴え，夫とともに救急外来を訪れた妊娠中期の A さんと家族

A さん，30 歳代後半，女性．妊娠 27 週．妊婦健康診査のため，M 病院の産科に定期的に外来通院していたが，腹痛，頻回の腹部の張りを主訴として，定期外で M 病院

の救急外来を受診した．外来の検査で切迫流産の徴候が認められ，胎児へのリスクと入院治療の必要性が説明された．Aさんは同行してきた夫に相談してくると言い，いったん待合室に向かった．戻ってきたAさんは，入院はできないこと（経済的な負担および1歳半の長女の世話人の不在が理由），帰宅しても安静を守るので入院はさせないでほしいと話す．医師は，安静の指示を守ることと服薬による管理の指示・説明を行った．Aさんは，長女の世話については一両日中に夫が自分の母親を呼ぶと言っていると話す．看護師Mは，腹部の張りが治まらないようなら，すぐにまた病院に連絡するように伝えた．

3日後の21時，再度救急外来にやって来たAさんは，腹痛を訴えていた．薬は自宅で指示どおり服用していたとのことであったが，切迫症状は治まっていなかった．痛みは朝からであったが，日中夫がおらず通院手段がなかったことから，この時間の受診になったと述べていた．この日も夫は同行し，長女は義母（夫の実母）に預けてきたとのことであった．腹部および腟式エコーを実施の際，脇腹にアザがみつかり質問したところ，Aさんは，「いつの間にかできていた，気がつかないうちにどこかにぶつけたのかもしれない．痛くはないし大丈夫」と話した．

Aさんが1人で診察室にいる際，看護師Mは「Aさんが暴力を受けているのではないか心配している」と話した．Aさんは最初黙っていたが，看護師Mが暴力は加害者にのみ責任があることや，今までも暴力を受けて来院した女性が何人かいるということを話すと，しばらくの沈黙のあと，夫からの暴力について話し始めた．

1● 発達段階と基礎機能

30歳代のAさんの家族は，結婚して3年，1歳半の長女を育てている養育期にある．Aさんは，日常的に家事・育児全般を担っており，夫は会社員として収入を得て，家族を養っていた．住居は社宅の2LDKのアパートであり，とくに経済状況も悪くはなかったが，お金の使用に際しては必ず事前に夫の了承が必要であった．また，Aさん自身の実家は夫の実家より遠く，両親とも健在で働いていた．

2● ジェノグラム・エコマップを用いた家族の理解

図Ⅴ-1-1にA家族の全体像のジェノグラム・エコマップを示す．

Aさんは夫の暴力について，夫の姉や社宅にいる夫の同僚の妻にも話してみたことがあるが，「少しわがままだけれど，あなた（Aさん）がもう少し気をつければもともとは優しい子だから大丈夫よ」「仕事で疲れることが多いんじゃないかしら，ご主人も大変なのよ」と言われ，その後，誰にも相談はしていなかった．

C. 家族アセスメント

1● 家族像からみる，A家族を理解するうえでの特徴・ポイント

心理学者のウォーカー（Walker）がDVの被害女性に関する研究を積み重ねて導き出した，当事者理解のための2つの理論，学習性無力感の精神社会理論と暴力のサイクル理論[5]はAさんの状況把握に役立つ．また，DVのトラウマを抱えた人たちへの中・長期的ケア

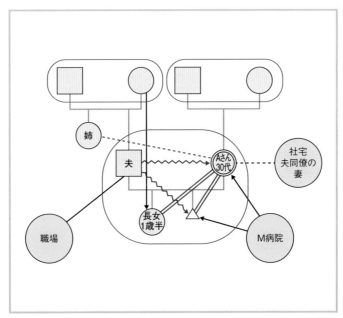

図Ⅴ-1-1　A家族の全体像のジェノグラム・エコマップ

をテーマに，DV被害当事者が中心となり，回復に必要な考え方や支援情報の発信などを
している NPO 法人レジリエンス[6)]が述べているように"レジリエンス"の重要性は，A さ
んの支援に際して重要なキーワードとなる．

2●アセスメントに用いる理論・モデル・考え方・概念：DVのスクリーニングと被害者支援の理論に基づく原則

a.　学習性無力感の精神社会理論

　学習性無力感とは，暴力にさらされ続けることで，自分らしくいることが暴力を受ける
原因であると認識し，逃げても連れ戻され，さらにひどい暴力を受けることで，自分は何
をやっても暴力からは逃げられない，何をやってもむだと学習をしてしまうことである．
ウォーカーは，DV 被害を受け続けた女性たちの行動が，実験心理学者のセリグマン
（Seligman）が犬やラットによる実験で実証してきた学習性無力と酷似していると述べて
いる．何ができるか，何ができないかを自分たちの見方で決定しており，本当にできない
のかどうかは別として，無力を確信しているというのである．そして，被害者の多くが女
性であるという事実には，社会的・文化的な背景が大きく関与しているだろうと指摘して
いる．

b.　暴力のサイクル理論

　内閣府の調査によると，親密な相手からの暴力によって健康を害した被害者は約 7 割に
のぼる．ではなぜその原因である加害者からすぐに逃げないのだろうか．**暴力のサイクル
理論**では，暴力には一定の周期があるとし，第 1 相「緊張の高まり（緊張期）」，第 2 相「激
しい虐待（爆発期）」，第 3 相「優しさと悔恨，そして愛情（ハネムーン期）」と名づけられ

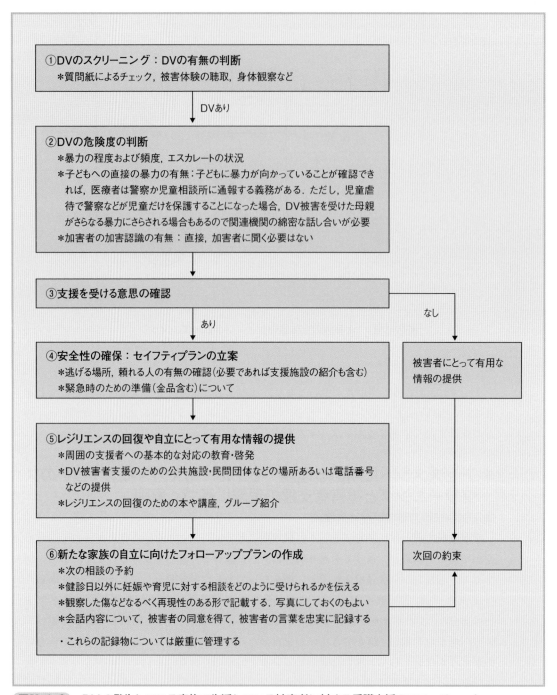

①DVのスクリーニング：DVの有無の判断
　＊質問紙によるチェック，被害体験の聴取，身体観察など

DVあり

②DVの危険度の判断
　＊暴力の程度および頻度，エスカレートの状況
　＊子どもへの直接の暴力の有無：子どもに暴力が向かっていることが確認できれば，医療者は警察か児童相談所に通報する義務がある．ただし，児童虐待で警察などが児童だけを保護することになった場合，DV被害を受けた母親がさらなる暴力にさらされる場合もあるので関連機関の綿密な話し合いが必要
　＊加害者の加害認識の有無：直接，加害者に聞く必要はない

③支援を受ける意思の確認

あり　　　　　　　　　　　　　　　　　　　　　　なし

④安全性の確保：セイフティプランの立案
　＊逃げる場所，頼れる人の有無の確認（必要であれば支援施設の紹介も含む）
　＊緊急時のための準備（金品含む）について

被害者にとって有用な情報の提供

⑤レジリエンスの回復や自立にとって有用な情報の提供
　＊周囲の支援者への基本的な対応の教育・啓発
　＊DV被害者支援のための公共施設・民間団体などの場所あるいは電話番号などの提供
　＊レジリエンスの回復のための本や講座，グループ紹介

⑥新たな家族の自立に向けたフォローアッププランの作成
　＊次の相談の予約
　＊健診日以外に妊娠や育児に対する相談をどのように受けられるかを伝える
　＊観察した傷などなるべく再現性のある形で記載する．写真にしておくのもよい
　＊会話内容について，被害者の同意を得，被害者の言葉を忠実に記録する
　・これらの記録物については厳重に管理する

次回の約束

図Ⅴ-1-2　DVの発生している家族で生活している被害者に対する看護支援のフローチャート

ている．激しい虐待の時期だけでなく，ハネムーン期とも表現される第3相までを繰り返すことにより，被害者は加害者ともう一度やり直せるかもしれないと思い，学習性無力感に加え，暴力から離れることが難しくなるのである．

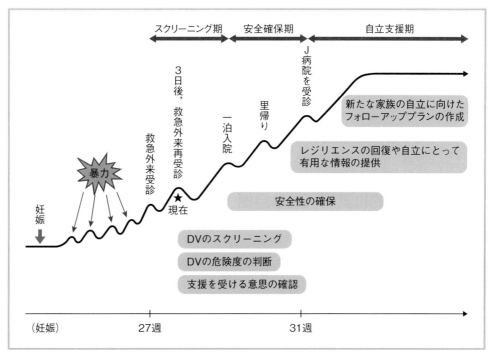

図Ⅴ-1-3　　A家族の臨床経過と実践

c. レジリエンス

　レジリエンス（resilience）とは，英語でいろいろな形の「力」を意味している．日本語では，たとえば，回復力，復元力，元気，快活，弾力，反発などを示す．どのような逆境におかれても，耐え抜く力，そこから脱する力，新しくエネルギーを発揮する力，マイナスのものをプラスに変えていく力である．そして，これは自分らしく生きるための原動力でもある．支援の根本は，被害者がもっているレジリエンスを引き出すことであると認識しておく必要がある．なぜならば，その認識がなければ，看護者がそれまでの加害者の代わりに新たな支配者となってしまう危険性があるからである．

3 ● A家族のアセスメント

　養育期にある生殖家族の機能を維持しながらAさんのようなDV被害者の健康問題の回復をはかる場合の手順をフローチャートに示した（**図Ⅴ-1-2**）．これは，周産期ドメスティック・バイオレンスの支援ガイドライン[7]を参照し，作成している．また，**図Ⅴ-1-3**は救急外来受診後のAさんの臨床経過と看護実践を表している．

D. 目標とする健康な家族像

1 ● 長期目標

　Aさんの場合，夫からの暴力がエスカレートし，お腹に子どもがいるにもかかわらず暴力をふるわれていることから，Aさん自身の心的外傷後ストレス障害（post traumatic stress disorder：PTSD），その他のさらなる健康被害や，子どもへの悪影響を予防するために，暴力から離れ「新しい家族」となり自立することが長期目標となる．ただし，Aさん本人の意思がその前提となることと，子どもに関しては別の法律が絡んでくることは確認しておく必要がある．

　支援の際，被害者のレジリエンスを信じることが大切である．そして，いったん逃げても，また加害者のもとに戻る可能性もあるが，被害者の選択を非難してはならない．そのような被害者の判断は先に述べた学習性無力理論や暴力のサイクル理論が絡んでいることを理解しておく必要がある．

2●具体的に実現可能な目標

　フローチャート（図Ⅴ-1-2）を手がかりに，Aさんと子どもの目標を立てるとすると，以下の6つが考えられる．

1. DVのスクリーニング
2. DVの危険度の判断
3. 支援を受ける意思の確認
4. 安全性の確保：セイフティプランの立案
5. レジリエンスの回復や自立にとって有用な情報の提供
6. 新たな家族の自立に向けたフォローアッププランの作成

　出産までは，安全とレジリエンス回復のための環境を確保しつつ，妊娠を継続していくことになる．DVのある家族の育児に関する特有の問題は，親子の分離についての不安や，DVの子どもへの影響に対する不安が生じやすいことがあげられる．子どもへの影響やそれにかかわる現実的な対処については，バンクロフト（Bancroft）ら[8]の著書に詳しく書かれている．図Ⅴ-1-4は，Aさんと子どもの家族が目標とする健康な家族像を示している．

E.　具体的な看護の方針と家族看護実践の展開（実践期間：妊娠28～32週の1ヵ月）

　Aさんと子どもの安全の確保と，Aさんのレジリエンスの回復を中心に，フローチャート（図Ⅴ-1-2）に沿って実際の看護の展開を解説する．

1●DVのスクリーニング（図Ⅴ-1-2①）

　28週の時間外外来受診時，看護師Mは，Aさんに身体的な傷の理由を尋ねた際，その答えが不自然であったと感じ，心配していることを伝えた．また，ここで話したことは口外しないと約束した．そのような対応をとったことで，Aさんは夫からの暴力について話し始めた．看護師Mは，"パートナーからたたかれたことがある""物を投げつけられたことがある"などの項目がいくつか書かれた質問紙*に，頻度と併せてチェックを入れるよ

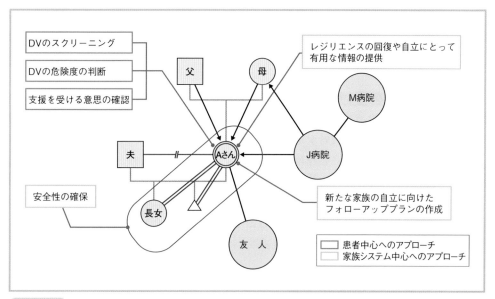

図Ⅴ-1-4　A家族が目標とする健康な家族像および具体的な看護方針

う，Aさんに促した．

2 ● DVの危険度の判断 （図Ⅴ-1-2②）

a. 暴力の程度および頻度，エスカレートの状況，子どもへの直接の暴力の有無，加害者の加害認識の有無

　看護師Mは暴力の危険度を把握するために，夫の加害についてAさんにいくつか質問をした．暴力を受け始めた時期を尋ねると，第1子出生直後から始まっており，1年半の間，断続的に暴力にさらされている状態であった．そして，身体的な受傷も徐々に増えてきたが，傷はだいたい洋服で隠れる部分であり，最近は腹部を狙ってたたかれたり，蹴られたりすることが多くなったとのことであった．

　ほかに，暴力をふるったあとの夫の行動を尋ねたところ，「次の日にはわるかったと言って，謝るんですけど，私（Aさん）が食事に自分の嫌いな野菜を入れていなければ，あんなに怒ることはなかったのに，とか，言ったとおりにしていなかったからと言われるので，私もわるかったかなと……」と話した．

　長女への直接的な暴力の有無については，Aさんは「それはまだないですけど，私に怒鳴ったりするのは聞こえているのだろうなと思います」と述べた．

　看護師Mはこれらの話から，加害者は暴力について100%ではないが，被害者に責任転嫁をしており，加害者としての認識はなさそうであるとアセスメントした．また，第2子を妊娠しているにもかかわらず腹部への攻撃を続けていること，外来を受診する間隔が短いことからも暴力がエスカレートしていると判断した．また，暴力の頻度が高まっている

---

*例：「女性の虐待アセスメント尺度」「パートナーの暴力判定尺度」「女性に対する暴力スクリーニング尺度」[7]「日本語版DVSI（ドメスティックバイオレンス＜DV＞簡易スクリーニング尺度）」等.

ので，なるべく早く加害者から隔離するのが最善だが，切迫症状もあり，本人の意思，長女のこと，隔離先との調整も必要であり，ていねいに計画して動かさなければならないと考えた．

3 ● 支援を受ける意思の確認（図V-1-2③）

　暴力がエスカレートしているという判断から，看護師Mは「Aさんが望むのであれば，この病院でも暴力に対する対策の相談に乗れるのですが，もう少しこのことを一緒に話し合いたいですか？」と尋ねたところ，Aさんは「あの人はとても優しいところもある人なんです．でも，なんで暴力をふるわれるのかわからないし，自分ではもうどうしていいかわからない…．少しでも暴力を受けないようにすることができるなら相談したい．でも，あまり時間をとると夫が不審がるので，少しだけ」と答えた．また，腹部のアザについて夫に問いただすこと，警察への通報も拒否した．カルテへの暴力に関する記載は了解した．

4 ● 安全性の確保：セイフティプランの立案（図V-1-2④）

a. 逃げる場所，頼れる人の有無の確認（必要であれば支援施設の紹介など）

　看護師Mは，Aさんが妊娠継続を望むのであれば，少し離れて暮らしたほうが安全ではないかと判断し提案した．Aさんは「そうしたいけれど，実家に帰ることもあまりよく思わないみたいで，家に私の家族が来るだけでも機嫌が悪くなるんです」と話した．

　頼れるところが実家以外にあるか聞いたところ，ほかには思い当たらないとのことであった．看護師Mは，Aさんの話を聞いた後，切迫症状のことも含め医師と話し合うので，少し診察台で休んでいるようAさんに伝えた．また，廊下で待っている夫にもAさんの切迫症状が治らないので休ませており，時間がかかっていることを伝え，医師のいる別室に移動した．医師と相談した結果，医師が，夫にAさんが医学的に絶対安静が必要であること，現に救急受診が二度続いていることから，自宅にいてはこれが厳守できないようであるという医療者側の判断を説明することにした．そして，家事や長女の世話などを一切任せられ経済的負担にならない方法として，Aさんが実家に帰るか，入院するか，のどちらかしかないだろうと提案することになった．また，どちらにしても医学的に今日は入院して治療が必要であることも伝えることとした．

　医師が夫を呼び，提案した結果，夫もAさんが実家へ帰ることを了解した．Aさんの両親には看護師Mが連絡をとり，里帰りをしての療養について了解が得られた．

　夫が帰ってから，Aさんは，暴力をふるわれていたことについて，「私が家のことも子どものこともきちんとできていなかったこともあったから，しょうがないのかもしれないと思うこともある」と話した．罪悪感を述べているAさんに，看護師Mは「暴力は100%加害者に責任があるんですよ，Aさんに原因があるように思いこませるような言いわけをAさんに言うために謝っている．これも立派な支配ですし，暴力なんですよ」と話した．Aさんは不思議そうな顔をした．

　Aさんに，とりあえず何がしたいかを尋ねると，「とにかくしばらく何も考えずにゆっくり眠りたい」と話した．看護師MはAさんの希望を聞き，実家の両親に暴力について話すことも了解を得た．そして，暴力のことおよび今後の対応について詳細な打ち合わせ

をするために実家の両親と再度連絡をとった．両親は今すぐの迎えは無理だが明日なら可能であるとのことなので，医師とAさんと相談し，1泊入院をして安心して眠ってもらうこととなった．また，義母（夫の実母）とも連絡をとり，里帰り療養の事情を話し，長女をすぐにM病院に連れてきてもらうよう依頼した．

b. 緊急時のための準備について

　看護師Mは，翌日迎えにきた実母に，まずAさんが安心して十分に眠れる環境をつくる必要性があることを説明した．不安な点として，実家の場所を夫が知っているのであれば，そこまで追いかけてくる場合もあることも説明し，必要であれば接近禁止命令などの法的措置を申請できることも話した．実母は，夫（Aさんの実父）と安全性の確保について電話で相談をし，Aさんの夫がコンタクトをとってきたときは警察に連絡を入れること，実父が事前に近くの警察署の生活安全課に相談をしておくことになった．また，そのとき署の誰に相談したのかがわかるように，名刺などを受け取っておくとよいことも電話で実父にアドバイスした．それらを踏まえ，Aさんには生活の場の安全性について再度説明した．さらに，何かあったときのために携帯電話や多少のお金は必ず身につけておくこと，そして帰省後，実家から逃げられる場所の確認もしておくように話した．

　妊婦健診の引き継ぎが必要なので，実家からAさんが通える病院を実母に探してもらうこととし，決まりしだい連絡してもらうよう依頼した．こちらから新たな病院へ今までの妊婦健診の情報を伝えることについて了解をとった．また，「希望があれば，この病院にDVに関する情報を伝え，何かあったときには支援してもらえるように話しておきますが」と提案し，Aさんと実母はその提案を受け入れた．

　最後に，看護師Mは実母に，「起きて，着替えて，朝昼夕食をだいたい決まった時間に食べて，お風呂に入って，寝て，という毎日を娘さんと一緒に続けることで，今までの不定期な原因のわからない暴力による不安は少しずつ和らいでいって安心につながるんですよ．ですから，構えたりむずかしく考えたりしないで，なるべく普段どおりに生活していくのでいいのですよ」と話した．切迫症状が悪化する場合は連絡するよう伝え，2週間を目安に里帰りの病院を探してみるようにと話した．もし，地域の情報が必要であれば，地域の女性相談センターに相談できることも伝えた．

5 ● レジリエンスの回復や自立にとって有用な情報の提供 （図V-1-2 ⑤）

a. 周囲の支援者への基本的な対応の教育・啓発

　妊娠29週に実母から，切迫症状は薬で落ち着いていること，また，近所の人に産科の情報を聞いているところだと電話で連絡を受けた．その翌週に病院が決まったと連絡が入ったので，看護師Mは新たなJ病院の看護師Jと連絡をとった．看護師Jは，Aさんのプライマリーナースとして妊婦健診日に合わせて対応をすることになり，妊娠30週の時点の実母からの電話で，両親は，娘が暴力を受けていたことを今まで知らず，そのことに罪悪感をもっていることを知った．また，普段どおりの日常が大事であるということはM病院から聞いたが，どうしてもAさんとの会話がぎこちなくなるという実母の発言も聞いた．

　看護師Jは，31週で外来に来た実母とAさんの様子を観察し，実母のとまどいに対し

て，適切な対応ができていることを伝えた．また，A さんが自分の育児技術や日常生活行動について，夫からの言われのない批判に日常的にさらされていたために，子育てに自信がもてなくなっているようである，という前病院の看護師 M からの情報も伝えた．

　実母とは，どうかかわれば A さんが自信を取り戻してくれるのかについて話し合った．その結果，次の 4 つのルールを決めた．①一方的に支援して，A さんの自立を疎外することがないようにすること，②A さんの意思をしっかり確認すること，③A さんは妊娠の継続を希望しているのでそれを優先する必要があるときは，長女の世話をすること，④育児の方針については，親と娘で意見の食い違い等が起きる可能性もあるかもしれないが，まずは A さんの意見をしっかり聞き，批判しないこと，である．このルールは，実父にも同じように対応してもらうことにした．

　しかし，両親も抑制ばかりしていては，精神的負担が増すので，親としての意見を言う場合に，感情的にならないこと，感情的になりそうであればその話題をいったん取り下げ，双方に考える時間をとってから再開するなどの対処が大切であることを説明した．また，娘（A さん）にどう対応してよいかわからないとき，育児についての疑問などは，いつでも病院に電話し相談してよいことを伝えた．

　さらに，看護師 J は A さんの力を取り戻すために，かつてできていたことを少しずつ思い出していくことや，できそうで，なおかつやりたいこと，楽しいと感じられることについて再発見していく必要があると判断した．まず，A さん自身の考える精神的な健康の回復の具体的な方法について尋ねると，まだよくわからない，とのことであった．しかし，結婚する前は映画を観ることが好きであったという発言もあった．看護師 J は「これらのことが少しずつできるように，ご両親や近所の友人にも声をかけられるといいですね」と A さんに話した．また，これらの経過について，前病院の看護師 M に連絡し，情報共有を行った．

b．DV 被害者支援のための公共施設・民間団体などの情報提供

　実家ではあるが，新たな土地に来て社会資源について十分な情報がない A さんには，公的な支援施設や民間団体の支援について情報提供を行い，パンフレットやカードなどを渡した．インターネットを使える環境であればそれも有効であると伝えたが，実家ではまだ環境が整っていないということであった．

6 ● 新たな家族の自立に向けたフォローアッププランの作成 （図Ⅴ-1-2⑥）

　看護師 J は，今回の健診の結果，胎児の発育は順調であること，A さんの状態も問題ないことを伝え，次回の健診の日程を確認した．また，それまでに危険を感じるようなことがあれば，警察や病院，あるいは女性相談センターに連絡するように伝え，またいつでも逃げられるように必要最小限の貴重品と衣類は常に準備しておくようにと念を押した．

　2 週間後の健診時には，体力的にも精神的にも落ち着いており，看護師 J は，A さんの回復と自立について再度建設的に考えられるように実母も含め話し合う場をもった．A さんは暴力によって第 1 子出産後，自分の気持ちを押さえ込んでいたが，その対処パターンがさらに自分を追い込んでいったことに気づいていた．最初は親にも言いたいことを言え

ない心理的な状況にあったとも述べた．Aさんは「自分で物事を決めていくことや自分の意見を言っても脅かされることはないという，暴力をふるわれる以前は当たり前だった感覚が何となく戻ってきた感じです」と話した．看護師Jは，これは両親の理解と4つのルールの実践のすばらしい結果であることを実母に伝えた．

看護師Jは，Aさんが自分の力を少し回復できている状態であると判断し，次の自立のステップに移るためのプラン作成にとりかかることにした．まずは，妊娠が順調に進み，出産を乗り越えられるように食事の内容を一緒に点検し，体力の回復に向けてできることを考えた．また，1人目とは違う場所での育児環境を整える必要があることを話した．Aさんから歳の近い子どもがいる友人を含む支援者になってくれそうな人をあげてもらい，連絡をとることを勧めた．また2週間後の健診日に面接する約束をした．

F. 家族看護の技術：暴力をスクリーニングする

配偶者からの暴力被害のスクリーニングと回復への支援のうち，本項で焦点をあてた急性期のDVのスクリーニングのポイントは以下のとおりである．

①まず，DVが発生しているかを見極めることが重要である．被害を打ち明けてもらうためには，暴力は珍しいことではないこと，支援体制が整っていることを伝え，信頼関係を築くことが大切である．

②暴力の危険度をアセスメントし，支援の方針を立てる．暴力がいつから始まったか，頻度はどうか，エスカレートしているか，刃物など危険なものを持ち出すか，子どもへの暴力はあるか，子どもが目撃しているか，などを聞く．子どもへの暴力，目撃があれば，児童虐待防止法に則り，医療機関は児童相談所に通告する．また，このことは親に伝える必要はない．

③被害者を加害者から分離したほうがよいと判断した場合，安全性の確保のため資源と法律を利用する．DV防止法を理解し，警察や女性相談センター，保健所と連絡会やケースカンファレンスの機会をもち，顔の見える支援体制を作っておき対応することが望ましい．また，支援提供については本人の意思確認が原則である．

学習課題

1．DVにより望まぬ妊娠と中絶を繰り返している女性が受診をしてきたときに，自分ならどのような看護を提供するかプランを考えてみよう．かかわる際の留意点（しなければいけないこと，してはいけないこと）も考えてみよう

2．Aさんの事例で，両親などのサポートが得られない場合ではどのような対応が考えられるか検討してみよう

▌引用文献▌

1) 内閣府男女共同参画局：男女間における暴力に関する調査報告書（概要版），2017，〔http://www.gender.go.jp/policy/no_violence/e-vaw/chousa/pdf/h29danjokan-gaiyo.pdf〕（最終確認 2022 年 1 月 14 日）
2) 警察庁生活安全局生活安全企画課：平成30年におけるストーカー事案及び配偶者からの暴力事案等への対応状況について，〔https://www.npa.go.jp/safetylife/seianki/stalker/H30taioujoukyou_shousai.pdf〕（最終確認 2022 年 1 月 14 日）
3) 友田明美：児童虐待が脳に及ぼす影響—脳科学と子どもの発達，行動—．脳と発達 **43**（5）：p.345-351，2011
4) ドナ・ジャクソン・ナカザワ著，清水由貴子訳：小児期トラウマがもたらす病．ACE の実態と対策．パンローリング，2018
5) レノア・E・ウォーカー：バタードウーマン—虐待される妻たち（斎藤　学監訳），金剛出版，1997
6) NPO 法人レジリエンスホームページ〔https://sites.google.com/view/nporesilience/top〕（最終確認 2022 年 1 月 14 日）
7) 聖路加看護大学女性を中心にしたケア研究班（編）：EBM の手法による周産期ドメスティック・バイオレンスの支援ガイドライン 2004 年版，金原出版，2004
8) ランディ・バンクロフト，ジェイ・G・シルバーマン：DV にさらされる子どもたち—加害者としての親が家族機能に及ぼす影響，金剛出版，2004

2　医療的ケア児を在宅に迎える家族への看護：
社会的資源を取り入れた家族資源の再構築を目指す

A. 医学的な臨床像・医療に関する動向

1 ● 医療的ケア児に関する動向

　日本では，ECMO（exracorporeal membrance oxygenation，体外式膜型人口肺，1985年），人工肺サーファクタント（1990年）といった新生児医療の進歩により，新生児死亡が著減した[1]．多くの子どもを救命できる一方，救命後にさまざまな障害や重症度をもつ子どもの数が増加した．このような子どもは，重症度に応じて呼吸管理（人工呼吸器，気管切開，吸引，ネブライザーの使用等），食事管理（中心静脈栄養，経口全介助，経管栄養，胃ろう・腸ろう等），その他（透析，定期導尿，人工肛門，体位変換，過緊張による発汗・更衣・姿勢修正等）を要し，日常的に高度医療に依存したまま NICU を退院する**高度医療依存児**となる．このような子どもの中には，重度の肢体不自由と重度の知的障害とが重複する重症心身障害児だけでなく，近年は歩行や会話に問題はないが医療機器と医療ケアが必要な**医療的ケア児**の数が増加している．**医療的ケア**とは，経管栄養や痰の吸引，導尿などを指し，家族が自宅で日常的に介護として行っているもの[2]とされ，医療的ケアを必要とする子どもを「医療的ケア児」と呼ぶ．医療技術や医療機器の進歩や，政府の政策として「慢性の疾患や障害をもった子どもたちや成人ができるだけ住み慣れた場所で自分らしく生きる」在宅医療を推進していることも後押しとなり，在宅で生活する医療的ケア児が急増している．2016年度の0～19歳の医療的ケア児は約1.8万人と推計され，在宅で実施している医療的ケアの種類では，経管栄養（経鼻・胃ろう・腸ろう）が72％ともっとも多く，吸引（62％），ネブライザー（37％），気管切開の管理（37％），在宅酸素療法（31％），人工呼吸器の管理（20％），導尿（15％）等の複雑かつ複数の医療的ケアが行われている[3]．

2 ● 医療的ケア児を地域ではぐくむということ

　乳幼児期にある医療的ケア児が在宅に生活の場を移した後，医療的ケアを行う主な役割は家族が担うため，家族員に過大な負担がかかる．とくに母親は，人工呼吸器の管理，数分から数時間おきの吸引，体位変換，安全な食事や栄養管理，移動の介助といった子どもの日常生活のすべてにかかわり，その責任感から片時も目を離すことができず，睡眠や休息といった基本的日常生活が阻害される．定期的な通院や就労の困難さから，社会からも孤立していく．また，家族は医療的ケア児を中心に生活を構築し，そのきょうだいは子どもらしい欲求を我慢し，父親は経済力の確保に責任を感じ，学校行事や家族旅行といったものへの参加も困難になる．これに加え医療的ケア児は日々成長していき，身体的な成長や医療レベルの変化だけでなく，子どもの就学や放課後の預け先の問題，社会とのつなが

りの拡大，学校教育修了後の通所施設の確保といった，ライフスタイルの変化に応じてさまざまな調整が求められる．このような家族が疲労困憊せずに健やかに子どもを育むためには，地域におけるさまざまな社会的資源を導入し，家族内の役割を調整し，細く長く過重負担のない生活を構築することが必要である．

B.　家族像の形成

> **事例 Ⓑ**　出生後の重度の脳出血を経て，在宅療養へ移行したBちゃんと家族
>
> 　現在1歳6ヵ月，女児のBちゃんは，在胎24週6日，550gで出生した．出生72時間で脳室内出血の重症度グレードⅢの頭蓋内脳出血を発症し，後天性水頭症，てんかん波が出現した．水頭症に対し脳室-腹腔シャント（V-Pシャント）が設置された．てんかん発作に対しフェノバルビタール（フェノバール®）が投与され，血中濃度が安定し，てんかん発作のコントロールが可能となり12ヵ月時に退院した．退院時，Bちゃんは経管栄養チューブで栄養管理や服薬を行っていたため，母親は鼻腔栄養チューブの入れ替え，鼻腔栄養，吸引の手技を獲得した．在宅生活開始後，1歳2ヵ月より離乳食を開始した．現在は離乳食を昼夜2回に加え，200 mL/回のラコールNF®を1日3回鼻腔栄養チューブより注入している．3歳の姉はBちゃんの在宅生活を機に保育所に入所し，父親は会社員で帰宅が遅いため，日中はBちゃんと母親が在宅している．
>
> 　離乳食を開始後，1週間に2～3回のてんかん小発作が生じるようになり，外来で抗てんかん薬の内服調整を行っていた．しかし，てんかん発作のコントロールは不良であり，母親も通院の度に顕著な疲労が認められ，「離乳食を始めてから吐きやすくなってしまって大変なんです」「発作がいつ起こるかわからなくて休めない」「夫も私の母もBちゃんの医療的なことはしていません．任せられないんです」という発言もあり，主治医の要請で地域の訪問看護が導入されることとなった．

1 ● 発達段階と基礎機能

　30歳代の会社員である父親，30歳代の専業主婦である母親，3歳の姉との4人暮らしであり，養育期にある家族である．母親は姉の出産を機に専業主婦となり，夫の収入で生活し経済的不安はない．両祖父母共に隣県に在住しており，Bちゃんの在宅生活移行後は母方祖母が育児支援のため1週間に2回Bちゃん宅に通っている．朝7時に父親と姉を送り出した後は，夕方までのほとんどの時間を母親とBちゃんだけで過ごし，夕方に姉が帰宅すると，父親が帰宅する21時まで母親が姉，Bちゃんの世話をしている．

2 ● ジェノグラム・エコマップを用いた家族の理解

　Bちゃんが退院した後，Bちゃん，父親，母親，姉の4人家族としての生活が始まった．母親はBちゃんの栄養管理や注入，吸引といった医療的ケアに加え，いつてんかん発作が起こるかわからない恐怖心から，常にBちゃんのそばに付き添い，片時も気が休まらない状況であった．姉は保育所に楽しそうに通っていたが，母親がBちゃんの世話をしている時には絵本を読んだりテレビをみたりして過ごしており，Bちゃんの世話を忙しくする母

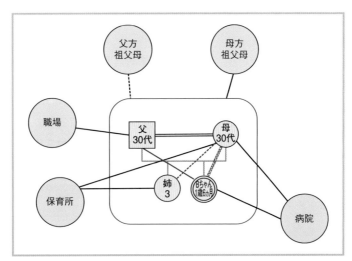

図V-2-1　　B家族の全体像のジェノグラム・エコマップ

親に遠慮する様子がうかがえる．父親はできる限り母親のサポートをしたいと姉を保育所に送ったり家事の一部を分担し，土日に子ども達と遊んだりするが，平日は子ども達が就寝する頃に帰宅することが多い．夫婦のコミュニケーションは良好である．母親とBちゃんは定期的に病院に通院する以外に外出はなく，姉の保育所の様子は連絡帳からうかがい知ることで精いっぱいであった．母方祖母には主に掃除や洗濯を行ってもらい，Bちゃんの世話を頼むことはほとんどなかった．

　図V-2-1にBちゃんの訪問看護導入前のB家族の全体像のジェノグラム・エコマップを示す．

C. 家族アセスメント

1 ● 家族像からみる，B家族を理解するうえでの特徴・ポイント

　Bちゃんはてんかんのコントロールのため，抗てんかん薬の薬剤血中濃度の安定を図りながら成長発達していくことが必要である．NICU退院時には経管栄養のみであったBちゃんの養育は家族員のみで対応ができていたが，Bちゃんの食事が離乳食と経管栄養の併用になったことから，食事を食べさせなければいけない母親の義務感と吸引や注入といった医療的ケアの種類や頻度が増え，母親の心身の疲労が増大し家族内の役割調整だけでは対応が困難となってきている．またBちゃんの世話にかかりきりになる母親とBちゃんの関係が強まり，母親と姉との関係が希薄化し，家族全体の関係性はバランスを崩している．日々成長していくBちゃんの養育に対し，母親の過重な負担を軽減し安定した生活を構築するためには，さまざまな支援を柔軟に獲得し，Bちゃんへの食事以外の刺激で発達を促すことや家族で穏やかに過ごす時間を作ることが，家族が地域で健やかに発達していくことにおいて重要である．

2●アセスメントに用いる理論・モデル・考え方・概念：家族構造-機能理論

　　家族資源（「第Ⅱ章-1-A」参照）とは，家族員の**個人的資源**，家族システムの**内部資源**，**社会的資源**の3つのレベルで構成され，家族資源の違いから同じ状況でも，どのように認知・対処するか差が生じるため，家族が危機的な状況に陥るかどうかも異なる．たとえば，医療的ケア児を初めて家庭に迎え入れる家族では，医療的ケアを担う主たる養育者を中心に，価値観，性格，健康状態といた個人資源が十分に活用されているか，周囲のサポート状況や新規サービスの獲得といった社会的資源により荷重分散がなされているか，家族員間の凝集性のバランスや家族員全体が医療的ケアのある生活に適合できているかという視点でアセスメントを行う．

3●B家族のアセスメント

　　家族資源を用いて，B家族をアセスメントした結果を**表Ⅴ-2-1**に示す．**表Ⅴ-2-1**では，家族資源の各項目に沿ってB家族の現状を整理し，アセスメントより導き出された問題に沿って看護の方向性を示している．また**図Ⅴ-2-2**では，BちゃんがNICUを退院し在宅で生活を始めてからの経過と看護実践を示したものである．

　　B家族は，Bちゃんの離乳食が開始になったころから，経口摂取への母親の強い希望と，食事に付随して行われる注入，吸引，嘔吐，経管栄養チューブの再挿入への対応といった母親の役割増加や，てんかん発作への不安感の増強から母親への過重負担が生じ，家族員の個人的資源では対応が困難となり，母親の疲労感が蓄積している．また，姉や父親はBちゃんの世話に追われている母親に遠慮し，家族員間の関係性にゆらぎが生じ，内部資源の再構築（家族の凝集性や適応力を見直し，強化すること）が必要である．社会的資源は母方祖母からのインフォーマルな支援のみであり，フォーマルな社会的資源（訪問看護など）を取り入れて母親の過重負担を減少させ，個人的資源および内部資源の回復を目指す．

D. 目標とする健康な家族像

1●長期目標

　　社会的資源（療育園，親の会など）・在宅サービス（訪問看護，訪問リハビリテーションなど）を組み合わせ母親の育児介護負担感が低減し，Bちゃんを中心とした家族員の日常生活が安定し，成長発達できる家族生活を構築する．

2●具体的に実現可能な目標

(1) Bちゃんの頻回な嘔吐を改善し，抗てんかん薬の血中濃度の安定と成長を促進する
(2) Bちゃんの生活リズムが整い，母親の慢性的な睡眠不足・疲労感が軽減する
(3) Bちゃんの発達を促す専門家のかかわり，家族員のかかわりが行える
(4) 家族員が家族内の役割を調整・獲得し，医療的ケアが必要なBちゃんとの生活が安定する

表V-2-1　家族資源のアセスメント

情報		アセスメント	看護の方向性
家族員の個人的資源		・Bちゃんは頻回な嘔吐により抗てんかん薬の血中濃度が安定しないことから、てんかん発作をコントロールできていない状況である。 ・母親はBちゃんの経口摂取に対し強い希望と責任感から経口摂取にこだわりを持ち、嘔吐や医療的ケアが増加し、負担感が蓄積している。また生活時間のほとんどをBちゃんの食事に費やしており、十分な休息が取れていない。 ・姉は母親に甘えたい年齢にもかかわらず、Bちゃんの世話にかかりっきりになる母親への遠慮から、1人で静かに遊ぶなどして疎外感を感じている。 ・父親は母親へのサポートに意欲的である一方、経済力に対しても責任感をもち、十分なサポートができていないと感じている。	・Bちゃんの頻回な嘔吐を改善し、抗てんかん薬の血中濃度の安定と成長を促進する。 ・Bちゃんの生活リズムが整い、母親の慢性的な睡眠不足・疲労感が軽減する。 ・Bちゃんの発達を促す専門家のかかわり、家族員のかかわりが行える。 ・家族員が家族内の役割を調整・獲得し、医療的ケアが必要なBちゃんとの生活が安定する。
経済力	・父親が経済を引き受け、母親は専業主婦である。父親の収入だけで生活に問題はない。		
教育	・姉は保育所に通所している。		
	・母親は姉の保育所に出向くことはできておらず、保育所とのやり取りは連絡帳が中心である。		
	・Bちゃんはどこにも通園していない。		
健康	・Bちゃんは抗てんかん薬の薬剤血中濃度が不安定であり、てんかんの小発作が認められる。		
	・母親はBちゃんの世話につきっきりであり、てんかん発作の不安から夜間も気が休まらず、疲労が蓄積している。		
性格	・母親はまじめな性格であり、「きちんと食べないと、成長していけない」といった言葉が聞かれる。また医療的ケアは自分が責任をもって行わなければならないと考えており、母方祖母に任せることができない。		
	・姉はBちゃんのケアに追われる母親に、十分甘えることができていない。		
	・父親は母親の負担感を軽減したいと家事・育児に積極的である。		
内部資源		・母親とBちゃんは食事の世話を中心として離れて過ごす時間がないことから、母親とBちゃんの凝集性は強い。姉は母親に遠慮し十分甘えることができず、父親は母親へのサポート力が不十分であるという自責の念を抱いており、全体の凝集性はアンバランスである。 ・母親はBちゃんの世話を誰にも任せることができず、適応力は不十分である。	
凝集性	・母親はBちゃんのケアを中心に生活を構築しており、24時間Bちゃんのそばを離れることができない。		
	・姉は母親がBちゃんの世話にかかりっきりになることに配慮し、母親に甘えることができない。		
	・父親は母親のサポートや子どもたちの世話に熱心だが、仕事をセーブすることは困難と感じている。		
適応力	・母親とBちゃんは日中のほとんどの時間を食事摂取に費やしている。		
	・姉は母親に気を遣い、1人でできる遊びをして邪魔をしないように過ごしている。		
社会的資源		・母方祖母の家事支援は受けているが、母親はBちゃんと離れることができず、母親の休息には結びついていない。また、近隣住民や友人との交流はほとんどなく、社会から孤立している状態である。母親は医療的ケアの負担を一手に引き受けており、疲労感が蓄積している。	
親族	・母方祖母が2回/週の育児支援のため訪れるが、掃除や洗濯を行うことが多く、Bちゃんの世話には介入しない。		
近隣・友人	・母親は外出をあまりしなくなり、近隣住民や友人との交流はほとんどない。		
社会的サービス機関	・サービスの利用はなく、母親が一人で医療的ケアを担っている。		
自主的互助集団	・交流はない。		

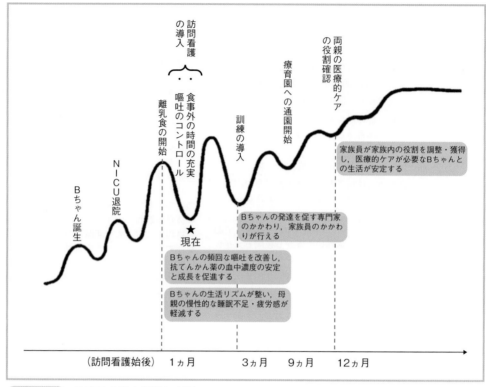

図Ⅴ-2-2　B家族の臨床経過と実践

図Ⅴ-2-3は，新たな資源を導入し家族資源を調整した家族が目標とする健康な家族像，および安定した在宅生活を送るうえでのBちゃん自身，両親および親子というサブシステム，社会システムとB家族との関係に対して，B家族への具体的な看護の方針を示す．

E. 具体的な看護の方針と家族看護実践の展開（実践期間：12ヵ月）

1 ● Bちゃんの頻回な嘔吐を改善し，抗てんかん薬の血中濃度の安定と成長を促進する

　初回の訪問看護は，食事時に嘔吐しやすいとの情報から昼食時に行った．母親はBちゃんにスプーン，フォークを使わせているが，Bちゃんは結局手づかみで食べている．Bちゃんは食べ物に興味があるが，嚥下力が弱くむせ込みがみられ，食べ物とともに手を口に入れることで嘔吐が誘発されていた．離乳食は1時間かけて4割を摂取するが，「食べる量はむらがあるし，吸引とかで吐いちゃったりしてほとんど食べられてないことも多いです」と母親は語る．母親は食事中の頻回な吸引と食事と同時に経管栄養を行っており，Bちゃんのそばを離れられない様子である．手づかみで食べるため後片付けが大変であること，1回2時間かけて経管栄養を注入するとのことで，「1日中ずっと，ご飯を食べさせているような感じ．このままだと一生口から食べないんじゃないか不安になる」「食べても食べて

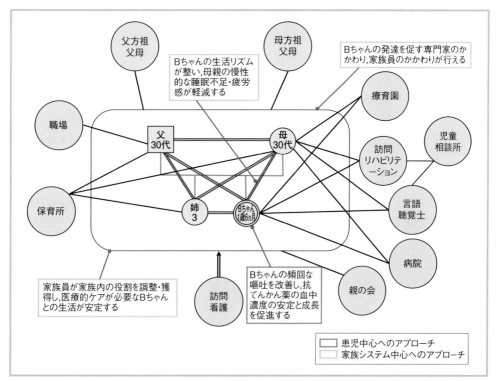

図Ⅴ-2-3　B家族が目標とする健康な家族像および具体的な看護の方針

も吐いてしまうし，吐かなかったとしても少ししか食べてない．きちんと食べないと，成長していけない」と話していた．

　訪問看護師は母親に対し，まずは抗てんかん薬の血中濃度を安定させ，てんかん発作をコントロールする必要があることを説明した．訪問看護師の介入では，栄養は経管栄養で確保し食事は楽しみ程度にとどめ，食事時間を短くすることを提案した．母親ははじめ「この子がこれまで頑張ってここまで食べられるようになってきたのに，そんなことしたらまた食べられなくなるんじゃないですか？」と拒否的な姿勢を見せたが，訪問看護師は母親とBちゃんが食事に対して一生懸命努力をしていたことを認めたうえで，てんかん発作が散発する状況はBちゃんの生命を脅かすこと，血中濃度を安定させることがてんかん発作のコントロールに重要であることをていねいに説明し，まずは次回訪問までの1週間，試してみることを提案し，母親はしぶしぶ了承した．1週間後の2回目訪問時には，食事時間に見られていたむせ込みや吸引，それに誘発される嘔吐の回数が著減し，訪問看護導入から1ヵ月後には薬剤の血中濃度の安定からてんかん発作がコントロールされるようになった．

　母親は当初経口摂取に対し強いこだわりをもっていたが，訪問看護師による介入によって嘔吐回数が減少し，母親が不安を抱いていたてんかん発作がコントロールされたことで，「吐かなくなったら，本当に発作が出なくなるんですね」と，Bちゃんのてんかん発作がコントロールできている実感を持つことができるようになった．

2 ● B ちゃんの生活リズムが整い，母親の慢性的な睡眠不足・疲労感が軽減する

　訪問看護師の初回の訪問では，母親は B ちゃんの食事や，食事中に行う吸引・注入・嘔吐への対応，嘔吐によって逆流した経管栄養チューブを再挿入しなければならず，その都度食事や注入を中断していた．また離乳食に加え 2 回のおやつ摂取により，日中のほぼすべての時間を B ちゃんの栄養に関するケアに追われていた．朝は 6 時から B ちゃんの食事を開始し，22 時に水分を注入するまで B ちゃんにかかりきりで，夜間もいつ発作が起こるかわからない不安から，慢性的に疲労が蓄積し睡眠不足の状態であった．

　訪問看護師は B ちゃんの嘔吐予防の観点から，食事は楽しみとして時間を 20 分に区切り，1 回の食事と注入にかける時間を合計 2 時間とすることで，食事以外で母親と B ちゃんが穏やかに一緒に過ごせる時間を捻出した．またおやつに対しても，食べやすく汚れにくい市販のせんべい等を活用することを提案し，母親の経口摂取の希望を尊重しつつ負担感が軽減できる介入を行った．訪問看護師の食事への介入が成功し，介入開始から 1 ヵ月後には B ちゃんの嘔吐回数が減少したことで，付随して生じていた吸引や経管栄養チューブの再挿入といった母親の医療的ケアの負担が減少し，母親は他の家事を行ったり自分の食事を摂りながら B ちゃんと過ごすことができるようになってきた．訪問看護が開始されて 3 ヵ月ごろには，母親は「大分吐かなくなってきたので，このタイミングなら自分のことができるなってわかるようになってきました」と話し，「朝は B ちゃんが寝てるうちに注入しちゃっていいやって思って，やっちゃってます」と母親なりの工夫がみられるようになり，夜間も継続した睡眠時間がもてるようになった．

3 ● B ちゃんの発達を促す専門家のかかわり，家族員のかかわりが行える

　訪問看護が始まって 3 ヵ月ほどして B ちゃんのてんかん発作が完全にコントロールできるようになってくると，母親から「口から食べながら発作がコントロールできるようになればいいんですけど」といった気持ちが表出されるようになった．そこで訪問看護師は家族が療育の専門家とつながるタイミングと判断し，B ちゃんの嚥下訓練や姿勢保持の訓練を行うこと，母親が B ちゃんの食事に専門家のアドバイスを受けながら対処方法が学べることを目的に，理学療法・作業療法・言語聴覚療法を導入することを提案した．言語聴覚士が B ちゃんの食事に介入することで，母親は B ちゃんが食事を詰め込みやすいといったこと等を理解し，「キャベツやニンジンは口の中に残っちゃうので，ペーストにした方がよく食べますね」と今の B ちゃんが無理なく食事ができるよう工夫ができるようになった．また理学・作業療法では遊びを取り入れた発達への介入が行われ，B ちゃんはテレビに指差しするようになり，知っている音楽には踊ったり喜んだりする反応が増えてきた．母親は，「ごはんのことに必死になりすぎて，全然この子と遊んでなかったんだなって気がつきました」と B ちゃんなりの発達を喜んでいる．

　母親が B ちゃんの食事以外の発達の重要性に気づいたタイミングで，訪問看護師は母親に，祖母と B ちゃんが一緒に過ごす時間を作ってはどうかと提案した．これを受けて母親は，祖母に B ちゃんと 2 人で散歩に行くよう依頼するようになり，「色々なものを見て，

色々な人にかわいがってもらって，育っていって欲しいと思えるようになりました」と心境の変化を語った．

　訪問看護開始から9ヵ月が経過し，母親がBちゃんの食事の世話を含めた生活に馴染んできたころ，訪問看護師はBちゃんの発達を促し，同じように医療的ケアの必要な子どもや家族とつながりをもつことが必要であると判断し，療育園への母子通園を提案した．療育園では他の子ども達と同じ場所で過ごす時間をもち，Bちゃんは他の子どもをじっと見つめたり模倣したりする様子が見られるようになった．また，昼食も他の子どもをまねて食事量が増え，少しずつ食事のルールも理解してきた様子である．「はじめは，チューブが顔についているBちゃんのこと特別だって思ってました．でも，ここには色々な医療を受けている子がいて，その子なりに成長していて，Bちゃんもみんなと一緒に大きくなってほしいなって思ってます」といった医療的ケアが必要なBちゃんの成長に対する期待を語った．また，療育園を通して同じように医療的ケア児を養育する母親とつながりをもつことで，「前に療育園のお母さんに，『食べさせなきゃって焦って，親子ともに疲れ果てるまで食事させちゃう』って話したら，『自分のご飯を一緒に食べて，自分が食べ終わったら子どももおしまいってするとメリハリがつくよ』って教えてもらったんです．なんだそっか，ってすとんと落ちたんですよね．実は誰にも相談できてなかったんです」と表出されるように，同じように医療的ケア児を養育する母親への相談や共感を通した精神的支援を受けられるようになった．

4 ● 家族員が家族内の役割を調整・獲得し，医療的ケアが必要なBちゃんとの生活が安定する

　訪問看護を開始して11ヵ月，母親とBちゃんは療育園の帰りに保育所に姉を迎えに行くようになり，帰り道には姉が保育所で楽しかったことなどを話すようになった．また姉は保育所の工作でBちゃんへのプレゼントを作るようになり，帰り道に「これ，Bちゃんの好きな赤色のお花だよ」「Bちゃんにお絵描き教えてあげるね」といった言動がみられ，姉からBちゃんへの愛着の促進が認められた．母親は，「家に帰って晩御飯までの間，お姉ちゃんがBちゃんと遊んでくれているんです．私はその間家事もできるし，お姉ちゃんとは戦友って感じになってますね」と母-姉サブシステムもBちゃんの世話を通した修復がはかられた．

　また，母親から「夫にもいろいろやってもらって，2人で責任をもって子どもたちを育てていきたい」といった言葉が聞かれた．このタイミングで訪問看護師は両親に対し，栄養剤の注入や吸引といった医療的ケアの手技を一緒に再確認してはどうかと提案した．訪問看護師の見守りの元，父親が行う手技を母親が確認・指導し，両親の共通理解のもとBちゃんの医療的ケアが行えるようになり，両親からは「これでどっちもBちゃんのことをみられるね」とポジティブな言動が見られた．訪問看護を開始して12ヵ月が経過すると，父親の仕事が休みの土日は，父親がBちゃんと散歩に出かけている間，母親は姉と2人っきりで過ごす時間ができるようになり，子どもらしく安心して母親に甘えられる時間がもてるようになった．また，土日は母親がBちゃんの食事摂取を介助し，父親が注入を行うといった役割分担がされるようになり，父親は「最初は怖かったですけど，大分慣れまし

た．妻もよくやってくれてますし，うまく分担できるようになりましたね」とＢちゃんの養育を母親と一緒に担っているという自信がもてるようになった．

F. 家族看護の技術：社会資源の受け入れをサポートする

　近年，歩ける医療的ケア児*から寝たきりの重症心身障害児まで医療的ケアを受ける子どもの医療・発達のレベルは個人差が大きい[4]．一方で，医療的ケア児への訪問看護（48％），訪問リハビリテーション（32％）といったサービスの利用は十分であるとは言えず[3]，また子どもの成長発達の中で医療的ケアのレベルや状況は変化し，ライフサイクルの中で当然に生じるイベントによって，家族の役割やバランスにゆらぎが生じやすい．とくに母親は，自分の生活の24時間を医療的ケア児を中心として組んでいることが多く，過重負担に陥ることも多い．医療的ケア児を養育する家族は，さまざまなサポートを受けながら地域で子どもを養育していくことが在宅生活を継続する秘訣である一方，支援を得ることに抵抗感をもつ家族も少なくない．この事例の訪問看護師は，家族の頑張りを労い，期待や信念を大切にしながらも，必要なサービスを受け入れられるように働きかけた．この技術が奏功し家族が内外のサービスを取り入れることに抵抗感が薄れると，さまざまな支援を受けながら家族なりの対処能力を高めていき，将来的に自らが柔軟にサービスを選択し活用できる家族になることが期待される．

学習課題

1．訪問看護の導入で母親がＢちゃんの摂食に対し訪問看護師の提案を最後まで拒否した場合，どのようなアプローチを行いますか
2．もしあなたが医療的ケア児のきょうだいであれば，母親，父親，医療的ケア児のきょうだいとどのようにかかわりますか．また，相手からはどのようにかかわってほしいと思いますか

‖引用文献‖
1)　前田浩利：小児在宅の現状と問題点の共有．平成27年度小児等在宅医療地域コア人材養成講習会（平成28年2月7日）資料．pp.21-38，厚生労働省，2016
2)　日本医師会小児在宅ケア検討委員会：平成28・29年度　小児在宅ケア検討委員会報告書．p.7，2018
3)　みずほ情報総研株式会社：在宅医療ケアが必要な子どもに関する調査．平成27年度障害者支援状況等調査研究事業報告書，2016
4)　厚生労働省社会・援護局　障害保健福祉部障害福祉課　障害児・発達障害者支援室：医療的ケア児等の支援に係る施策の動向．第17回医療計画の見直し等に関する検討会　令和2年1月15日資料1-3，2020

---

*歩ける医療的ケア児：歩けるし話せるが，日常的に医療機器と医療ケアが必要な子どもたちのこと．

3 小児生体肝移植における患者と家族への看護: 家族の凝集性を回復する

A. 医学的な臨床像・医療に関する動向

1 ● 小児肝移植の動向

　臓器移植（以下，移植）とは，臓器が障害され，生命が危ぶまれたり，生活が非常に障害されたりするときに，他者からの臓器を移植して機能の回復を図る医療であり[1]，肝臓や心臓，腎臓，肺，小腸，膵臓等の移植が行われる．肝臓移植（以下，肝移植）は，末期の肝不全における治療の1つであり，日本における小児（18歳未満）の肝移植は，2000（平成12）年から2018（平成30）年にかけて，年間におよそ100〜150例が実施されている[2]．移植は，ドナー（臓器提供者）の状態により**生体移植**と死体移植に分類される．肝移植においては，小児の症例のうち，90％以上を生体移植が占める[2]．小児の肝移植の場合，原疾患のおよそ75％が胆汁うっ滞性疾患であり，なかでも胆道閉鎖症が大部分を占める[2]．小児の生体肝移植において，ドナーはおよそ95％が親であり[2]，この場合は1つの家族にレシピエント（臓器移植患者）とドナーが生じることとなる．

2 ● 原疾患の発症から移植後の子どもと家族の生活

a. 原疾患の発症から移植前の状況

　原疾患が発症した場合，移植以外の治療により回復を図るが，十分な改善が得られないもしくは長期的な回復の見込みが乏しい場合に移植が行われる．小児の肝移植における主要な原疾患である胆道閉鎖症の場合，生後から数ヵ月の間に，胆汁の排泄障害による黄疸や灰白色便等の症状で発見されることが多く，まずは，肝門部空腸吻合術により胆汁の流出が図られる[3]．術後は，退院し定期的な受診を行いながら在宅での生活が可能となることが多い．しかし，その後，難治性胆管炎等による肝不全や門脈圧亢進症等にいたった場合は，肝移植の適応となる[4]．肝移植の適応と判断された場合は，生体移植か死体移植かの選択が家族とともに行われ，生体移植が選択された場合は，まずは血縁者においてドナーの適応が医学的・心理的・社会的な点から検討されるとともに，臓器提供に対する自発的な意思の確認も行われる[4]．レシピエントに対しては，年齢や発達段階に応じて，移植や術後の生活について説明が行われる．移植が検討される患者に対しては，院内の移植コーディネーターが術前から家族にかかわり，主治医と連携しながら，移植への意思決定の支援やドナー候補者への支援，移植後の生活に関する説明を行い，移植後も継続してかかわる．

b. 周術期の状況

　周術期において，術前は，レシピエントは全身状態が安定していれば1週間程前，ドナーは2日程前に入院し，手術に向けたさまざまな検査が行われる[4]．術後は，レシピエント

は集中治療室にて，急性拒絶反応に対する免疫抑制療法や，血管や胆管の吻合部の狭窄等の術後早期の合併症の管理が行われ[4]，状態の安定が確認された後に一般病棟へと転棟となる．一般病棟においては，引き続き免疫抑制薬の調整等を行いながら，拒絶反応や感染等の合併症の予防・早期発見が行われる．また，家族やレシピエントには，退院に向けて服薬や感染予防行動等の確立を目指した働きかけが行われ，全身状態が安定し，それらの確立が確認された後に退院となる．ドナーは，術後は主に一般病床にて出血や胆汁漏等の予防・早期発見が図られ，経過が良好であれば術後 10 日前後で退院となり，外来通院へ移行する[4]．

c. 移植後のレシピエントや家族における問題

　移植には，他の治療とは異なる点が複数存在し，レシピエントやドナー，家族全体の健康や生活におよぼす影響は大きく，多岐にわたる．レシピエントは移植片の機能や拒絶反応等の確認のために定期的な受診や検査を要するとともに，免疫抑制薬の確実な内服を生涯行う必要がある．拒絶反応等により移植片の廃絶が生じることで再移植を要したり，薬剤の副作用による移植後リンパ増殖性疾患等を発症する場合があり，レシピエントや家族は健康上の大きなリスクを懸念しながら生活することを余儀なくされる[5]．先行研究の要約からは，小児のレシピエントは，抑うつ等の心理社会的問題を有することや[5]，Quality of Life（QOL）は同年代の健康な集団より低いことが示唆されている[5]．ドナーにおいては，術後 1 年以上経過した時点でも 50％以上に疲れやすさや創部痛等を有する場合がある[6]．そして，レシピエントやドナーを含めた家族全体をみた場合，先行研究の要約からは，婚姻上の問題や，レシピエントへのケアへの考え方の不一致，親の余暇活動の制限等が原因で，家族機能は損なわれることが示唆されている[7]．また，レシピエントの養育に伴う負担は，親の QOL を損ねることが明らかとなっている[8]．これらの問題を考慮すると，移植はゴールではなく，新たな生活のスタートととらえる必要がある．看護者は，家族が，移植前の闘病生活から移植の実施，そして移植後の生活を肯定的にとらえることができるよう，家族全体を視野にとらえた支援を行う必要がある．

B. 家族像の形成

事例Ⓒ 父親から生体肝移植を受けた Cちゃんと家族

　Cちゃんは，8 歳 11 ヵ月の女児である．生後より灰白色便と黄疸を認め，精査により胆道閉鎖症（Ⅲ型）との診断を受けた．新生児期に肝門部空腸吻合術を施行し，以後，1 歳時と 4 歳時に胆管炎にて入院となった以外は，外来で定期的にフォローされていた．しかし，6 歳ごろより難治性の胆管炎を繰り返すようになり，黄疸の増強や肝硬変による門脈圧亢進症をきたしたため，8 歳 10 ヵ月時に父親をドナーとする生体肝移植術が施行された．術後の経過には大きな問題は生じず，2 週間で集中治療室から一般病棟へ転棟となった．一般病棟へ転棟後，母親に免疫抑制薬の服薬方法の説明がなされたが，内服時間を守ることや準備の際に気を張り詰めた様子がみられ，「こんなに色々と覚えないといけないんですね．移植前はここまで色々あるとは想像しませんでした」とスタッフに話した．また，免疫抑制薬による易感染状態にあることから，手洗いやマ

スクの着用等の感染予防について，Ｃちゃんと母親に説明がなされたが，Ｃちゃんは体力の低下や気分の変調等から自らは行わないことが多く，母親は強く叱ることがある．移植後の合併症等を起こさなければ，術後１ヵ月半から２ヵ月程度での退院が見込まれている．

　Ｃちゃんの家族構成は，父親（36歳），母親（38歳），弟（5歳6ヵ月），妹（3歳8ヵ月）である．Ｃちゃんの一般病棟へ転棟後の付き添いは，母親が行なっている．ドナーである父親は，術前から休職し，術後3週間で退院した後は自宅療養を行なっている．母親の話によると，父親は易疲労感と倦怠感がみられ，家事や育児はほとんどできない．母親は父親に付き添いの大変さを電話で話したところ，父親は「自分は手術までして身を削ったんだから，その他のことは周りががんばってほしい．しばらく１人の時間を過ごさせてほしい」と話し声色は暗い．父親は体調が整い次第，早期の復職を希望している．弟と妹の育児は，自宅から車で30分程の距離に住む母方の祖母が行っているが，母親の話によると，弟と妹は淋しがり，祖母は対応に疲れているという．母親が一時きょうだいのもとに帰ると，Ｃちゃんは「なんでお母さんは元気な弟たちのところに行くの？　病院で頑張ってるのは私だけなのに！　弟たちは元気でいいな！」と泣きながら話した．母親の話では，祖母は２人のきょうだいの養育が大変であり，「お父さん（Ｃちゃんの父親）はなんで子どもの面倒をみないの？　別にお父さんは病気になったわけじゃないでしょう．Ｃちゃんだって手術は成功したんだし」と母親に話したとのことである．母親は，退院に向けて習得しなければならない知識や技術が多く，Ｃちゃんの気分の変調等のためか，「どうして私だけがみんなの間に挟まって大変な思いをしなければならないの」と看護者に話した．

1 ● 発達段階と基礎機能

　Ｃちゃんの家族は，両親とも30歳代後半で，Ｃちゃんと弟，妹の３人の子どもの養育期にある家族である．自宅は，病院から公共交通機関で3時間程かかる位置にある．普段は，Ｃちゃんは小学校に通い，弟は幼稚園へ通っている．妹の育児は，日中は母親が自宅で行っている．父親は工場に勤務しており，職場は自宅から車で30分ほどのところにある．父親は平日の勤務であり，7時に出勤し帰宅は19時ごろとなる．母親はＣちゃんの妊娠と出産に伴い退職したが，経済的な事情により，今回の手術前には再就職を検討していた．また，入院前のＣ家族と母方祖母との関係は良好であった．

2 ● ジェノグラム・エコマップを用いた家族の理解

　図Ⅴ-3-1に術後に一般病棟へ転棟後のＣ家族の全体像のジェノグラム・エコマップを示す．入院前は，母親が子どもの養育や家事等の家庭内の役割を主に担っていた．Ｃちゃんの退院に向け，服薬管理等の役割がスタッフから母親に移行されつつあり，感染対策や食事の指導が行われていることから，付き添いを継続する必要があるが，付き添いへの疲労や，退院後のケアに不安を感じている．病院は自宅から遠方にあることから，母親は病院と自宅とを頻繁に行き来し，Ｃちゃんの弟と妹の育児を行うことは困難な状況にある．Ｃちゃんは，母親や元気に暮らす弟と妹への不満を感じている．ドナーである父親は，早期の復職に向けた自宅療養中であるが，体調面から自身の生活を行うことで精一杯であ

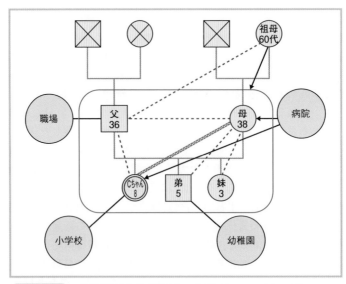

図Ⅴ-3-1　C家族の全体像のジェノグラム・エコマップ

り，Cちゃんの弟と妹の養育を行うまでには体調は整っていない．また，発言から，父親は心理的な余裕のなさも有していると考えられる．Cちゃんの弟と妹の養育を引き受けている祖母は，育児への疲労や，父親への不満を感じている様子である．

C. 家族アセスメント

1 ● 家族像からみる，C家族を理解するうえでの特徴・ポイント

　養育期から教育期にある核家族において，子どもが集学的治療や長期入院を要する状態となることは，たとえその治療が計画的なものであっても家族全体に大きな影響をもたらす．とくに，移植において保護者が生体ドナーとなる場合は，家族の中に2名の患者が生じる．家族は，入院している子どもの付き添いやきょうだいの養育，家事，仕事の役割の再調整を行う必要があるが，家族員がそれぞれの生活を送ることで精一杯となり，家族員それぞれが抱える負担や問題の大きさから，家族員が互いへの理解やつながりが損なわれ，家族がまとまりをもてなくなる場合がある．看護者は，役割の再調整を行う前に，互いの理解が促され，つながりが戻り，1つの家族としてまとまりをもてるよう支援を行う必要がある．

2 ● アセスメントに用いる理論・モデル・考え方・概念：凝集

　家族凝集性（family cohesion）とは，円環モデルを提唱した Olson ら（1979 年）によると，「家族員が他の家族員に対して抱く感情的なつながり」[9]を指し，家族システムを評価するための概念の1つである．凝集性は適度な状態にあることが家族として望ましく健康な状態であり，凝集性が極端に弱いまたは極端に強い場合は，家族員のつながりが乏しいまたは家族員間の境界があいまいで巻き込まれている状態であることを示す．円環モデルは，家族凝集性（きずな）と家族適応力（かじとり）の2つの次元により構成される（「第

Ⅱ章-1-A-2」／p.52，**図Ⅱ-1-3**参照）．凝集性は，現在は FACESⅢ（Family Adaptability and Cohesion Evaluation Scale Ⅲ）[10]を代表とする質問紙等の方法により全般的なアセスメントが可能である．

3●C 家族のアセスメント

　表Ⅴ-3-1 には，円環モデルにおける家族システムの類型および家族システムのアセスメントを行い，アセスメントに基づく看護の方向性を示す．また，**図Ⅴ-3-2** は，C 家族の臨床経過と実践を示す．原疾患の胆道閉鎖症は先天性の疾患であるため，臨床経過の始点は出生時からとなるが，今回取り扱う時期は，生体肝移植のための入院時以降となる．

　C ちゃんの家族は，生体肝移植により 1 つの家族に患者が 2 名生じていることに加え，幼いきょうだいの育児も必要であり，家族としての生活に大きな変化が生じている．現在は，家族がいくつかに別れ，物理的にも心理的にも孤立し，なんとか生活を営んでいる状況であり，互いへの理解が損なわれ，凝集性と適応力が損なわれている状態であると考えられる．

表Ⅴ-3-1　家族アセスメントと看護の方向性

円環モデルにおける家族システムの類型アセスメント	円環モデルにおける家族システムのアセスメント	看護の方向性
・C ちゃんは，体調が整わず，母親と不仲となることがあることに加え，治療や入院生活の辛さへの不満をきょうだいへ向けている． ・母親は，C ちゃんの付き添いを行い，服薬管理等の退院に向けた準備を担っており，キーパーソンであるが，C ちゃんの気分の変調により C ちゃんと不仲となることがあることに加え，父親からは付き添いの大変さへの理解が得られず，板挟みと孤立を感じている． ・父親は，ドナーの術後の体調が回復していないことに加え，心理面の困難さも有している可能性があり，自宅で主に 1 人で生活していることから孤立していると考えられる． ・きょうだいは，母親の不在を寂しがっている以外の情報は得ていないが，C ちゃんの入院に伴う家族の生活の変化に困難さを有している可能性がある． ・祖母（母方）は，きょうだいの育児に対して負担を有しており，C ちゃんや父親の術後の経過について正確な理解を得ていない． ・これらのことから，家族の凝集性（きずな）は「バラバラ」で，家族の適応力（かじとり）は「融通なし」の「極端型」と考えられることから，家族としての健康は損なわれた状態にある．	〈家族システムと家族機能との関係〉 ・長期の入院や家族内の役割分担の調整，退院後の生活向けた治療上の準備等に対して柔軟な対応が必要となる． ・手術や入院に際し家族が恐らく想像していた，家族としての理想的な在り方と，現実像に解離があると考えられる． 〈家族システムと家族コミュニケーションとの関係〉 ・家族として困難な状況にある中で，家族にとって好ましいコミュニケーションが求められるが，家族員それぞれが困難を抱え込んでおり，考えや思いの共有が図られていない． 〈家族システムと家族周期との関係〉 ・幼児期から学童期にある子どもを養育する育児期にあり，養育に対して成人の家族員の力の大部分が必要とされる中で，家族員のそれぞれの状況に合わせた柔軟な対応が求められる時期である． ・C ちゃんと父親の入院と手術に伴い，C ちゃんと母親，父親，きょうだいと祖母の 3 つに別れて生活しており，家族員に困難が生じた際にもこれらのかたちを維持している．	・移植後の C ちゃんの体調の安定と，移植後の生活の構築 ・家族それぞれの思いや考えの共有と，分担する役割の再調整 ・家族員間のつながりの促進と，家族としてのまとまりの回復 ・家族外の支援による，退院に向けた新たな生活の構築

円環モデルにおける家族システムの類型と円環モデルにおける家族システムは，第Ⅱ章，図Ⅱ-3，表Ⅱ-1 に基づく．

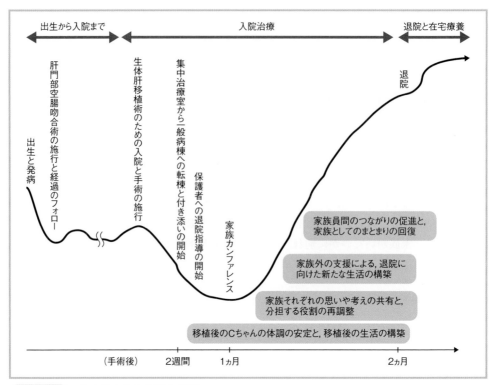

図Ⅴ-3-2　C家族の臨床経過と実践

D. 目標とする健康な家族像

1●長期目標

　Cちゃんの退院を目指した入院生活を中心としながらも，家族員それぞれが互いを理解・助け合い，家族としてまとまりをもちながら，生活を営むことができる．

2●具体的に実現可能な目標

(1) 移植後のCちゃんの体調の安定と，移植後の生活の構築

・拒絶反応や，免疫抑制薬による感染症，胆管や門脈等の狭窄等が予防または最小限に抑えられる．

・Cちゃんや保護者における感染予防策や服薬管理等のセルフケア行動が確立する．

(2) 家族それぞれの思いや考えの共有と，分担する役割の再調整

・主に，母親，父親，祖母において，移植実施後のドナー，レシピエントの生活に対する思いや考え（の変化）について，共有と理解がなされる．

・主に，母親，父親，祖母において，役割の再調整を行うことができる．

(3) 家族員間のつながりの促進と，家族としてのまとまりの回復

・Cちゃんやきょうだい，母親，父親，祖母が，他の家族員との交流が促される．

(4) 家族外の支援による，退院に向けた新たな生活の構築

・現在の家族員以外の家族からの支援や，医療資源，医療以外の社会資源を検討し，導入

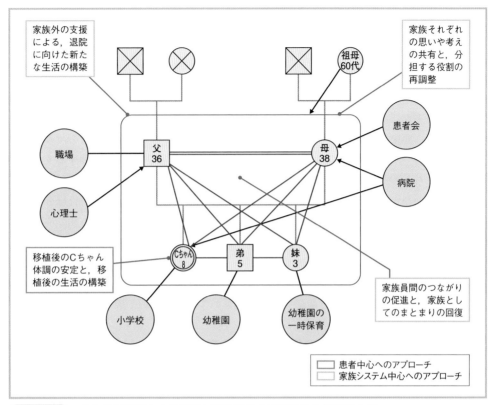

図V-3-3　C家族が目標とする健康な家族像および具体的な看護の方針

することで，それぞれの生活が安定する．

　図V-3-3は，退院に向けてC家族が目標とする健康な家族像，および退院後の生活の構築に対して，Cちゃん自身，両親，きょうだい，祖母とのサブシステム，C家族と社会システムとの関係に対して，C家族への具体的な看護の方針を示す．

E. 具体的な看護の方針と家族看護実践の展開（実践期間：一般病棟への転棟後から退院までの1ヵ月半）

1 ● 移植後のCちゃんの体調の安定と，移植後の生活の構築

　Cちゃんの移植後合併症が予防・早期発見され，治療が計画通りに進むことは家族としての健康にとって重要である．看護者を主体としたケアとして，フィジカルアセスメントや検査所見等から，免疫抑制状態にあることを念頭においた感染徴候の確認や，肝機能障害の兆候の確認，服薬の支援，感染予防策の実施等が継続された．その際，Cちゃんや保護者の退院後の生活を見据えたセルフケアの確立を意図し，自覚症状や他覚症状についてCちゃんや保護者に明確に確認していきながら，退院後の体調管理に関するセルフケアのポイントについて気付きや理解を促した．

　退院後の生活に向けたセルフケアの確立にあたっては，保護者は重要な役割を担う．保護者に対して一度に多くのケアを実施させるのではなく，1つずつ身に付けられるよう，

看護者間で方針を統一した．服薬については，処方内容の理解や，薬剤の溶解等の準備，指定された時刻での服薬等が行えるようになる必要があることから，付き添いをしている母親に対し，薬剤師や看護者より支援が継続された．母親は，「こぼさないようにとか，残らずとか，まだまだ緊張しながらしています．本人（Cちゃん）が不機嫌だったりすると薬を飲む時間も守れなかったりしますね．」との発言があったため，服薬時に看護者がCちゃんにかかわることで，Cちゃんと母親の関係が和み，正確な服薬が行えるようになった．感染対策については，免疫抑制の状態であることを踏まえ，Cちゃんには手洗いや外出時（病室からの外出も含む）のマスク着用の徹底，環境の衛生に関する支援を継続した．Cちゃんだけでなく，母親も対象として支援を行うことで，Cちゃんは食事の前に母親を誘いながら自主的に手洗いを行うようになった．その他には，逆行性経肝胆道ドレナージチューブのクランプに伴い，被覆材の交換や入浴時の防水処理の方法，異常時の所見等に関して説明が行われたが，服薬管理や感染対策が順調に進みつつあったためか，母親の表情は穏やかであった．母親は，「Cちゃんよくみてて．お母さんがやることが間違っていたら教えて」と話していたが，看護者には「退院後も1人でやるのは少し心配ですね．お父さんやおばあちゃんと確認しながらしていきたいです」と話した．

2 ● 家族それぞれの思いや考えの共有と，分担する役割の再調整

　主に，母親，父親，祖母において，移植の実施後の，移植や臓器提供，移植後の生活に対する思いや考えについて共有と理解がなされるよう，術後1ヵ月（一般病棟への転棟2週間）時に家族カンファレンスの開催を計画した．担当看護師は，家族の状況に関する情報とアセスメントについて，Cちゃんの主治医と移植コーディネーターと共有し，カンファレンスの方向性について調整を行なった．カンファレンスの開催にあたっては，担当看護師は，母親，父親，祖母の順に，カンファレンス開催の必要性と趣旨を説明し，了解を得ながら日程等の調整を行なった．Cちゃんの主治医と移植コーディネーターは，カンファレンスにも同席した．Cちゃんのきょうだいを家族の輪から外すことの無いよう，担当看護師は母親や祖母にCちゃんのきょうだいの来院を依頼した．カンファレンスの間，Cちゃんのきょうだいに対しては，院内の別室にて病棟保育士が保育を行なった．

　カンファレンスの進行は担当看護師が行なった．カンファレンスの冒頭では，母親，父親，祖母の三者とも，Cちゃんの手術が成功し，安堵している気持ちは同じであることが共有された．しかし，移植後の生活については，三者それぞれが困難な状況にあることが表出された．母親は「お父さんやおばあちゃんには詳しく話せてなかったけど，服薬方法とか，退院までにできるようにならないといけないことが思っていたより多かった．入院も長くて疲れるし，Cちゃんは癇癪を起こしやすくなっているから，1日中気を遣わないといけない」と話し，父親は「まだ疲れやすいけど，体は段々元気になってきている．でも，気持ちが暗い状態が続いていて，手術前は楽しめたことも楽しいと感じられなくなった」と話した．祖母は，「Cちゃんの弟や妹が，お母さんがいないのを寂しがっていて，説明してもなかなか納得してくれない．歳をとってきて，1日中小さい子どもの面倒をみるのは大変」と話した．事前の医療者間での調整に基づき，主治医は現在のCちゃんの経過と今後の治療計画について説明を行い，移植コーディネーターは，移植を検討する前のC

ちゃんの体調の悪化に対する不安そうな家族の表情や，移植を行うと家族で決めた当時のことを振り返った．このやりとりを通して，母親は「疲れてくると，自分だけが家族それぞれの間で頑張っていると思ってしまうけど，自分を客観的にみることができた」と話し，父親は「Cちゃんの様子は電話でお母さんから聞くだけで，Cちゃんの体調はあまり良くなっていないのかと思っていた．今日，Cちゃんの様子を説明されて，自分が苦しんだことには意味があったんだと感じた」と話した．祖母からは，「Cちゃんもお父さんも手術が終わったらすぐ元気になるんだと思い込んでいた」と話した．母親と父親，祖母は，互いの状況を知り，思いや悩みを共有できたことで，退院に向けて家族が1つとなって協力していくよう，気持ちを新たにしていた．

　また，担当看護師は，母親と父親，祖母に対して，役割の再調整の検討を提案した．その結果，服薬等への母親の管理が進んでいることを考慮し，Cちゃんの付き添いときょうだいの育児は，母親と祖母が交代で行うこととなった．父親に対しては，心療内科への受診が行われることとなった．父親は，日中にCちゃんへの付き添いを行い，服薬等の管理に向けた説明を受けたり，少しずつきょうだいの育児を行うことを希望したが，具体的には心療内科への受診の結果に応じて検討することとなった．

3 ● 家族員間のつながりの促進と，家族としてのまとまりの回復

　上記の家族カンファレンスにおいて，母親と父親，祖母は，家族カンファレンスの前には表情が固かったが，カンファレンスの終わりには笑顔がみられ，穏やかな表情になっていた．主治医からの提案により，来院し別室で待機しているCちゃんのきょうだいへ，Cちゃんが頑張っていることや今後の見通しについて直接分かりやすく伝えた．担当看護師は，きょうだいへ困っていることやCちゃんに伝えたいことはないか聞くと，弟は，「幼稚園のお友達に，いまお姉ちゃんは病院でがんばってるんだよって話したら，すごいねって言われたんだよ」と話し，妹は「お姉ちゃんがいなくて寂しいけど，お姉ちゃんが病院から帰ってきたら一緒にいっぱい遊ぶんだ」と話した．病棟保育士は，カンファレンスの間に弟や妹と一緒に作っていた折り紙に，それぞれの言葉を書き添え，Cちゃんに渡した．受け取ったCちゃんはとても喜び，「私もお返事を書く！」「早く会いたいから，退院できるように頑張るね！」と話した．母親と父親，祖母は，弟，妹とCちゃんの折り紙を通した気持ちのやりとりに，目を潤ませながら安堵した表情をみせた．

4 ● 家族外の支援による，退院に向けた新たな生活の構築

　父親について，心療内科へコンサルテーションを行ったところ，軽度の抑うつが認められ，臨床心理士による介入が進められた．介入して間もなく，父親の心理状況は改善し，臨床心理士からは，体調の許す範囲で，父親本人が意欲がもて希望することは行ってよいとの判断がなされ，日中に父親がCちゃんの付き添いを行い，服薬等の説明が行われた．ただし，負担を軽減する目的から，日中の付き添いは連続して行わず，間を開けて行うこととなった．父親の付き添いには，自宅で1人で過ごす時間が長いことに対し，来院の機会を設けることで支援をスムーズに行う意図もあった．

　3歳の妹については，弟が通う幼稚園の一時保育の申請の手続きが行われ，母親や父親，

祖母の予定に応じて利用していくこととなった．また，主治医と移植コーディネーターからは，レシピエントやドナーの患者会に関する情報提供がなされ，両親はさっそく会へ参加することにした．家族カンファレンスから2週間後（術後1ヵ月半後）に開催された患者会への参加後，両親は，「実際に移植を経験した方々とお話をすることができて，退院後だけでなく，将来の生活に対しても段々イメージできるようになりました．早く退院できるようにみんなで協力していこうと思います」と話した．

F.　家族看護の技術：家族全体を俯瞰する

　　医療の場においては，患者と，付き添いや頻繁に面会に来る家族員のみに焦点を当ててしまうことがある．医療者が直接会うことのできない家族員について情報を収集したり，状況を想像することは容易なことではない．しかし，家族員が病気を患い入院を行うことは，家族全体に少なからずの影響を及ぼすと考えられ，困難な状況ある家族員が生じている場合がある．看護者は，家族全体を俯瞰してとらえ，ジェノグラムやエコマップ，発達段階，疾患と治療の内容等のさまざまな情報から家族全体と家族員に生じ得る問題を想像し，患者や直接会うことのできる家族員から更なる情報を収集することで問題や困難の解決や軽減を図ることができる．

学習課題

1．もし，Cちゃんのドナーが母親であった場合は，Cちゃんや家族にはどのような違いがあったでしょうか．そして，凝集性にどのような変化が生じたか考えてみましょう
2．もし，Cちゃんが脳死のドナーによる死体移植を受けた場合は，Cちゃんや家族にはどのような違いがあったでしょうか．生体移植と死体移植の特徴を踏まえて考えてみましょう

■引用文献■

1) 日本移植学会：臓器移植とは何ですか？〔http://www.asas.or.jp/jst/general/qa/all/qa2.php〕（最終確認：2022年1月14日）
2) 江口　晋，梅下浩司，大段秀樹，日本肝移植学会：肝移植症例登録報告．移植 54（2-3）；81-96, 2019
3) 日本小児外科学会：小児外科で治療する病気―胆道閉鎖症，〔http://www.jsps.or.jp/archives/sick_type/tandou-heishashou〕（最終確認：2022年1月14日）
4) 河原﨑秀雄，安田是和，小林英司：小児生体肝移植，p.8-224，日本医学館，2010
5) Kikuchi R, et al.：Development of the Japanese version of the Pediatric Quality of Life Inventory™ Transplant Module. Pediatrics International 59（1）：80-88, 2017
6) Fukuda A, et al.：Clinical outcomes and evaluation of the quality of life of living donors for pediatric liver transplantation：a single-center analysis of 100 donors. Transplantation Proceedings 46（5）：1371-1376, 2014
7) Kikuchi R, Kamibeppu K：Parents' quality of life and family functioning in pediatric organ transplantation. Journal of Pediatric Nursing 30（3）：463-477, 2015
8) Kikuchi R, et al.：Health-related quality of life in parents of pediatric solid organ transplant recipients in Japan. Pediatric Transplantation 19（3）：332-341, 2015
9) Olson DH, Sprenkle DH, Russell CS：Circumplex model of marital and family system：Ⅰ. Cohesion and adaptability dimensions, family types, and clinical applications. Family Process 18（1）：3-28, 1979
10) Green RG, et al.：Evaluating FACES Ⅲ and the Circumplex Model：2,440 families. Family Process 30（1）：55-73, 1991

4 教育期にあるうつ病患者と家族の看護：家族システムの再構築を支える

A. 医学的な臨床像・医療に関する動向

1 ● うつ病に関する動向

　精神疾患により医療機関を受診している患者数は増加しており，2014（平成26）年は392万人，2017（平成29）年では400万人を超えている．内訳では多いものから，うつ病，不安障害，統合失調症，認知症などで，近年はうつ病や認知症などが著しく増加している[1]（図V-4-1）.

　うつ病の患者数を患者調査（厚生労働省，2017年）から見ると，精神および行動の障害のうち，気分（感情）障害（躁うつ病を含む）と診断された通院者は，127.6万人であり，2001（平成13）年の71.1万人に比べて1.8倍の増加となっている[1]．また，うつ病の生涯有病率は5.7%であるが，過去12ヵ月においてうつ病を経験したもののうち受診にいたった割合は約3割[2]と低いことも指摘されていることから，実際は，うつ病を経験している者は多いことが予測される．

　またうつ病は，人々の健康と幸福に影響を与える深刻な病で，WHOによると世界のうつ病患者は3億人以上と推測され，さらに年間80万人が自殺で亡くなっていることが報告

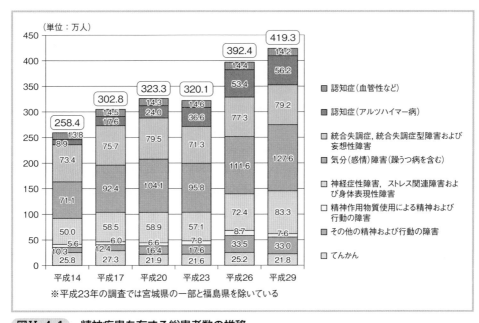

図V-4-1　精神疾患を有する総患者数の推移
疾病別内訳，厚生労働省「患者調査」より

されている[3]. 日本においても自殺者数は, 1989（平成元）年以降バブルの崩壊後に自殺者数は2万人台前半を推移するが, 1998（平成10）年以降は急上昇し, 自殺者が初めて3万人を上回った. 以後日本では経済停滞の時代が続き, 自殺者数は毎年3万人以上で推移してきたが, こうした事実に対し国は2006（平成18）年6月に「**自殺対策基本法**」を施行し, その中で自殺は"社会的な問題"として位置づけ, 社会全体で自殺未遂者や自死遺族ケアを含めた自殺対策に取り組むように定めた. さまざまな対策により自殺者数は減少し, 2019（令和元）年は20,169人まで減少している[4].

2 ● 心の健康に問題を抱える患者とともに生活している家族の状況

精神疾患患者と家族との関係についての研究では, ゆがんだ関係仮説の代表としての, ライヒマン（Reichman）の統合失調症を生み出す母親の問題[5]や, コミュニケーション障害仮説の代表としての二重拘束理論[6]など, 家族病因論仮説による研究が行われてきた. また, 統合失調症の患者と家族との関係性の1側面を測定する**家族感情表出**（expressed emotion：**EE**）研究では, 批判的・攻撃的あるいは過保護を特徴とする感情表出が高い家族に再発率が高いということがいわれている[7].

このような論説は地域社会に流布し, あたかも「親の育て方が悪いから精神疾患になる」という偏見をもたれ, 精神疾患患者とともに生活している家族が苦痛を強いられてきたという歴史がある. 以上のような家族に原因を求める論調により, 精神疾患は身体疾患と異なり, まだまだ偏見が大きく, 適切に精神科受診に結びつかないことも少なくない.

3 ● うつ病を抱えて生きること, 家族がうつ病患者を支えるということ

うつ病患者は, 抑うつ気分, 意欲の低下, 不眠や過眠, 自分に対する無価値感, 不適切な罪責感, 思考力や集中力の減退, 死についての反復思考などさまざまな精神的な苦痛や身体的な苦痛を体験する[8]. それらの苦痛は食事を十分に摂ることができない, 活動と休息のバランスを崩し学校や仕事に行けない, 人づき合いができなくなるなどのセルフケアを妨げ, 生活機能を維持するのが困難にする. またうつ病患者は精神症状の重症度によって, 自分自身のセルフケアニーズすら自覚することが困難になる場合もある. そのため看護の方向性としては, セルフケアを改善できるように患者とともに実行可能な目標を立て, 精神症状の回復の段階に沿って徐々にセルフケアの改善を促進していくことになる[9]. しかしながらうつ病は, 25％が慢性化や再発するといわれており[10], うつ病患者は精神症状によって影響を受けた生活を長期的に送るため, 家族や周囲にいる人もまた, 長期的に患者を支えることになる.

また家族内に生じている事象が患者のうつ病発症に影響し, さらに患者がうつ病になったことが家族に影響を及ぼす場合がある. たとえば家族は, 患者の感情に巻き込まれ無力感や悲しみ, 怒りなどを感じ, 精神的な苦痛を感じ, その影響が大きければ家族も精神的な不調をきたす場合もある. うつ病などの精神疾患は, 療養生活が長期化することやスティグマ（烙印）などの問題から, 患者を支える家族も心理的・社会的負担が大きい. 家

族員がうつ病になると，他の家族の社会的活動や余暇活動が制限されることや，家族の収入が減ること，社会的孤立など深刻な状況もある[11]．また，うつ病患者の家族の精神的健康はそうでない場合に比べて悪く[12]，うつ病患者の家族に対する支援は，メンタルヘルスの視点からも予防が必須となる．そのため看護者は，うつ病患者への支援のみならず家族や周囲の仲間への支援も必要となることは言うまでもない．

B. 家族像の形成

事例 D 義父の他界後，うつ状態となった D さんと家族

D さん，40 歳代前半の女性．専業主婦である．20 年前に結婚し，夫の両親と同居していた．その後子供 2 人をもうけ，2 年前に義父を亡くした．現在は D さん，夫，18 歳の長男，15 歳の次男，そして義母の 5 人暮らしである．

2 年前に義父を亡くしてから，義母は何かと D さんのことを干渉するようになったので，D さんは昼間も家のことで動きまわっていないと，「だらしない嫁だ」と思われるのではないかと思うようになり，日中義母と 2 人で生活するのが苦しくなっていた．外にも近所への買い物以外で出かけられず，次第に家での居場所もなくなったように感じていた．

最近，気分の落ち込みを感じるようになり，物事を楽しめず，過剰に心配をするようになり，食事の用意や掃除など家事もできなくなってきた．D さんは「自分は家族の中で役に立たない．皆に迷惑をかける存在である」と思い，「こんな情けない自分は，いない方が家族のためである」と義父の仏前で一晩中過ごしたり，カミソリを用意するなどの行動がみられ，家族に連れられて精神科を受診し，うつ病と診断され入院にいたった．

D さんの入院中も義母は「嫁は気の持ちようが甘いから病気になったのだ」と，D さんを責めるようなことを他の家族の前で言うので，家族全員が義母に気を遣い，長男，次男が食事の支度をするようになった．

1 ● 発達段階と基礎機能

40 歳代の D 夫婦は，教育期（思春期の子どもをもつ時期）にある家族である．D さんの夫は公務員であり経済的な支障はなく生活できている．D さんは，長男が小，中学校に入学するというライフイベントの際，身体の調子を崩すというエピソードをもっていた．また，現在は長男の大学受験を控えているため過度な心配も抱えている．次男はクラブ活動で帰りが遅く，夫も非協力的というわけではないが仕事が忙しく帰宅が遅いため，実質の協力がしにくい．

しかし D さんの入院中は長男，次男が食事の支度をするなど，D さんに対して協力的に働きかけており，相互関係もある．

D 家族と義母は 2 階建ての一軒家に同居しており，（義父と）義母用の部屋が 1 部屋，D 夫婦用が 1 部屋，子ども部屋が 2 部屋あり，台所やダイニング，浴室などは 2 世帯で同じ空間にある．さらに純和風建築のため，仕切りは障子かふすまであり，ほかの部屋から話

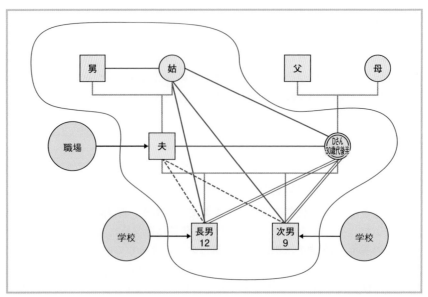

図Ⅴ-4-2　Ｄ家族の全体像のジェノグラム・エコマップ（義父が生前のころ）

し声や足音がもれ，プライバシーが十分に守られない環境である．経済的には義母の年金と，夫の給料で生計は立てられており，経済的にとくに困ることはない．

2●ジェノグラム・エコマップを用いた家族の理解

a. 義父の生前

　義父が亡くなる前の家族周期は教育期（学童期の子どもをもつ時期）である．子ども達の学校からの帰宅時間が現在より早いので，義母とＤさんの2人だけになる時間は少なかったためＤさんの心理的負担はそれほど大きくはなかった．さらに義父がＤさんと義母との緊張状態をやわらげていた（緩衝していた）ので家族のシステムがうまく機能していたと考えられる．

　図Ⅴ-4-2に，義父が亡くなる前のＤ家族の全体像のジェノグラム・エコマップを示す．

b. 義父が亡くなった後

　しかし，教育期の中でも中学校・高校・大学という思春期の時期に移行すると，子ども達がクラブ活動や塾といった家族以外の社会生活の割合が多くなり，自宅で家族と共に過ごす時間が減ってくる．義母も自立した孫の世話をするということは少なくなっていき，義母はＤさんへの関わりが強くなっていった．また義父が亡くなったことで，昼間の"緩衝要因の喪失"から嫁（患者）-姑間の緊張状態が高まり，Ｄさんの心理的負担は増したと考えられる．

　図Ⅴ-4-3に，義父が亡くなった後のＤ家族の全体像のジェノグラム・エコマップを示す．

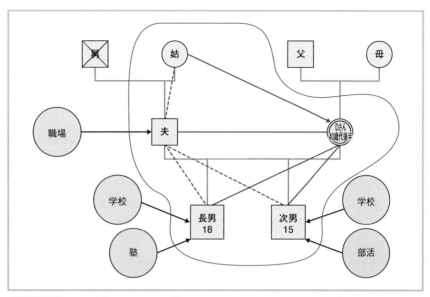

図Ⅴ-4-3　　D家族の全体像のジェノグラム・エコマップ（義父が亡くなった現在）

C. 家族アセスメント

1●家族像からみる，D家族を理解するうえでの特徴・ポイント

　D家族の特徴は，義父（家族員）が亡くなった前後で家族システムが変わったことにある．家族員の死は，それまで安定していた家族システムのバランスが崩れるきっかけとなりうる．本来家族は，同じ価値観をもった家族員が社会的・情緒的役割でつながり家族力動を共有し親密性を発展させながら発達していく．家族が問題に直面したときにバランスを失い，その後修復することが難しい場合，家族員はうつ病や適応障害などを引き起こす要因となりうる．たとえば，家族の中で認められず，生きる価値がないと思うほど傷ついている家族員が，家族内にある緊張や葛藤という心的な相互作用を食行動の異常や暴力という形で現すことがある．

　今日の家族形態の変化により，家族員同士の緊張や葛藤は，家族だけで抱え込む形となり，とどまり，分散されにくい現状にある．そのため，看護者は顕在化した問題行動だけに目を向けるのではなく，この家族力動を理解する必要がある．

2●アセスメントに用いる理論・モデル・考え方・概念：家族力動，家族システム

a. 家族力動

　人の考えや感情，行動はその人の心理的プロセスによって引き起こされているが，家族員1人ひとりの考えや行動は，家族内の他の家族員に影響を与える．**家族力動**とは，このような家族という集団の中で，家族員間の心理的な相互作用により生じる家族集団の中の動きのことである．1人ひとりがどの家族員にどのように相互依存しているのか，またサブシステム間の境界がどのように開閉しているのかによって，家族内の力動は変わってい

る．力動は1対1の直線的な関係ではなく，家族員1人が与える影響は円環的であり非累積性である．

　家族員間で対立があると，コミュニケーションが阻害され，緊張が高まる．この緊張の高まりは当事者だけの問題ではおさまらず，家族の中のもっとも弱いものや家族に依存しているものに影響が現れる．家族集団の緊張を高める要因には，ゆがんだ夫婦関係，嫁-姑問題，父子の力関係などがあげられる．たとえば夫婦仲が悪く，両親の顔色をみながら生活している子どもたちが，夫婦関係にある緊張や葛藤という心理的な相互作用を子どもの食行動の異常や家庭内暴力という形で表すことがある．また，家族周期の発達（変化）により構成員数が増減すると，家族力動も変化し，家族員が影響を受けやすくなる．

　つまり，家族力動が健康的である状態というのは，家族員間の依存が強すぎず弱すぎないこと，そしてサブシステム間の境界膜の開閉が適切になされることで，特定の家族員のみが過度に影響を受けない状態といえよう．

　看護者は，家族力動の変化によって機能が低下した家族にアプローチする際に，①家族の形態や家族周期の変化に伴い，どのように生活に変化が起きているのか，②その変化によってどの家族員が影響を受けているのか，③なぜその家族員が影響を受けたのか，④家族のなかでどのような家族力動の変化が起きているのか，などの視点でアセスメントすることで，介入の手がかりを得ることができる．

b. 家族システム

　家族システム（「第Ⅰ章-2」参照）は，世帯間の境界や性別の境界を有するいくつかのサブシステム（階層性）から成り立っている．単に家族を病者の背景ととらえるのではなく，病者も家族システムの一部であり，相互依存しあっていることを理解する必要がある．この事例は，義父の死や子ども達の成長という家族の発達段階に応じて，内外のシステムから影響を受け，動的な変化が起こった．

3●D家族のアセスメント

　Dさんのうつ病発症前と，うつ病発症後で，システムとしての家族がどのように変化しているのかについて，「相互依存性」「境界」「円環的因果関係」「非累積性」の4つの視点からアセスメントした結果を表Ⅴ-4-1に示す．また，図Ⅴ-4-4は義父の生前からのD家族の臨床経過と実践を示したものである．

　このようにDさんは義母との関係における，家族システムの内部の緩衝要因を失ったことで不安が高まり義母との緊張を強めた．患者は自宅にいると，「義母に監視されているように思い，常に何か家事をみつけて動いていなくてはならない」という思考にとらわれ休息することもできなかった．義母の視線，行動に過敏になり，常に家事をみつけて動かなくてはならない，という思考に支配されていたので，身体がしんどくても過剰に動き，エネルギーが枯渇してうつ病を発症したと考えられる．

表V-4-1　うつ病発症前後の家族システムの変化

	うつ病発症前	うつ病発症後	D家族のアセスメント	看護の方向性
相互依存性	・Dさんの夫は職場との融合が強く，家事や子育てについてはDさんと義母・義父と行っていた． ・子どもの帰宅時間は遅くないため，家族内には適度に依存しあえる環境があった（家族内の相互依存）．	・義父が亡くなり，義母のエネルギーは嫁であるDさんに向かっていった． ・夫の帰宅時間も遅く，子どもが部活や塾で帰宅時間が遅いことから，適度に依存しあっていたD家族は，義母とDさんが2人で過ごすことが多くなった．しかし適度に依存する関係ではなく，義母がDさんを監視するようになり，緊張状態が高まった．	・うつ病発症前（義父の生前），義理の両親とD夫婦との関係性は，孫の世話と家事の分担という接点で相互依存していた． ・義父が亡くなった後，Dさんは直接的に義母に適度に依存することはできず，嫁（患者）-姑関係のバランスが崩れ緊張状態が強まった．	・他の家族員などに援助を求める ・サブシステム間のコミュニケーションを促進する ・嫁（患者）-姑関係をやわらげる ・外部資源を有効に活用する
境界	・義父・義母とD夫婦，D家族の中にあるさまざまな親子，夫婦サブシステムの境界は，支援を適切に受けたり境界を閉じたりし，境界膜は効果的に開閉していた（効果的な境界膜の存在）． ・夫の役割はD夫婦と子どもたちとの間のことが中心で，両親との関係の間にはあえて入らないようにしていた．	・義父が亡くなったため，義母のDさんへの監視によって，D夫婦，D家族の境界は開きっぱなしとなり，Dさんは義母のエネルギーに影響されやすくなった（非効果的な境界膜）． ・夫と仕事の関係性がますます強力になっていった． ・子どもたちは，家族以外の社会生活の割合が多くなっていた．	・義父は生前，嫁（患者）-姑関係においてパイプ役，緩衝役など大きな役割を持っていたので，義理の両親とD夫婦，D家族の中にあるさまざまな親子，夫婦サブシステムの境界膜が効果的に規則的に開閉していた． ・義父が亡くなった後は，嫁（患者）-姑間に適切に介入する人を失い，必然的に嫁（患者）-姑サブシステムを孤立させ，境界膜がうまく開閉できずに家族システムが機能しなくなったと分析される．	
円環的因果関係	・家族員同士は適度な親密性であったため，程よい円環的な因果関係にあった．	・義父が亡くなってから義母がDさんへの監視を強め，Dさんの心理的な負担が増大した． ・夫や子どもたちは協力的にDさんにかかわるが，日中のDさんの緊張状態は分散されることなく緊張状態が高まった．	・義父が亡くなった後，夫に嫁（患者）-姑間の緩衝役になって欲しいという患者の期待に対し，フィードバックがネガティブであった．そのため，夫に対する不満や不安が募り，義母への拒絶感が強まり，嫁（患者）-姑関係の緊張を高めた． ・子ども達は義母のDさんに対する過剰な役割期待に気づきながらも，そのパワーに立ち向かうことが"かえって混乱を招く"と思い，塾やクラブ活動に逃げることで，結果的にDさんは誰にもサポートされない感覚を感じ取り孤立してしまった．その孤立がますます嫁（患者）-姑関係の緊張状態を高めて発病にいたった，と考えられる．	

表Ⅴ-4-1　うつ病発症前後の家族システムの変化（つづき）

非累積性	・義父が家族内の緊張状態を緩衝していたことから，家族機能として家族員が一致しやすい状況にあった．	・家族員がばらばらに，なんとかしようと試みている．	・Dさんが発症してから，夫も子ども達も，患者であるDさんの役割の負担を減らそうと試みたが，具体的にどうしていいのか分からなかった．家族員がばらばらになんとかしようと試みるよりも，一致して問題の解決に当たる方が相乗効果が働き，問題解決の力が大きく発揮できる．	

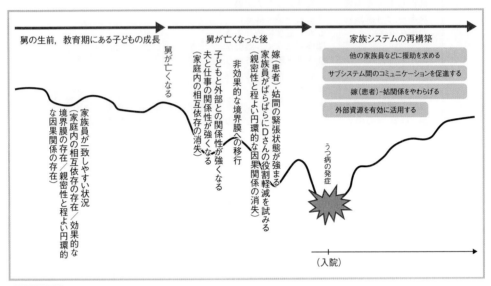

図Ⅴ-4-4　D家族の臨床経過と実践

D. 目標とする健康な家族像

1 ● 長期目標

a. 患者

抑うつ状態が改善し，効果的なストレス対処法をみつけ，日常生活を営むことができる．

b. 家族システムの変化

家族周期が変化しても円環的因果関係がポジティブに働くように，家族システムを再構築し，家族機能を回復することができる．

2 ● 具体的に実現可能な目標

a. 患者

他者に援助を求めることにより，心理的負担を軽減することができることを目指す．

(1) 他の家族員などに援助を求める

・緊張状態にある嫁（患者）-姑の関係性に対して，緩衝する要因や分散する要因を知り，Dさんが他の家族員に適切に依存することができる．

・Dさんがつらいと感じるときに，ストレス対処法として適切に他の家族員にヘルプを求めることができる．

・Dさんが家族外に支援者となりうる人を探すことができる．

b. 家族システムの変化

　サブシステム間のコミュニケーションを促進することで，緊張状態をゆるめることができることを目指す．

(1) サブシステム間のコミュニケーションを促進する

・嫁（患者）-姑の階層サブシステム間が閉鎖しすぎることなく，親子サブシステム，あるいは外部とのつながりをもつなど，適度に開閉できる．

・可能な範囲で，夫が義母との間のパイプ役や緩衝役を担うことができる．

・可能な範囲で，子ども達も嫁（患者）-姑サブシステムのパイプ役や緩衝役になることができる．

(2) 嫁（患者)-姑関係をやわらげる

・義母からのネガティブメッセージを弱め，円環的因果関係がポジティブに働き，相乗効果が得られるようになる．

・夫や子ども達が義母のDさんに対する過剰な役割期待に気づいたときは，指摘することができる．

・患者ができたことに対してポジティブなメッセージを強める．

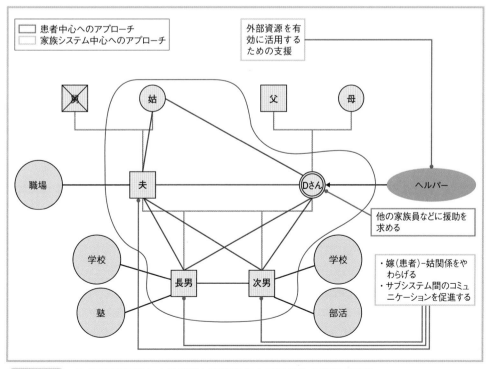

図Ⅴ-4-5　D家族が目標とする健康な家族像および具体的な看護の方針

(3) 外部資源を有効に活用する

・家族員が一致して問題の解決に当たることができる.

・ヘルパーの導入など, 夫および子ども達で具体的にどのようなことができるのか話し合い, 共通認識で患者にかかわることができる.

　D 家族が目標とする健康な家族像と具体的な看護の方針を**図V-4-5** に示す.

E. 具体的な看護の方針と家族看護実践の展開（実施期間：退院に向けての4週間）

(1) 他の家族員などに援助を求める

　病気を抱えている患者が, 今までと異なるコミュニケーションパターンを獲得することは非常にエネルギーを要する. 患者のセルフケアが十分に回復し, 環境としての家族の体制づくりがスタートすると, 患者に援助を求める練習を始めていった. いきなり緊張状態の強かった義母に, 言葉を発することは難しい. またすぐに義母と相互依存状態を求めることも不可能である. まず, 患者が夫に自分の気持ちを伝え, 何をして欲しいか伝えるように支援した. 夫はこれまでコミュニケーションにあえて参加していなかったので, 患者である妻の様子の変化にも気づかなかったが, 患者に援助を求められるようになると「今まで妻のことが理解できなかったのだが, 今ではよく分かるようになった」と話し, 夫婦関係は相互に依存することができるように変化していった. さらに, 患者はこれまでつらい気持ちを1人で抱えてきたが, 夫に自分の気持ちを伝えられることにより心理的負担が軽減した.

(2) サブシステム間のコミュニケーションを促進する

　家族にはさまざまなサブシステムがあるが, サブシステム間のコミュニケーションやかかわりが減少すると, 一部のサブシステムが孤立したり, うまく境界膜を開閉しにくい状態が起こる. D 家族では, 嫁（患者）-姑サブシステムに対し, 夫や子ども達に役割を担ってもらいコミュニケーションを促進した. 具体的には, 緊張の強い嫁（患者）-姑関係の緩衝要因には主に夫が入り, 患者の気持ちを代弁していくことを試みるようにした. 患者が子ども達にはあまり迷惑をかけたくない, という希望も多かったので, 長男や次男は家の掃除を中心に役割をもつようにしてもらった. これまで家族内ではあまり会話のない親子関係であったが, 患者の症状を手がかりとしたコミュニケーションパターンを獲得し, 会話ももたれるようになった. 孤立していた嫁（患者）-姑サブシステムに誰かが介入することで, 境界膜が適切に開閉するようになり, 義母のD さんへの監視は次第に減少していった.

(3) 嫁（患者）-姑関係をやわらげる

　サブシステム間のコミュニケーションが促進されると, 義母からの直接的なネガティブメッセージも弱まり, 円環的因果関係がポジティブに働き, 相乗効果が得られるようになる.

　D 家族も, 相乗効果でますますポジティブに働きはじめた. そうなるとD さんも"家族

に安心して発言できる”と感じるようになり，援助を求めることに徐々にエネルギーを費やさなくなっていった．そのような D さんの変化をみて，他の家族員の心理的負担も軽減し，家族システムはますます安心できる環境へと変化していった．

(4) 外部資源を有効に活用する

この事例の場合，日中の家事は義母が十分に行えたが，昼間にヘルパーを導入し，嫁（患者）-姑関係の緊張をやわらげる必要があった．もっとも援助が必要となるのは，D さんが日常復帰ができるようになるまでの期間であるので，退院する時期にヘルパーの導入が実現できるように，訪問看護指示書などの用意を行った．その際，義母にもうつ病の回復についての理解をしてもらい，“義母が十分に D さんをサポートできないから”ではなく，“家族だけではなく，家族システムが外に効果的に開かれている方が家族員の負担が減ること”，“いくつかのサポート体制を整えておくことが他の家族員の精神衛生上の予防にもつながること”と説明し，同意してもらった．

退院後状況を確認すると，ヘルパーの導入もスムーズで，第三者が入ることで話題にも富み，日中の緊張状態も分散できるので，昼間も効果的に休息をとることができるようになったことが語られた．

F. 家族看護の技術：家族システムの再構築

家族周期によって家族システムは常に変化をしていくものである．その変化に合わせて家族システムの再構築ができない場合は，その影響を受けた家族員は心理的負担を増やすことになる．そのため，家族周期の時間軸の中で影響を受けやすい家族員は誰なのか，またなぜこの家族員が影響を受けているのか，について家族システムの視点で情報を得ることが重要である．家族内の相互依存性を高め，システムとしての家族の境界膜が機能し，それぞれの階層サブシステムが開放できること，家族システム内におけるポジティブな円環的な因果関係を促進すること，非累積性を強化することが，家族看護の技術である．

学習課題

1．夫の帰宅時間が十分に早まらない場合，他に嫁（患者）-姑関係の緊張を分散させる要因としてどのようなアプローチが考えられますか？　家族システム論を踏まえて考えてみよう

2．あなたが D さんの子どもであったら，嫁（患者）-姑関係の緊張を分散させるために具体的にどのようなことをしますか．その理由とともに考えてみよう

▌引用文献▐

1) 厚生労働省：精神疾患による患者数，〔https://www.mhlw.go.jp/kokoro/speciality/data.html〕（最終確認：2022年1月14日）
2) 川上憲人他：精神疾患の有病率に関する大規模疫学調査研究―世界精神保健日本調査セカンド総合研究報告書，〔http://wmhj2.jp/WMHJ2-2016R.pdf〕（最終確認：2022年1月14日）
3) World Health Organization：Depression and Other Common Mental Disorders Global Health Estimates（2017），

〔https://apps.who.int/iris/bitstream/handle/10665/254610/WHO-MSD-MER-2017.2-eng.pdf〕（最終確認：2022 年 1 月 14 日）

4)　厚生労働省自殺対策推進室　警察庁生活安全局生活安全企画課：令和元年中における自殺の状況，〔https://www.npa.go.jp/safetylife/seianki/jisatsu/R02/R01_jisatuno_joukyou.pdf〕（最終確認：2022 年 1 月 14 日）

5)　Fromm-Reichman F：Notes on the development of treatment of schizophrenies by psychoanalytic psychotherapy. Psychiatry **11**：63-273, 1948

6)　Bateson G, et al.：精神分裂病の理論化に向けて．精神の生態学（Bateson G ed；佐藤良明訳），p.288-319，思索社，1990

7)　南　裕子編：アクティブナーシング　実践オレム―アンダーウッド理論　こころを癒す，p.280-301，講談社，2005

8)　American Psychiatric Association/高橋三郎ほか：DSM-5 精神疾患の分類と診断の手引，p.111-124，医学書院，2014

9)　日本うつ病学会　気分障害の治療ガイドライン検討委員会：うつ病看護ガイドライン，2020

10)　Stuart Gail Wiscarz：Emotional Responses and Mood Disorders. Stuart Gail Wiscarz. Principles and Practice of Psychiatric Nursing, p.289-322, Saint Louis, Elsevier, 2014

11)　Judd LL, et al.：Socioeconomic burden of subsyndromal depressivesymptoms and major depression in a sample of the general population. The American journal of psychiatry, **153**（11）：1411-1417, 1996

12)　Katsuki F, et al.：Brief multifamily Psychoeducation for family members of patients with chronic major depression：a randomized controlled trial. BMC Psychiatry, **18**（1）：207, 2018

5 教育期にある脳腫瘍患者と家族の看護：家族の生活の構造に変容を促す

A. 医学的な臨床像・医療に関する動向

1 ● がんに関する動向

日本において，がんは 1981（昭和 56）年以降，死因別死亡率の第 1 位である．2018（平成 30）年には約 37 万人ががんで亡くなっており，生涯で 2 人に 1 人ががんに罹ると推計されている[1]．

がん医療は進歩しているが，がんは国民にとって重要な問題である．全国どこでも一定水準以上の治療を受けられる「がん治療の均てん化」を目指し，がん対策の推進をはかるため，2007（平成 19）年 4 月 1 日より**がん対策基本法**が施行，同年 6 月には**がん対策推進基本計画**が策定された．全体目標として「がんによる死亡者の減少」と「すべてのがん患者およびその家族の苦痛の軽減ならびに療養生活の質の維持向上」が設定された．5 ヵ年ごとの見直しに応じ，2017（平成 29）年に策定された第 3 期がん対策推進基本計画では，全体目標に「がん患者を含めた国民が，がんを知り，がんの克服を目指す」が掲げられ，分野別施策には「がんとの共生」として，がんサバイバーシップの概念が強調された[2]．

2 ● がんを抱えて生きること

がん治療では，手術療法・化学療法・放射線療法を組み合わせた集学的治療が行われる．近年，経口抗がん薬や支持療法の開発，医療経済状況を受けての外来化学療法や放射線療法の推進により，外来で治療を継続しながら，地域社会の中で生活するがん患者・家族が増えている．

米国の NCCS（The National Coalition for Cancer Survivorship，全米がん経験者連合）は，**がんサバイバー**の広義の概念として「がんの診断を受けたものは，診断のそのときから人生の最後までサバイバーである」と定義した[3]．がん患者が，がんサバイバーとしての人生を，可能な限り住み慣れた家や家族のなかで自分らしく過ごすための支援として，入院時からの退院支援や調整が積極的に行われている．退院支援のプロセスの 1 つとして，病院の医師や看護師が，退院後も継続して必要なケアを，在宅医，訪問看護師，ケアマネジャーなどと共有するための**退院前カンファレンス**が開催されることがある．この退院前カンファレンスは，参加者などの条件が整えば，退院時共同指導料として診療報酬を請求することができる．

看護者には，がん患者・家族が，これからの時間を「どこで，どのように過ごしたいのか」，また「何を大切にしたいか」，がんを抱えて「どう生きたいか」を引き出し，可能な限りその希望が叶えられるよう，患者やその家族と一緒に考えて取り組んでいくことが求められる．

B. 家族像の形成

> **事例 Ｅ** 脳腫瘍の手術後に，ADL に介助が必要な状態となった Ｅ さんと家族
>
> 　50 歳代前半，女性の Ｅ さんは，1 ヵ月前，けいれん発作と失語が出現し，脳腫瘍が疑われたため，入院となった．入院後，Ｅ さんは脳腫瘍と診断され，開頭腫瘍摘出術が行われた．手術によって腫瘍は取り除かれたが，後遺症として軽度の麻痺と言語障害，高次脳機能障害が出現し，日常生活動作（ADL）に介助が必要な状態となった．
>
> 　術後の病理診断の結果，医師は，悪性の脳腫瘍であること，後療法として放射線併用化学療法の提案，退院後も治療効果を維持するためにテモゾロミド（テモダール®）という内服抗がん薬治療を続ける必要があることについて，Ｅ さんと夫に説明した．夫にだけ，治療を継続しても完治を望むことはむずかしく，長期的な生存は見込めず，生命予後は半年から 1 年程度であると伝えられた．
>
> 　医師からの説明後，Ｅ さんと夫は「心配なのは子どものこと」と看護者に話した．Ｅ さんの病状についての詳しい状況は，小学校 5 年生の長男には伝えられていなかった．長男にとっては，口うるさいほどに子どもに対して何事にも自立を求めていた母親が，食事や排泄，更衣などに介助を要する状態となり，意思疎通は可能だが流暢にはしゃべれず言葉数も少ない．このような母親の変わってしまった様子に，「子どもはショックを受けているようだ」と夫は看護者に話した．

1 ● 発達段階と基礎機能

　50 歳代の Ｅ 夫妻は，小学生の子どもを育てている教育期にある家族である．Ｅ さんと夫と長男の 3 人暮らし．Ｅ さんは専業主婦で，夫は仕事を忙しくしていた．Ｅ 家族の経済状況は夫の収入で日常生活に支障はなく，数年前にマイホームを購入し暮らしている．

　80 歳代の Ｅ さんの父親は，Ｅ さんの自宅から車で 20 分ほどの距離に住んでいる．母親は肝臓がんで 1 年ほど前に亡くなった．残された父親は，高齢で介護が必要な状態であり，Ｅ さんと近くに住む姉が交代で食事の世話や通院の送り迎えなどの介護をしていた．夫の親類は近隣に住んでいるが，両親ともすでに他界し，夫の 2 人の姉は結婚して，それぞれの家庭で生活しており，交流は少なかった．

2 ● ジェノグラム・エコマップを用いた家族の理解

　Ｅ さんが脳腫瘍で入院治療が必要となってからは，夫が Ｅ さんの果たしてきた家庭における役割を果たさなければならなかった．しかし，夫は仕事中心の生活であったため，職場以外の社会とのつながりが少ない．夫が自らの力で，Ｅ 家族にとってのサポートとなりうる存在を見出し活用することはむずかしい．もともと夫の帰宅時間が遅かったこともあり，長男とのコミュニケーションは Ｅ さんを介して行われることが多かった．長男は，入院による Ｅ さんの不在や病気についての情報が十分に伝えられていないことによって，病気に関する不安や疑問を Ｅ さんや夫に表出することがむずかしい状況に置かれている．

　図Ⅴ-5-1 に Ｅ さんが脳腫瘍を発症した際の Ｅ 家族の全体像のジェノグラム・エコマップを示す．

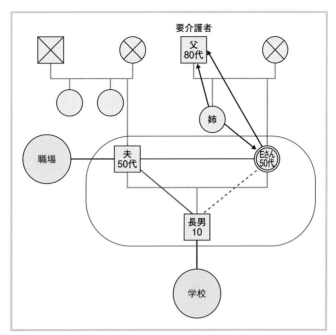

図Ⅴ-5-1　E家族の全体像のジェノグラム・エコマップ

C. 家族アセスメント

1 ● 家族像からみる，E家族を理解するうえでの特徴・ポイント

　がん患者の家族は，ストレスフルな状況のなかで，家族としての機能を維持していかなければならない．家族の一員が，がんという病気を抱えることは，家族の生活のしくみである**家族構造**を変化させ，それまでの家族が家族員や社会に果たしていた働きである**家族機能**に影響を及ぼす（「第Ⅱ章-1-B」参照）．このような状況に置かれた家族のアセスメントに家族の構造と機能を理解するための家族構造-機能理論を用いることは，家族システム全体（ユニット）やその部分（サブシステム），さらには他のシステム（他の地域社会集団）との相互作用について家族の理解を促すため，がん患者の家族を効果的に支援するために有効である[4]．

2 ● アセスメントに用いる理論・モデル・考え方・概念：家族構造-機能理論

　家族構造-機能理論（「第Ⅱ章-1-B」参照）は，全体としての家族とその家族員個人との関係に焦点をあて，家族というシステムをとらえる．家族内での家族員の配置，家族員どうしの関係，家族員と家族全体の関係を重視している[5]．

　家族構造とは，家族機能を維持し，必要に応じて調整しながら，家族員や社会から期待される機能の達成を促進させるための要素である．家族構造のアセスメントとは，家族がどのように組織されているか，おのおのの家族員がどのように位置づけられているか，家族員どうしがどのように相互に関係しているかを理解することである．たとえば，家族の

一員ががんという病気に罹患したことによって，家族員の個々の役割がどのように変化したのかなどの視点でアセスメントする．

家族機能とは，個人，家族，社会との関係において家族が果たしている機能である．家族機能のアセスメントとは，家族の主要な機能がどのように果たされているかを具体的に理解することである．たとえば，家族員のがんという病気にまつわる出来事に対して，ほかの家族員の身体的な反応や情緒的な反応はどのようであるかなどの視点でアセスメントする．

3●E家族のアセスメント

家族構造-機能理論を用いてE家族をアセスメントした結果を**表Ⅴ-5-1**と**表Ⅴ-5-2**に示す．**表Ⅴ-5-1**は，家族構造の各項目に沿って，左側に発症前・中央に発症後のE家族のアセスメントを整理し，右側に2つのアセスメント結果をもとに導き出した看護の方向性を示している．**表Ⅴ-5-2**に発症してからのE家族の機能も示した．また，**図Ⅴ-5-2**は脳腫瘍を発症してからのE家族の臨床経過と実践を示したものである．

E家族は，Eさんの発症により家族構造における役割やコミュニケーションに変化をきたし，これまでのサポートシステムのみでは状況への対処が困難であり，生活構造を立て直し再構築することが必要である．さらに，E家族は，Eさんが情緒的な柱となり「夫婦の二者関係」を基盤に機能してきた一家であるが，Eさんの発症および教育期後期に向かう家族としてシステムの変化が生じている．

D. 目標とする健康な家族像

1●長期目標

Eさんの闘病に家族全体で取り組むプロセスを通して，Eさんとの死別後も残された家族員が教育期後期に向かう家族として機能していくことができる力を育める．

2●具体的に実現可能な目標

(1) がんを抱えて生きるための生活の再構築

・Eさんが，残存機能を最大限に生かしたADLを家庭環境のなかで安全に実行できる．

・内服抗がん薬の有害事象をマネジメントするためのセルフケアができる．

(2) 家族役割の見直しと調整

・夫婦が，家族内の役割の変更における葛藤や負担を話し合い，家族役割を調整できる．

・おのおのの家族員が相互作用の中で役割を規定し，家族役割を適切に遂行できる．

(3) 闘病についてのコミュニケーション促進

・Eさん，夫，長男の間で，病気に関して率直でオープンなコミュニケーションができる．

・Eさんの闘病に，長男も含めた家族全体で取り組むことができる．

(4) 外部資源を導入しての生活構造の立て直し

・夫およびE家族全体にとっての支えとなる存在や医療資源，地域社会のつながりの中から，長期的に新たなサポートとなりうる資源を見出すことができる．

表Ⅴ-5-1　家族構造のアセスメント

家族構造	E 家族の発症前の家族構造の アセスメント	E 家族の発症後の家族構造の アセスメント	看護の方向性
1. 家族形態：家族 の構成員，家族 員の配置など	• E さん：50 歳代前半（専業主 婦） • 夫：50 歳代前半（会社員） • 長男：小学校 5 年生		
2. 役割構造：家族 を維持してい くために必要 な家族内の分 業のシステム	• 夫は仕事中心の生活で家計を 支えていた．E さんは専業主 婦として家事を 1 人で行い， 子育ては母親である E さんに 任されていた． • E さんの発症後は，夫が仕事 をしながら慣れない家事や育 児を何とかこなしている．夫 は，これまで E さんが果たし てきた家庭における役割をす べて果たさなければならない 状況となっている．	• これまでの家族の歴史のなか で「夫は仕事，E さんは家事 と子育て」という役割分担が されており，夫にとって家事 や子育ては心身ともに負担が 大きい． • E さんが果たしてきた役割を 引き受けることや，E さんの 介護などの新たな役割を遂行 することが求められ，夫の役 割負担が過重となっている．	• がんを抱え て生きるた めの生活の 再構築 • 家族役割の 見直しと調 整
3. 価値システム： 家族の活動に 深く影響して いる家族の価 値システム	• 家庭内に価値葛藤が生じるよ うな出来事はなかった．	• E さんの発症により，健康に 関する家族の価値が変化して いる可能性がある．	• 闘病につい てのコミュ ニケーショ ン促進
4. コミュニケー ションパター ン：家族員の相 互作用を促進 するための情 報伝達システ ム	• 夫は仕事に忙しく帰宅時間が 遅いため，長男とのコミュニ ケーションは E さんを介して 行われることが多かった． • 長男は，入院による E さんの 不在や E さんの病気につい ての情報が十分に伝えられて いないことによって，E さんに どう接してよいかわからない といった戸惑いや不安がある．	• E さんの病状に関する情報や 家族員それぞれの思いが共有 できない状況となっている． とくに長男は，E さんの病気 に関するコミュニケーション から疎外された状態となって いる． • 家族員間のコミュニケーショ ンが円滑でない．	
5. 勢力構造：家族 員の活動を調 整するための 統制システム	• 家計の管理や親戚付き合いな ど，E さんが夫に相談して， 最終的な決定は夫が行ってい た． • E さんの発症によって，夫が すべての家族の問題を 1 人で 意思決定し実行している．	• これまで夫婦関係を背景とし て夫婦のつながりを基盤とし てなにごとにも対応してきた が，E さんの発症によって， 家族の意思決定スタイルや勢 力構造が変化している．	
6. サポートネット ワーク：家族員 に手段的・情緒 的サポートを 提供する支援 システム	• 父親は高齢で介護を必要とす る状態であるが，E さんに とっての情緒的サポートと なっていた． • 姉は，E さんの発症によって， E さんが行っていた分も父親 の介護を請け負わなければな らず，E さんや E 家族のこと が気になりながらも，なかな か訪れられずにいた． 近隣に義姉たちが住んでいる が交流はあまりなかった．	• E 家族の内部で家族員それぞ れが役割分担しながらサポー トし合っていたが，E さんの 発症によって，これまでのサ ポートシステムのみでは状況 に対処できなくなっている．	• 外部資源を 導入しての 生活構造の 立て直し

表Ⅴ-5-2　家族機能のアセスメント

家族機能	E 家族の発症後の家族機能のアセスメント
1. 情緒機能：家族員の情緒的ニーズを満たす機能	・患者である E さんが，E 家族における情緒的機能の主要な担い手であり，「夫婦の二者関係」を基盤として家族システムを維持していたが，E さんの発症によって家族システムの基盤が揺るがされている．
2. 社会化と社会的配置の機能：子どもを社会化し，社会のなかの生産的な構成員として育てる機能	・E さんが主に育児に携わっており，子どもも父親が社会で果たす役割について理解していた．夫婦が協力しながら子どもの社会化機能を果たしていたが，E さんの発症によって機能が低下している．
3. 生殖機能：社会に新しい構成員を生み出す機能	・不妊治療により子どもを授かっている．
4. 家族コーピング機能：家族の秩序と安定性を維持する機能	・E さんの発症まで，とくに大きなストレスには直面していないため，家族として危機に直面した経験がなくコーピング機能はあまり発達していない．
5. 経済機能：経済資源の提供と効果的な資源の配分を行う機能	・これまで，夫の収入で日常生活に支障はない． ・E さんの発症後，家庭生活に必要な費用に加えて，E さんの医療費が必要となり，出費がかさんでいる．
6. 物理的な必需品の供給：家族の衣食住を確保する機能	・数年前に一戸建てのマイホームを購入している． ・E さんの寝室は 2 階であったが，麻痺によって階段昇降が困難となったため，E さんが 1 階で過ごせるように居室を移した．
7. ヘルスケア機能：家族の健康を維持する機能	・夫および子どもの健康状態は良好．

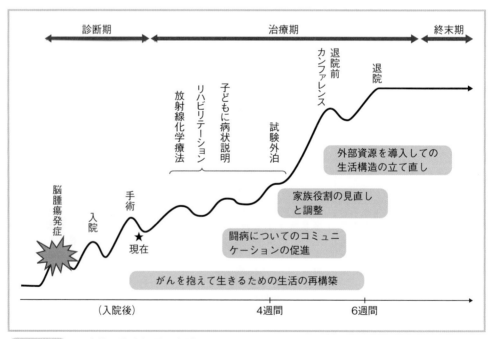

図Ⅴ-5-2　E 家族の臨床経過と実践

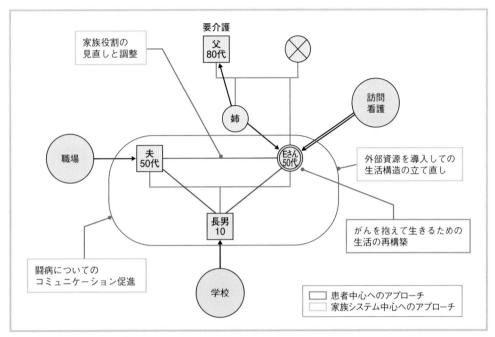

図Ⅴ-5-3 E家族が目標とする健康な家族像および具体的な看護の方針

　図Ⅴ-5-3は，退院に向けてE家族が目標とする健康な家族像，および退院に向けて，Eさん自身，夫婦および親子というサブシステム，社会システムとE家族との関係に対して，E家族への具体的な看護の方針を示す．以下は，**図Ⅴ-5-2**の臨床経過も参照されたい．

E. 具体的な看護の方針と家族看護実践の展開（実践期間：退院に向けての6週間）

1 ● がんを抱えて生きるための生活の再構築

　Eさんは，手術後1週間目から約6週間の初回テモダール®内服と放射線療法が開始された．同時に，術後の後遺症で，軽度の麻痺と言語障害，高次脳機能障害が出現していたため，リハビリテーションが進められた．Eさんに生じている身体的な症状は長期的な経過をたどっていくことが考えられたため，作業療法士や理学療法士と相談しながら，残存機能を最大限に生かしたADLで，夫にとっての介護のしやすさも考慮に入れた方法を工夫した．退院後の自宅環境や家庭生活に合わせたADLの獲得が効果的にできるように，放射線化学療法の開始後3週間目から試験外泊を行った．

　初めての試験外泊からの帰院後は，Eさんから「家に帰れてうれしかった」との言葉が聞かれるも，表情は暗く疲れた様子であった．夫からは，Eさんが自宅で転倒してしまったことが報告された．改めて外泊中に困ったことをEさんと振り返りながら，ADLで改善できる点を一緒に考え，リハビリテーションに取り入れた．

　退院後も内服抗がん薬治療は継続されるため，テモダール®の有害事象に対して，自宅

で管理しやすいかたちでの内服管理，排便コントロール，感染予防策などを，入院中から
Eさんがセルフケアできるように指導した．

2● 家族役割の見直しと調整

　2回目の試験外泊からの帰院後，夫は「料理を作りたいというので，やらせてみました
が，かえって大変でした．何をするにも目が離せないし，とにかく手がかかります」と看
護者に話した．Eさんにとっては，家庭内での自身の役割をこれまでどおりに果たしたい
という気持ちからの行動が，うまく実行できないことによって，夫にとっては介護負担と
なっていた．Eさんは役割喪失に伴う苦しみを感じ，夫は新たな役割に負担を感じている
ようであった．それぞれの思いを受け止めながら，退院後の家庭内での役割についてEさ
んが行えることと，むずかしいことを整理し，役割遂行の方法や役割分担を夫婦で相談す
るように促した．

　夫には，これまで介護経験はないため，新しく介護役割を遂行していくためには，さま
ざまな知識や技術の習得が必要であった．Eさんに必要なADL介助の方法やコミュニ
ケーションのとり方，日常生活上の注意点などを提示した．具体的な介護の方法は，看護
者が手本を示し，夫が役割を習得していけるように教育的に働きかけた．

　Eさんの病気が進行していくことで，どのような症状が起きるのかなどについても説明
を行った．Eさんの今後の成り行きに触れると，夫は「まだ信じられない気持ちですが，
これは本当に現実なのですね」と思いを話した．配偶者との近い将来の死別という，つら
い思いを抱えながら，状況に対処しようとしている夫の大変さを労い，できていることを
肯定的に評価し，夫として，父親としての役割に自信がもてるように働きかけた．Eさん
との死別後，夫が，残されたE家族の生活を支えていくための覚悟や準備を少しずつでも
行えるように支援していった．

3● 闘病についてのコミュニケーション促進

　Eさんの試験外泊を前に，夫から「子どもに詳しい病状を話せていない．病気のことを
どのように伝えればよいか」と相談を受けた．夫は，長男をEさんの闘病にどう巻き込ん
でいくべきか悩んでいるとのことであった．Eさんと夫が長男に負担をかけたくないとの
思いでこれまで対処してきたことを認めつつ，現状を理解できないままに，Eさんの後遺
症を抱えて今後も病状が悪化していく姿を目のあたりにしていくことや，いずれ死別を迎
えることによる長男の負担について夫と確認した．夫からは「もっと説明をしたほうがよ
いとは思うが，どのように伝えればよいかわからない」との反応であった．

　小児科医やチャイルド・ライフ・スペシャリストといった子どものケアの専門家の支援
を受けながら，夫から長男にEさんの病状について説明を行った．説明後，長男は「今の
心の中は，つらい気持ちと悲しい気持ち．病気のことを聞いてもいいって言われてほっと
した」と話し，夫は「今まではこんなふうに話して大丈夫かなとか，腫れ物に触るように
病気のことを取り扱ってきたけど，これからは安心して病気のことを話題にできる．子ど
もにも助けてもらいます」と話した．長男にとっては，Eさんの病状のみならず，自らの
身に起こっているE家族の生活の変化や現状の理解にもつながったようであった．これを

きっかけに，夫と長男の間でEさんの闘病に関する思いや感情について明確なコミュニケーションがもたれるようになった．

夫から長男への説明後，長男に，言語障害があるEさんに合わせたコミュニケーションの方法を指導した．長男は，コミュニケーションのしかたを工夫することによって，Eさんとの接し方に対する戸惑いは減ったようであった．試験外泊の際には，長男は，Eさんに積極的に話しかけ，助けようとする姿もみられたとのことだった．

4 ● 外部資源を導入しての生活構造の立て直し

Eさんの退院に向けて，試験外泊を繰り返しながら，退院後のEさんと家族の状況に適した必要な社会資源を査定し導入の準備を進めていった．

夫は，Eさんの介護のために，職場の上司にE家族が置かれている状況を相談し，仕事の内容や時間，介護休暇による部分休業の取得などの職場の協力を得られることになった．また，夫は，長男の学校の担任にEさんが入院していることを伝えていたが，それ以上の病状に関する話はしていなかった．Eさんの病状は，今後，悪化してくることが予測されるため，それに伴う長男のサポートについて，夫から担任に依頼するよう促した．

EさんのADL介助や抗がん薬の有害事象マネジメントのための訪問看護師，緊急時の対応に備えて往診が可能な在宅医の導入を調整した．既存の医療資源やソーシャルサポートを最大限に活用したうえでも，夫にかかる負担は大きいため，家族や親類の間でE家族が信頼できて頼れる存在はいないか，改めて夫と検討した．Eさんの姉と義姉の存在が浮かび上がってきたため，医師からの病状説明の場を設定し，現状について情報提供を行った．Eさんの姉は，介護が必要な父親を抱えていたが，父親の社会資源の活用を調整することで，E家族を訪れる時間をつくり，Eさんの介護や家事，子育ての一部をサポートしてくれることになった．交流のなかった義姉は，現状を聞き，夫にとっての情緒的サポートなど，新たな資源となった．

退院1週間前には，退院前カンファレンスを開催し，退院後の生活の課題や継続すべきケアを共有した．退院前カンファレンスでは，病院側の医師や看護師からは，患者の病状，治療の経過，今後予測されることと対処法，退院後も継続が必要なケアについて伝えた．Eさんと夫には，病気も含め，退院後の生活への不安や心配なこと，希望などを話してもらった．在宅側の在宅医と訪問看護師からは，Eさんを含むE家族の現状の受け止め方，医療ケアと療養上の注意点などを確認し，具体的な退院日を決定し，退院の運びとなった．

F. 家族看護の技術：生活の構造に変容を促す

家族の一員ががんという病気に罹患すると，これまでどおりでは家族として機能することが困難になることも少なくない．脳腫瘍は，予後不良で，ADL低下や高次機能障害のため，闘病生活の早期から，家族内役割や意思決定の調整にことのほか支援を要する[7,8]．看護者にとって，その家族の役割構造，価値システム，コミュニケーションパターン，勢力構造，サポートネットワーク等，患者・家族と共にていねいに振り返ることが，生活の構造に変容を促すための技術である．

学習課題

1. もし，Eさんと夫が外部資源の導入を拒否した場合，E家族の生活の構造に変容を促すために，看護師としてどのようなアプローチをしますか．家族構造-機能理論をふまえて考えてみよう
2. もし，あなたがEさんの子どもだったら，母親であるEさんの病気について，どのように伝えてほしいと思いますか．理由も合わせて考えてみよう

▌引用文献▌

1) がんの統計編集委員会：がんの統計'19. 国立がん対策情報センター，2020，〔https://ganjoho.jp/data/reg_stat/statistics/brochure/2019/cancer_statistics_2019.pdf〕（最終確認：2022年1月14日）
2) 山口　建：【いま必要ながん看護〜がん対策推進基本計画の実現を目指して〜】総論　「治し，支える医療」の実践を　いまがん看護に求められていること. がん看護，**24**（7）：623-625，2019
3) The National Coalition for Cancer Survivorship：Cancer Survival Toolbox®, 2000〔http://www.canceradvocacy.org/resources/cancer-survival-toolbox/〕（最終確認：2022年1月14日）
4) 藤田佐和：構造-機能モデルの考え方を理解する. がん看護 **7**（3）：240-243，2002
5) Kaakinen JR, et al.：Family Health Care Nursing；Theory, Practice, and Research, 6th ed, p.15-26, F. A. Davis, 2018
6) Friedman MM, et al.：Family Nursing-Research, Theory and Practice, 5th ed, p.265-372, Prentice Hall, 2003
7) 津村明美ほか：終末期の過ごし方の意思決定における悪性グリオーマ患者・家族への看護方略. 日本看護科学学会誌 **30**（4）：27-35，2010
8) 津村明美：家族の意思決定を支援する仕方を研究する. 保健の科学 **54**（9）：602-606，2012

6 がん治療のため入院している在留外国人と家族の看護：文化の違いを理解して信頼関係を構築し，支える

A. 医学的な臨床像・医療に関する動向

1 ● 日本の在留外国人の動向

　私たちの生活の中で，労働者，生活者としての**外国人**の存在がより身近に感じられるようになってきた．日本には約 280 万人の在留外国人が暮らしている（2021 年 6 月末）[1]．主な出身国の内訳は，中国，ベトナム，韓国，フィリピン，ブラジル，ネパールで，これら上位 6 ヵ国が全体の約 8 割を占める．彼らは食品加工，製造業，農業，そしてサービス業，介護福祉などの職業に携わっている．少子高齢化で深刻な労働力不足に直面している日本において，私たちの生活の基盤を支えているのは，今や海外からの労働者たちであると言える．

2 ● 在留外国人の生活

a. 生活上の壁

　在留外国人が日本で生活するうえで，**言葉の壁**はもっとも大きな足かせだろう．話し言葉は多少できても，文字の読み書きはハードルが高い．言葉のハンディにより，就労，教育，福祉，社会保障など生活のあらゆる面で不利を被る．また，外国人という理由だけで偏見や差別の対象にもなりうる．彼らは間接雇用で働くことが多く，経済的な劣位，不平等の中に置かれる．社会経済的に不利な立場は，子ども世代にも受け継がれていく[2]．近年増加している外国人技能実習生たちは，厳しい管理体制の下，低賃金で働かされており，人権上問題があるとして国内外から指摘されている．

b. 母国人同士の交流

　親族が身近にいない異国の地で，母国人同士の付き合いは在留外国人たちにとって心安らぐ場であるとともに，生活を支える重要な**ソーシャルネットワーク**である．母国人が集まる教会や寺院が活動の拠点となっていることが多い．そこでは，情報交換や生活の助け合いが行われている．他方，同国人社会は狭いコミュニティのため，互いの距離間が取りづらい難しさもある．また家庭内では，夫婦・親子間で日本語能力や日本文化への親和性に差があると，情報だけでなく感情面でもコミュニケーションギャップが問題になる[3]．

3 ● 日本の医療と外国人

　日本には世界に誇れる医療サービスシステムがある．しかし，言葉にハンディがある在留外国人たちは情報難民である．どの病院，どの科へ行けば良いのか判断できず，適切な医療にたどりつくまでに時間を要する．差別や不利な扱いを懸念して，受診を遅らせたり避けたりする人もいる．

　　病院にたどり着いても，日本の医療施設には通常通訳者はいない．病状をうまく伝えられない，医師の説明もよくわからない．その結果，互いの理解が一致しないまま，一方的に診断・治療・処方が行われてしまう．友人や家族の通訳で対処しようとする人々が多いが，素人通訳でトラブルとなる場合もある[4]．

　　健康保険や介護保険のシステムも大きな壁だ．母国とは異なるこれら日本の保険システムを理解するのは，至難の技である．人任せや放ったらかしにしている人もいる．突然の病気やケガで医療を受けようとする時，無保険のため高額な医療費を請求され支払いができず通院をあきらめる人もいる．

4 ● 在留外国人への日本人のまなざし

　　「郷に入れば郷に従え」という日本古来の信念が根強く残る日本では，"おもてなし"対応は概ね外国人観光客に限られ，住民となった在留外国人に対するまなざしは必ずしも優しくはない．日本に住み，日本のために働く在留外国人たちではあるが，ホスト国である日本国政府から特別な配慮を受けては来なかった．彼らは生活者として医療システムにかかわってくるが，迎える側の医療者もまた，こちらのやり方に合わせてくれることを期待してきたのではないだろうか．在留外国人たちが心地よいと感じる医療や看護についてぜひ考えてみよう．

B. 家族像の形成

事例 F　手術のために入院することになった日系ブラジル人の F さんと家族

　　F さんは，日本で生まれ育った日系ブラジル人の 15 歳の女子である．卵巣の胚細胞性腫瘍の手術を受け，化学療法のために地元の総合病院に入院している．母は仕事を辞めて看病に専念し，父は仕事のため看病を母に任せきりであった．F さんは小学生程度の日本語会話が可能だが，両親は日本語が得意ではなく，医師の説明時は，F さんと母が通うポルトガル語のキリスト教会の牧師が通訳として同席した．

　　化学療法中の F さんは，副作用の影響で食欲がなく，体重が減少し気分が塞ぎ込んでいた．母は心配で医師や看護師に相談したかったが，日本語が不自由なためできずにいた．そこで母は熱心にインターネットで情報を探し，ブラジル人医師が推奨する抗がん薬治療患者への食事療法に興味を持ち，それを学んで実行しようと決意した．

　　F さんが個室に入っていたことから，母は毎日野菜や果物を持ち込んで，病室でフレッシュジュースを作って F さんに飲ませ，自宅で茹でてきた野菜や鶏肉などを熱心に食べさせる食事療法に励んだ．F さんの体重は少しずつ増加し，笑顔が戻っていった．一方，看護師らは，個室であることに加え，母娘と会話が通じないことや，頻繁に面会にくるブラジル人訪問者に遠慮して，F さんの部屋から足が遠のく傾向にあった．そのため，母の行動には誰も気づいていなかった．

　　ある日，担当看護師は，野菜が入った袋を母が病室に持ち込もうとしているところに出くわした．慌てる母に対し，「お母さん，こんにちは」と優しく話しかけてみた．す

ると母は,「こんにちは…」と緊張した面持ちで応えた. この時, 看護師は, 母がFさんのために食事を持ち込んでいることを知った. しかし, 事情を聞くためには, まず母との信頼関係を築かなければならないと気がついた.

1 ● 発達段階と基礎機能

　Fさんは, 父と母との3人暮らし. 両親が出稼ぎのため来日して8年目にFさんが生まれた. Fさんは現在15歳, 日系ブラジル人の父とイタリア系ブラジル人の母との3人暮らしで, F家族は教育期(思春期の子どもをもつ時期)である. 一家は2LDKのアパートに暮らしている. 両親ともに人材派遣会社を通じて工場の生産ラインの仕事に就いていたが, Fさんの入院を機に看病のために母が仕事を辞め, 父は家計を支えるため, 長時間労働をするようになった.

2 ● ジェノグラム・エコマップを用いた家族の理解

　日本にはF家族の親族はいない. 来日後, 母は友人に誘われてブラジル人の集まるポルトガル語のキリスト教会へ通うようになり, 教会の牧師や友人とは家族のように親しい関係となった. Fさんの入院時は, 通訳として教会の牧師が同席した. Fさんは公立中学校には通わず, ブラジル人が経営する学校で学んでいる. また, 母同様に教会に通っており, 学校や, 教会に集まるブラジル出身の同年代の仲間と親しい. 一方, 父は教会に出入りすることはなく, 職場の同国出身者と付き合っている. 父は仕事が忙しく母に看病を任せきりであるが, 仕事帰りに時々Fさんを見舞っている.

　図Ⅴ-6-1に入院時のF家族の全体像のジェノグラム・エコマップを示す.

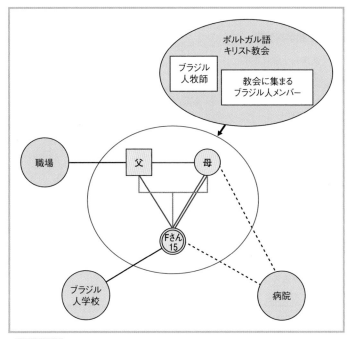

図Ⅴ-6-1　F家族の全体像のジェノグラム・エコマップ

C. 家族アセスメント

1●家族像からみる，F家族を理解するうえでの特徴・ポイント

　Fさんの両親は日本での生活は長いが，日本人との付き合いは乏しく，F家族の生活は母国であるブラジルの言語や習慣を強く保持している．日本人の医療者にとっては彼らの行動に不可解で異質に見える点が多々あるだろう．通訳者がいない状況下では，F家族の思いを知る方法は限られている．もし十分な配慮ができないまま，一方的な理解で医療や看護ケアが提供されてしまうなら，残念ながらそれは全人的ケアとは程遠い．このような場合，看護者と異なる文化背景をもつ患者を理解する助けとなるのが「トランスカルチュラル・アセスメント・モデル」である（**図Ⅴ-6-2**）．

2●アセスメントに用いる理論・モデル・考え方・概念：トランスカルチュラル・アセスメント・モデル

　トランスカルチュラル・アセスメント・モデルは，コミュニケーション，空間感覚，共

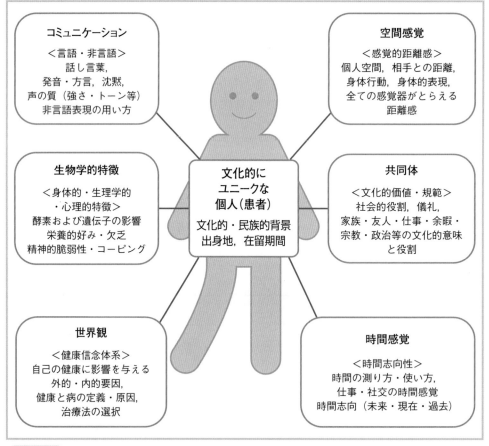

図Ⅴ-6-2　トランスカルチュラル・アセスメント・モデル

［Giger JN, Haddad LG：Transcultural Nursing；Assessment & Intervention, 8th ed., p.5-158, Elsevier, 2020 を参考に作成］

同体, 時間感覚, 世界観, 生物学特徴の6つの観点から看護の対象となる人をとらえる看護観察のモデルである[5].

「コミュニケーション」は, 対象者の母国語, 日本語能力, 筆談は可能かなど言語的情報と共に, 沈黙の意味, 意識的・無意識的に用いるタッチやアイコンタクト等身体による文化的非言語表現も含めて情報収集する.「空間感覚」は, 個人が快適と感じるスペースや他者との距離, 音や匂いなど空間を通して伝わる感覚的刺激の感受性, 部屋のつくりや物の位置感覚における文化的特徴等を探る.「共同体」では, その人が生まれ育った文化集団の価値観や行動規範の影響を観る. 個人特性や社会的立場による文化的役割, 病人役割やお見舞いの仕方, 成人・結婚・出産・葬儀など人生の節目における儀式の特徴等を含む.「時間感覚」は, 人の時間のとらえ方や使い方を観察する. 太陰暦と太陽暦など文化的な暦, 約束の時間に対する忠実さの文化的傾向の違いなどの特徴をとらえる. 3つの時間志向(未来・現在・過去) の中でどの志向により強く支配されているかにも注目する.「世界観」は, 神や自然, 運命など, 自己の健康に影響を及ぼす外的・内的要因のとらえ方で, その人の信仰や信条が基盤となっている. それは, 病気の意味や原因, 治療の選択と深く関与する. 人は西洋医学と同時に, 伝統的な全人医学・呪術医学などの影響も受けている[6].「生物学的特徴」は, 地域, 民族, 集団にみられる身体的・生理学的・心理的特徴と疾病への影響に注目するものである.

3 ● F 家族のアセスメント

　私たちの思考や行動は, 生まれ育った地域や属する民族に共通する文化的価値観や行動様式の影響を受けている. 普段それを意識することはまれだ. それぞれの文化には, そこに属する人の心に安らぎを与え健康を維持増進することができる固有のケアがある[7]. Fさんの母が食事療法にこだわるのはなぜか, また, 言葉の通じない病院での孤独な闘病生活の中, 母娘は何を頼りに生きているのか. このモデルを使って文化的価値観に基づくアセスメントをするとき, F家族の行動様式の不思議さを理解する手がかりが得られるだろう. ここでは, 6つの観点のうち, コミュニケーション, 空間感覚, 共同体, 世界観の4つの観点にしぼって, F家族をアセスメントする (**表Ⅴ-6-1**).

D. 目標とする健康な家族像

1 ● 長期目標

　異国で生活する家族が, 医療者そして友人など家族外部資源と協働してFさんの闘病プロセスに取り組み, 教育期の家族として機能できる力を育める.

2 ● 具体的に実現可能な目標

(1) 母とのコミュニケーションを促進し信頼関係を構築する
・積極的訪室により母が看護師と接する機会が増える.
・「やさしい日本語」により, 母と看護師とで簡単な会話できるようになる.

表Ⅴ-6-1　トランスカルチュラル・アセスメント・モデルによるF家族のアセスメント

観察観点	F家族のアセスメント	看護の方向性
コミュニケーション	・F家族の第一言語はポルトガル語である．Fさんは日常会話レベルの日本語を話すが，両親は通訳を必要とする． ・入院中，保護者として気軽に看護師や医師に相談できないことは，母の不安やストレスの原因となりうる．	・母とのコミュニケーションを促進し，信頼関係を構築する．
空間感覚	・両親は「ポルトガル語で気兼ねなく会話をしたい」と，周囲への気遣いから個室を希望した．個室はF母子にとって安心で快適な空間となり，ブラジル人の友人も訪室しやすい環境となっている． ・一方，看護師らの訪室の回数が少なくなる要因ともなっている．	
共同体	・異国で暮らすF家族には親族が身近にいない．病気や入院というストレスを共に担ってくれる親族がいないのは心細いことである． ・また，母は長時間労働をする父から具体的な看病のサポートを望めない． ・Fさんと母が通う教会は，文化と信仰を同じくする親族にも匹敵する重要なコミュニティとなっている．通訳を含む物理的・精神的サポートを家族に提供している．	・外部資源の導入によりFさんと母のニーズが満たされる．
世界観	・ブラジルでは高度医療が進む一方で，土着信仰に基づく呪術や薬草も伝統的に取り入れられており，一般家庭にもハーブが常備されている． ・F家族は，西洋医学を第一選択としながらも，母は自然療法に高い関心をもっている． ・ブラジルでは人口の約9割がキリスト教徒であり[8]，その信仰に基づいて病の癒しのために祈ることは日常的に行われている． ・キリスト教信仰に基づき，祈りを病の癒しのために実践している．	・医療者と協働して治療に参加するために，病状と治療の正しい知識をもつ．

[Lipson JG Dibble SL：Culture & Clinical Care, UCSF Nursing Press. p.60, 62, 68-70, 2010 を参考に作成]

(2) 医療者と協働して治療に参加するために，病状と治療の正しい知識をもつ

・母が病状や治療について安心して気軽に医療者に相談ができ，Fさんの治療に対する母の思いが看護師に理解される．

・疾病と治療についてFさんと母が専門的知識を得ることで，母の希望する食事療法が専門的見解をふまえたうえで実践ができる．

(3) 外部資源の導入によりFさんと母のニーズが満たされる

・同国出身の教会の友人たちの訪問によりFさんと母のメンタルケアが促進される．

・同国出身の教会の友人たちが親族に代わる存在として機能を補完できる．

　F家族が目標とする健康な家族像と具体的な看護の方針を図Ⅴ-6-3に示す．

E. 具体的な看護の方針と家族看護実践の展開（実践期間：入院4週間目から退院まで）

1●母とのコミュニケーションを促進し，信頼関係を構築する

　Fさんの入院後，4週間が過ぎようとしていた．看護師とFさんとは簡単な会話ができていたが，母とは直接話しをすることはほとんどなかった．母は日本語ができないことで話しかけることを諦めていた．看護師自身も，言葉が通じないことや，外国人の訪問者が多いことへの遠慮から，訪室頻度が必要最低限になっていることに気づいていた．そこで，

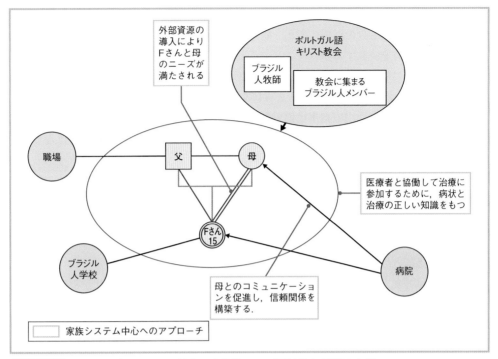

図V-6-3　F 家族が目標とする健康な家族像および具体的な看護の方針

看護師は母との信頼関係構築のため，まず訪室回数を増やすことを心がけ，スマートフォンの翻訳アプリでポルトガル語の簡単なあいさつを学び，訪室のたびに母に声かけをするようにした．するとまもなく，母も笑顔で応答するようになった．看護師はまた，通訳者がいない場合に推奨される「やさしい日本語*」のアプローチを思いだし，日本語の表現や文の構造を簡易なものに言い換えたり，ローマ字を使って筆談することを試みた．すると，F さんも積極的に看護師と母の間を取り継ぐようになり，母は F さんの助けを借りながら，次第に意思疎通ができるようになっていった．この協働を通して，F さんと看護師との関係性もさらに深まっていった．

2 ● 医療者と協働して治療に参加するために，病状と治療の正しい知識をもつ

積極的なかかわりを始めて 2 週間ほど経ったころ，母の表情に以前のような緊張がみられなくなってきたことに看護師は気づいた．そこで，最近 F さんの体調が良いのはどうしてなのだろうかと，やさしい日本語を駆使して母に尋ねてみた．すると，母は笑顔で F さんにポルトガル語で話しかけ，F さんが母の行う食事療法について話してくれた．看護師は食事療法について予想してはいたものの，母の熱心さには驚いた．日本語ができない母

---

*「やさしい日本語」は，難しい日本語表現を簡易な表現に言い換えるなど，日本語に不慣れな外国人に配慮したわかりやすい日本語である．1995 年の阪神・淡路大震災で被災した外国人たちが，日本語の情報を理解できず困窮したことへの反省からこの取り組みが広がった．その後，日本に住む外国人の増加と多様化が進み，日常において多方面で，外国人住民と日本人住民の交流を促進する手段として，やさしい日本語の活用が期待されている．

にとって，食事療法は母が娘に唯一してあげられることだという切ない思いが伝わってきた．Ｆさんも母の思いに応え，病院食と母の用意する食事の両方を努力して摂取していたが，両方を完食するのは時に辛いことがあった．闘病に取り組み凝集していた母子サブシステムに看護師が入ったことで，Ｆさんはこれまで母に遠慮して言えなかった自らの思いを，3人の会話の中で話せるようになっていった[9]．

　化学療法期間中の食事提供の配慮については，医学的観点および栄養学的観点から，ぜひ母に伝えたいことがあった．しかし，それを説明するだけの語学力はなく，Ｆさんにも専門的内容の通訳を期待することはできなかった．

　通訳について看護師長に尋ねたが院内には制度がないことがわかり，市役所のホームページを見ると通訳派遣制度はあったが，手続きには時間を要する仕組みであった．そこで看護師は，教会の友人で日本語が少しできる人がいれば，その人に連絡をとってもらうよう母に提案してみた．すると，教会の友人の1人が週1回程度来てくれることになり，看護師と母が話す時に通訳となってくれた．

　母の友人の通訳によって，看護師は，母はがん治療に対する化学療法の必要性を理解する一方で，体に優しい自然療法を好ましく思っていることを知った．そこで，より効果的に母が自然療法に基づく食事療法を継続できるよう，化学療法中の食事について専門的な観点から助言を伝えた．具体的には，少量ずつの分割食が良いこと，胃腸への負担が少ない食品を選ぶこと，悪心や嘔吐にはパターンがあること，悪心には薬の助けも借りられること，また治療前の食事は軽めに摂ること，治療によっては胃腸の動きに影響があるため直後に固形物をとるのは控えた方がよいこと等である．

　また，持ち込みの食事は，衛生的な取り扱いに気を付けること，調理後2時間以内で再加熱できるものが好ましいことも伝えた[10]．フレッシュジュースについては，院内の栄養サポートチーム（nutrition support team：NST）に相談しつつ，一緒に作ってみることを提案した．母は関心をもって看護師の話に耳を傾け，友人の通訳を介してディスカッションができ納得した様子であった．

　専門通訳の確保については，引き続き課題とし，看護師長を通して院内の専門委員会へ提案をあげていくこととした．

3 ● 外部資源の導入によりＦさんと母のニーズが満たされる

　Ｆ母子との関係づくりが順調に進むなか，看護師には気がかりなことがあった．胚細胞性腫瘍は，比較的予後が良いとされているが[11]，長期にわたる闘病生活の中で，Ｆ母子へのメンタルサポートについてどうしたらよいのか，言葉以上に文化の違いから力不足を感じていたからだ．

　ある時，看護師が訪室したところ，2人のブラジル人女性が訪問中であった．2人はＦさんと母と共に手をつなぎ，ポルトガル語で声を出して熱心に祈っていた．初めて見る光景に驚いたが，Ｆ母子が熱心なキリスト教徒であることを思い出した．入院のため教会に行くことのできないＦ母子にとって，病室で共に祈ってくれる友人の存在は大切なものであると，Ｆさんが後ほど看護師に話してくれた[12]．そこで言葉も心もＦ母子と通じ合える同国出身の教会の人々，つまり外部資源に2人の心のケアを任せてもよいことを理解した．

　また，教会の友人がFさんの見舞いに訪れている間に，母は病室を離れて用事を済ませに行くこともできた．同国出身者の信頼できる友人の存在は，F母子を心身共に支えていたのだ．親族が身近にいないF家族にとって，教会の友人たちが親族のような役割を果たしており，友人たちが頻回に訪問していることにはそのような意味があるのだと看護師は悟った[13]．そのことがわかってからは，教会からの友人たちの頻回の訪問が前ほど気にならなくなり，彼らをそっと見守るようにした．また，訪問者の中には多少日本語ができる人がおり，そのような時は母の許可を得て，看護師も一緒に会話に入るようにした．

　このような双方のコミュニケーションの努力の積み重ねにより，母は看護師と気軽にFさんの病気や治療について話し会えるようになっていった．これらの介入は，F母子がそれぞれに抱えていたストレスを解消するきっかけになったと言える．

F．家族看護の技術：異質なものへの違和感を超えてつながる

　外国人患者とその家族の行動は，ときに奇異に映ることがある．彼らの行動にのみとらわれてしまうと，看護の重要な要素を見落としてしまうことがある．まずは，性急な判断を控え，可能な限り通訳者を確保して，あるいは「やさしい日本語」を駆使して，彼らの思いに直接耳を傾ける．そうして得られた情報を，文化アセスメントツールを用いて解釈するとき，家族の思いと行動をより深く理解することができるだろう．また，外国人患者には訪問客が多いことが問題にされがちだが，F母子の例のように，同国出身の友人たちは患者の親族のような役割を果たす重要な外部資源である．このように，家族の状況を文化的な観点から読み解くことが，家族機能を強化するための技術である．

学習課題

1．もし，F家族が日本人だったら，Fさんの療養生活について，あなたは看護師としてどのようなことを日頃から母と話すと思いますか．外国人だから話さないで済ませていることがもしあるとするなら，それはなぜでしょう．その理由を考えてみよう

2．もし，Fさんの闘病プロセスに父を含めた支援を計画しようとするなら，トランスカルチュラル・アセスメント・モデルの6つの観点の中で，とくにどの観点の，どのような文化的情報がわかるとよいでしょうか．考えてみよう

┃引用文献┃

1）　法務省出入国在留管理庁：令和3年6月末現在における在留外国人数について，令和3年10月15日，出入国在留管理庁〔http://www.moj.go.jp/isa/content/001356650.pdf〕（最終確認：2022年1月14日）
2）　宮島　喬：外国人のこどもの教育，就学の現状と教育を受ける権利，p.250-52，東京大学出版会，2014
3）　阿部　裕：あなたにもできる外国人への心の支援：多文化共生時代のガイドブック，（野田文隆，秋山剛編著，多文化間精神医学会監修），p.82，岩崎学術出版社，2016
4）　前掲3），p.84
5）　Giger JN, Haddad LG：Transcultural Nursing：Assessment and Intervention. Eighth edition, p.5-158, Elsevier, 2020
6）　Andrews MM, Boyle JS：Transcultural Concepts in Nursing Care. Edition six, p.74-77, Wolters Kluwer/Lippincott Williams & Wilkins, 2012

7)　Leininger MM, 稲岡文昭：Culture Care Diversity & Universality：A Theory of Nursing, レイニンガー看護論：文化ケアの多様性と普遍性, p.15, 医学書院, 1995

8)　水野　一：多様化するブラジルの宗教, 日本ブラジル中央協会ホームページ, 〔https://nipo-brasil.org/archives/503/〕（最終確認：2022年1月14日）

9)　Lipson JG, Dibble SL：Culture & Clinical Care, p.68, UCSF Nursing Press. 2010.

10)　神奈川県立こども医療センター NST「小児がん栄養プロジェクトチーム」：小児がんと栄養, 第1版, p.5, 2015, 〔http://kcmc.kanagawa-pho.jp/department/files/shounigan_eiyo1504.pdf〕（最終確認：2022年1月14日）

11)　阪埜浩司：若い女性のがん③卵巣がん, 正しい知識を人生の味方に,（日本産婦人科学会監修）〔http://humanplus.jp/〕（最終確認：2022年1月14日）

12)　Lipson JG, Dibble SL：Culture & Clinical Care, p.59, UCSF Nursing Press. 2010.

13)　前掲10) p.68

トピックス

海外にルーツをもつ子どもと家族への支援

　リュウタくんは，中南米にルーツをもつ日系3世の小学5年生である．4歳で来日し，ボランティアによる支援で日本語力を獲得してきた．両親は工場勤めの共働きで，来日以後働き詰めの日々を送ってきたため，日本語はほとんど理解できない．家族の中で日本語がもっともよく"できる"のがリュウタくんであるため，家族を代表して行政窓口で手続きをしたり，病院にかかる際などに"通訳"として同行することが役割であった．一方で，リュウタくん自身の日本語力は日常会話だけなら問題はないものの，複雑な内容や専門用語を理解したり，読み書きする力は十分ではなく，"通訳"はリュウタくんにとっては常に緊張を伴うものであった．ある日，母親の病院へ付き添った彼に，医師は母親の病状が重く，難しい手術が必要になる可能性を伝えた．リュウタくんは恐怖で母親にそのことを通訳することができず，かろうじて「先生はゆっくり休めと言っている」というのが精いっぱいであった．その後，リュウタくんから相談を持ち掛けられたボランティアが状況を理解し，医療通訳派遣制度を病院へ紹介したため，リュウタくんは以後母親の病気に関する通訳をすることなく，親子共に安心して治療を受けることができた．

●海外にルーツをもつ子どもとは

　「海外にルーツをもつ子ども」とは，「両親またはそのどちらか一方が外国出身者である子ども」を表す言葉である．外国籍の子どもだけでなく，日本国籍を持ち「ハーフ・ダブル・ミックスルーツ」と呼ばれるような子どもたちや，さまざまな理由により無国籍状態にある子どもたちなど，日本以外の国にルーツをもつ子どもを包括的に含んでいる．近年，公立学校を中心に海外にルーツをもつ子どもたちの増加が注目され，政府や自治体は急ピッチで受け入れ体制の整備に取り掛かり始めているが，追い付いていないのが現状である．このトピックスでは，海外にルーツをもつ子どもたちの現状を知り，今1人ひとりに求められていることや周囲の大人ができることについて考えを深めていただきたい．

●海外にルーツをもつ子どもが直面する困難

〈「日本語の壁」に阻まれるライフキャリア〉

　海外にルーツをもつ子どもたちは，日本での暮らしの中で多くの困難に直面しているが，もっとも大きな壁として立ちはだかるのが「言葉の壁」である．日本語教育等の適切な支援がないまま「放置」となった子どもたちの場合，友だちや先生とのコミュニケーションが取れず，勉強についていくことができない．海外にルーツをもつ子どもたちの高校進学率は推計70%程度に留まるといわれ，日本語の壁が子どもたちのライフキャリア全般に長期的な影響

を及ぼしていることがうかがえる．

〈親の言葉がわからない—「母語の壁」が及ぼす影響〉

海外にルーツをもつ子どもたちの前に立ちはだかる言葉の壁は日本語だけに限らない．圧倒的な日本語社会に暮らす中で，子どもたちは母語の成長に支障をきたすことも珍しくない．とくに幼少期に来日した子どもたちの場合，日本語も母語も年齢相応ではない，「ダブルリミテッド」と呼ばれる状況に陥ることがある．家庭の中だけでは母語を十分に育めず，学校や地域で日本語を学ぶ機会が乏しいことなどが要因である．母語の力が限定的になることで，抽象的な物事をとらえることが難しくなり学習等に困難をきたすだけでなく，日本語がわからないその子ども自身の親と深い会話ができなくなるなど，親子関係への影響もみられる．

●「子ども通訳」大きな負担に

近年は訪日外国人や在留外国人の増加により，病院でも遠隔医療通訳の制度を導入したり，外国人医療コーディネーターなどを配置するケースも少しずつ増えているが，まだまだ不十分な状況が続いている．前述のダブルリミテッドの子どものように日本語がわからない保護者と母語でコミュニケーションをとることが難しい場合もある．仮にそうでなかったとしても，冒頭で紹介したリュウタくんのように，言語発達の途上にある子どもにとって行政や医療現場において大人同士の言葉を仲介することは心理的に大きな負担を強いるものであることは容易に想像がつくはずだが，残念ながら「外国人で日本語がわかるのがこの子だけなのだから仕方ない」という意識が正しい判断を阻害してしまうことがあるのが現状だ．

●ひとりの人間同士として

今後，外国人や海外にルーツをもつ人々が増えていく中で，私たちが異文化について学んだり，外国語ができるようになることも大切ではあるが，誰もが

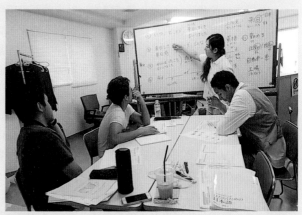

海外にルーツをもつ子どもたちとの，日本語学習の風景．この日は日本で働くための言葉を学びました．

そのエキスパートとなる必要はないと考えている．筆者が海外にルーツをもつ多くの子どもたちとかかわる中でわかったことは，特別な対応や支援の充実以上に，私たちが彼らと，「ひとりの人間同士として出会うこと」の大切さであった．前述の「子ども通訳」に負担を感じたリュウタくんの気持ちを，ボランティアが理解し，医療通訳制度につなげた．リュウタくんを1人の人（子ども）として尊重しているからこそ，生まれた判断であっただろう．

本書の読者の多くが，これからさまざまな場面で外国人や海外にルーツをもつ人々との出会うことになるだろう．その際に言語，文化，宗教などの「違い」に悩むことがあったら，まずは同じ人間同士として向き合っているかを自問してみてほしい．そこから，答えにつながるヒントを得ることができるだろう．

参考文献

ⅰ）NPO法人青少年自立援助センター YSC Global Schoolホームページ，〔https://www.kodomo-nihongo.com/index.html〕（最終確認：2022年1月14日）

［NPO法人青少年自立援助センター　田中宝紀］

7 高次脳機能障害と共に生きる患者・家族の看護：外来において家族の適応を促す

A. 医学的な臨床像・医療に関する動向

1 ● 高次脳機能障害に関する動向

　脳の機能には，生命維持機能，知覚機能，運動機能，高次機能の4つがある．そのうちの脳の高次機能とは，「脳の機能で説明できる心の機能」[1]といわれ，空間・対象の認知，注意，記憶，目的をもった計画的な行動，言語の理解・表現・伝達，概念形成，推論，判断，抽象的思考などを指す．行政上は支援事業の対象となる障害を特定するために「記憶障害・注意障害・遂行機能障害・社会的行動障害などの認知障害を主たる要因として，日常生活および社会生活への適応に困難を有する障害」と定義している．

　高次脳機能障害とは，脳腫瘍，脳血管障害，脳炎などの感染性疾患，低酸素脳症，外傷などによって，脳の高次機能を司る部位がダメージを受けると，損傷部位に応じて現れる症状をいう．低酸素脳症や外傷による軸索損傷など，脳がびまん性に侵される場合は，複数の高次脳機能障害が複雑に絡み合った症状となる．病歴や MRI，CT，SPECT などの画像所見を確認し，社会的行動評価，MMSE（mini-mental state examination）などを用いて検査可能かどうかと失語の有無を評価する．その後，各神経心理学的検査を行って診断する．

　2008（平成20）年に東京都が都内全病院を対象に行った調査では，高次脳機能障害者総数は推定4万9,508人（男性3万3,936人，女性1万5,572人）であり，その値から国内の高次脳機能障害患者の推定数は約50万人であると報告している[2]．厚生労働省の平成28年「生活のしづらさなどに関する調査」によると，医師から高次脳機能障害と診断された者の数は327,000人と推定されている[3]．国内における高次脳機能障害の患者数は推定値として把握されているのが現状である．

2 ● 高次脳機能障害患者のリハビリテーションと家族

a. リハビリテーションと障害福祉サービス

　高次脳機能障害に対しては，障害された高次脳機能の回復，現存する機能の活用，記憶障害の代償，作業能力の回復を目指す「認知リハビリテーション」を実施する．高次脳機能障害モデル事業の結果として示されている標準的訓練プログラム[4]（**図Ⅴ-7-1**）には，①医学的リハビリテーションプログラム（症状の改善，代償手段の獲得，適応的スキルの獲得），②生活訓練プログラム（日常生活・社会生活能力の向上），③就労支援プログラム（就労・職場への定着）が含まれ，発症後①→②→③の順にウエイトを変化させる．高次脳機能障害によって日常生活や社会生活に制約があると診断された場合，「器質性精神障害」として精神障害者保健福祉手帳の申請対象となる．運動障害や失語症を伴う場合は身体障害者福祉手帳，18歳未満で知的障害と判定された場合は療育手帳の申請対象となる．障害者

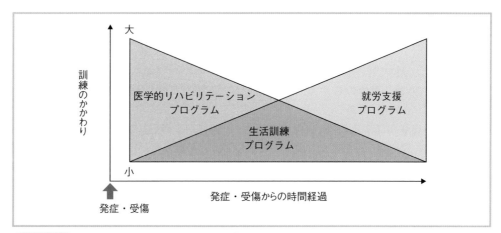

図Ⅴ-7-1　高次脳機能障害・標準的訓練プログラム
［国立障害者リハビリテーションセンター：高次脳機能障害の標準的リハビリテーションプログラム概要，〔http://www.rehab.go.jp/brain_fukyu/how04/〕（最終確認：2022 年 1 月 14 日）より引用］

　手帳の交付を受けると，手帳をもつことによるサービスを受けることができる．手帳がなくても障害福祉サービス受給者証の交付を受けると**障害者総合支援法**に基づくサービスを受けることができる．

b. 患者の退院後に家族が直面する困難

　発症後，急速に意識が回復するような場合，家族は，そのまますべてが改善し，退院するころには発症前の状態に戻るだろうと考えていることが多い．しかし，高次脳機能障害の症状は自宅での生活や社会生活の中で次第に明らかになるため，入院中に説明を受けていたとしても，家族は障害像をつかむことができずに困惑する．複数の高次脳機能障害の症状が組み合わさってみられる場合や前頭葉の損傷による症状が著明な場合，家族は対応に苦慮し，易怒性，感謝や謝罪の態度を示さないことなどにより疲弊していく．障害に対する周囲の理解も得られにくいため，入院中にキーパーソンとされていた家族員がひとりで抱え込み，心身の健康を害することもある．現在は，高次脳機能障害者が利用できる通所施設も増えてはいるが，就労や復職は容易ではなく，復職しても発症前の職務内容に戻ることのできる人は 1 割程度であり[5]，家族は経済的な問題をも抱えることになる．

　そのため，家族には，「何かおかしい」「前とは違う」と思い当たったときに，その症状と対応方法を理解できるように情報提供することが必要である．また，ひとりで抱え込まないように，制度と手続き，地域資源，相談窓口について情報提供し，社会資源を活用できるようにすること，当事者・家族会などに参加して情報交換，体験や感情の共有を行えるようにしたり，身近な支援者を発掘し，援助を求められるように促すことが必要である．

　障害者総合支援法とは，地域社会における共生の実現に向けて，障害福祉サービスの充実等障害者の日常生活および社会生活を総合的に支援するための施策であり，2005 年に制定された「障害者自立支援法」が 2013 年 4 月から「障害者の日常生活及び社会生活を総合的に支援するための法律（障害者総合支援法）」となって施行されている．

　障害者総合支援法では，①身体機能，生活能力向上のための訓練，②介護サービス，③入所サービス，④就労支援を受けることができる．

B. 家族像の形成

事例Ⓖ　交通事故による頭部外傷受傷の数ヵ月後に退院したGさんと家族

　26歳，男性のGさん．家族構成は，父親（55歳），母親（52歳），弟（23歳），祖父（80歳）である．

　Gさんは1年前にバイクで走行中，一時停止を無視して走行して来た車と接触，転倒し，脳挫傷，外傷性くも膜下出血を生じた．事故当時，父親は札幌に単身赴任中であったため，Gさんの手術を母親が電話で相談して決めるような状況であった．開頭血腫除去術後1ヵ月ほど意識障害（ジャパン・コーマ・スケール〈JCS〉Ⅲ）が続き，回復し始めたころから思ったことをすべて口にしてしまう脱抑制の症状がみられた．2ヵ月後にリハビリテーション専門病院に転院し，リハビリテーションを受けた後，自宅へ退院した．記憶障害，遂行機能障害，意欲・発動性の低下，感情コントロールの障害がみられていた．退院後，Gさんは主に母親の世話を受けながら自宅で生活していた．退院直後，Gさんは何か気に入らないことがあると，大声を出したり，壁を叩いてボロボロにしてしまうことがあった．

1 ● 発達段階と基礎機能

　Gさんは，首都圏の住宅地にある戸建に住んでいる．事故前は，父親とGさんが会社員として働き，母親もパート勤務をしていたため，住宅ローンと弟の学費の支払いはあっても経済的な問題はなかった．Gさんの受傷後は，Gさんが病気休暇をとり，母親がパート勤務を辞めている．弟は就職しているが，Gさんの職場復帰は困難であることが予測される．

　G家族は，本来は末子である弟が就職をして経済的に自立し，子どもの生き方を見守るとともに老親の健康問題に対応する時期（分離期）にある．しかし，G家族が外傷性脳損傷の後遺症のあるGさんを中心とする生活となり，母親とGさんの情緒的関係が緊密になる一方，母親と父親との情緒的関係は疎遠となっている．

2 ● ジェノグラム・エコマップを用いた家族の理解

　図Ⅴ-7-2にGさん退院後のG家族の全体像のジェノグラム・エコマップを示す．母親は「私の頭の中は常に長男のことでいっぱいです」と，パートを辞めて介護に専念していた．「退院したらすぐに元に戻るだろう」と言っていた父親であるが，少しずつ現実が見えてくると，今度は「事故さえなければ」と繰り返し言っている．弟は接している時間が短いせいか，たまに自宅に帰ってきても「兄貴，変な人になっちゃったよね」と言うばかりで，状況が正しく認識できていない．母親は介護ストレスから体重が10kg減り，心療内科で精神安定薬を処方されている．母親にはGさんの祖父と叔父にあたる身内がいるが，祖父は心疾患に罹患しており，叔父は仕事があるため，心配させたり煩わしい思いをさせたくないとのことで両者には相談していない．他に相談できる親戚はなく，近所の人にもGさんに後遺症があることは話していない．母親は自分の友達につらい様子を見せたくないとのことで，友人にも相談していない．

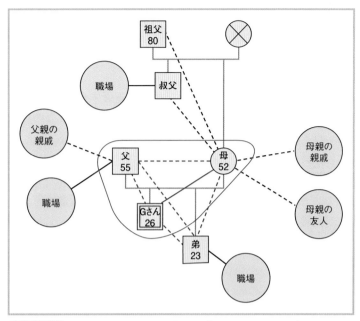

図Ⅴ-7-2　G 家族の全体像のジェノグラム・エコマップ

C. 家族アセスメント

1 ● 家族像からみる，G 家族を理解するうえでの特徴・ポイント

　Gさんが事故に遭う前，父親は単身赴任しており，Gさんは母親と弟の3人で暮らしていた．当時，弟は大学生であったため，母親は日々の細々したことについてはGさんに相談しながら生活していた．Gさんの交通事故により，母親は「あの日，『気分転換に出かけてきたら』と言わなければよかった」と話し，他の家族員や親族に協力を依頼しないまま，自宅と病院を往復するという毎日であった．Gさんの退院に合わせ，父親が勤務地の変更を申し出て同居することとなり，G家族にとっては退院後のGさんの状態が**新たなストレス源**となっている．このように時間の経過の中でストレス源が累積し，事態が深刻化している家族が適応するためには2重 ABC-X モデルを用いることが有効である．

2 ● アセスメントに用いる理論・モデル・考え方・概念：2重 ABC-X モデル

　2重 ABC-X モデル（「第Ⅱ章-1-A」参照）は，Hill の開発した ABC-X モデルを McCubbin が長期的な立場に立って修正したもので，前危機段階（家族危機の発生まで）と後危機段階（危機発生以後の再組織化＝適応過程）の両方に ABCX の要因関連がみられるとするものである[6]．

a. ストレス源

　家族は，最初のストレス源となる出来事（a）に，新たな要因が加わった状態（aA）というストレス源の累積を経験することで，困難さが増し，事態が深刻化する．当初のでき

ごとに内在する困難性が時間の経過の中で加重される，当初のできごとが未解決のうちに別のできごとが重ねて起きる，危機への対処行動自体がストレス源として加重されるなどによる．

b. 資　源

最初のストレス源の衝撃を弱め，危機に陥る確率を低めるために利用可能であったもの，前危機段階で家族を脆弱でなくす働きをしたものが既存の資源（b）であり，危機状況あるいは累積の結果から発生した新たな，追加的な要請に応えるべく強化され，開発される資源が新規資源（B）である．後危機段階では両者を合わせたもの（bB）を用いる．

c. 家族の認知

最初のストレス源についての家族の認知（c）に加え，追加的なストレッサー，新旧の資源および危機を脱して平衡を回復するのに何が必要かという評定など，すべてに対する家族の認知（cC）は，困難さや課題を処理しやすいように明確にするなど，危機状況の「再定義」に向けられる．

d. 家族対処

家族員個人の，または家族単位としての行動的反応であり，ストレス源を除去する，状況の困難さを処理する，問題の解決や適応を促進するために必要とされる資源を獲得したり開発することである．

3 ● G 家族のアセスメント

G 家族を，2 重 ABC-X モデルを用いてアセスメントした結果を**表Ⅴ-7-1** に示す．また，**図Ⅴ-7-3** は事故後の G 家族の臨床経過と実践を示したものである．

家族員は，G さんの状態が高次脳機能障害の症状であり，事故前の状態に完全に戻るとは限らないことを**認知**できていない．母親は G さんのそばについて介護をしているため，G さんの症状やその変化について理解はできてきているが，それが長期間に及ぶこと，母親だけで対応するには限界があること，母親が G さんを家の中に囲いこむことがリハビリテーションの妨げになることを認識するまでにはいたっていない．父親は，いまだ現実と向き合うことができておらず，弟は他人事にとらえているようなところもある．G さん自身もまだ自分の状態の認識はできていない．

家族員の誰にとっても交通事故による後遺症とそれをもちながら生活することは，ネガティブにとらえられている．G さんの状態に関する家族員の認識は足並みがそろわず，家族資源をうまく使うことができていない．また，外部にも援助を求めることができていない．このため，それらがとくに主介護者である母親のストレスを高めている．ストレスを感じた状態で G さんに接することは，G さんにとってもよい刺激にはならず，易怒性や依存性を高めることにつながる．**ストレスの累積**は，悪循環を生じさせ，家族は**不適応**の状態になる．

表V-7-1　G家族のアセスメント

項目		情報	アセスメント	看護の方向性
ストレスの累積		・声をかけないと行動を始められない. 1つひとつ指示が必要で, そばにずっとついていないといけない. ・ちょっとしたことで怒り, 家の中の物を破壊する. 注意するとさらに反抗的になる. とくに父親が注意すると著明. 少し時間が経つと, 怒ったことすら覚えておらず, 対応に困っている.	・退院後, 記憶障害, 遂行機能障害, 意欲・発動性の低下, 感情コントロールの障害によって, 母親の生活は制限され, 両親ともに対応に困っており, ストレスが累積している.	
新たな資源	家族員の個人的資源	・母親はGさんにどんな症状が出ているかについては理解しているが, どのように対応してよいかわからずに困惑している. 症状の改善には時間がかかり, 自分だけで対応するには限界があることに気づいていない. 介護ストレスから体重が10kg減り, 心療内科で精神安定剤を処方されている. ・父親は「退院したらすぐに元に戻る」と思っていた. 家の中が破壊され, 自分が注意するとより反抗的になる様子から, 後遺症が続いていることは理解できたが, 「事故さえなかったら……」を繰り返す. ・弟は就職により自宅を離れて生活している. たまに帰ってきても「うちには兄貴がいなくなった. うちにいる人は他人だ」と言っている.	・高次脳機能障害と対応方法について理解が十分でなく, 母親が介護により得た知識が父親・弟と共有されていない. ・父親と弟はGさんに障害があることも受け入れられていない. ・母親は心理的ストレスにより, 健康が阻害されている. これらによりいずれの家族員も適切な家族資源となっていない.	・出来事に対する家族員の認知の一致
	家族システムの内部資源	・母親はGさんにぴったりくっつき世話をしている. 母親は父親の発言を怪訝そうに聞いている. 弟はGさんに寄りつこうとせず, 両親とGさんのことを話すことはない. ・母親は, 「夫や次男には仕事があって, 頼めない」と言っている.	・Gさんと母親の心理的距離は近づいているが, Gさんと父親・弟および母親と父親・弟の距離は離れていて, 凝集性は低下している. 問題複雑化の要因になっている. ・男性は仕事, 女性は家事・育児・介護というような役割認識があり, 適応性が低い. 変化への対応困難の要因になっている.	
	社会的資源	・母親は「父（Gさんの祖父）には心疾患があり, 兄（Gさんの叔父）は仕事がある」との理由で, 相談や介護の依頼はできていない. ほかに相談できる親戚はいない. ・母親は友人に相談できていない. ・近所の人に, Gさんに後遺症のあることを話していない.	・母親は, 家族内の役割の認識を変更できないこともあり, 家族員以外の周囲の人々を資源としてみていない. それにより, 適切な資源となっていない.	
危機・ストレスの累積・新たな資源に関する認知	障害とその管理に関する付加的なストレスについての認知	・母親は「事故当初はどうにか助かってほしいと思っていましたが, いっそ死んでしまったほうがお互いによかったのではないかと思うときがあります」と言っている. 介護ストレスから体重が10kg減り, 心療内科で精神安定剤を処方されている.	・母親は介護ストレスを認知できてはいるが, それに甘んじているところもある.	・家族員どうしの心理的距離, 役割構造の改善/危機対応資源の効果的な活用
	家族の能力, 家族の価値・ゴール・優先度・予測などについての各家族員の評価	・母親は, 「夫や次男には仕事があって, 頼めない. 父（Gさんの祖父）には心疾患があり, 兄（Gさんの叔父）は仕事があるので相談できない」と言っている. ・母親は「なぜ, こんな目に遭わなければならないのか」と話している父親を怪訝そうに見ている. ・弟は接している時間が短いせいか, たまに自宅に帰ってきても「兄貴, 変な人になっちゃったよね」と言うばかりである.	・母親は, 家族内の役割の認識を変更できないこともあり, 父親や弟の様子から自分以外の家族員に介護能力があるとみなしていない.	
	状況に対する各家族員の意味づけ	・母親は「いっそ死んでしまったほうがお互いによかったのではないかと思うときがあります」と言っている. ・父親は「事故さえなければ」「なぜ, こんな目に遭わなければならないのか」と言っている. ・弟は「兄貴, 変な人になっちゃったよね」「うちには兄貴がいなくなった. うちにいる人は他人だ」と言っている.	・いずれの家族員もGさんに高次脳機能障害があり, 受傷前と大きく変化した状態をネガティブに受け止めている.	
ストレス対処		・母親は, 心療内科で精神安定剤を処方されている. ・母親は, 「夫や次男には仕事があって, 頼めない. 祖父には心疾患があり, 兄（Gさんの叔父）は仕事があるので相談できない」と言っている.	・母親は介護ストレスにより健康が阻害されており, それに対して受療という対処を行っているが, 退院後に生じている状況を調節するための家族システムが導入されておらず, また, 資源の獲得ができていないなど, 適切な対処をとることができていない.	・家族員の状況への適切な対処

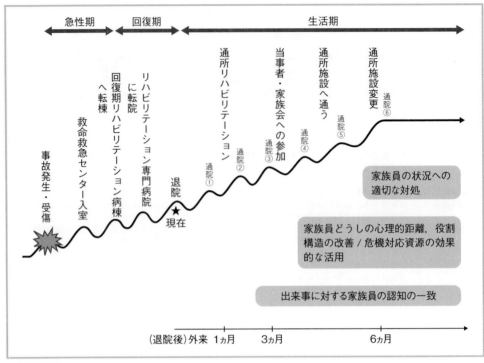

図Ⅴ-7-3　G家族の臨床経過と実践

D. 目標とする健康な家族像

1 ● 長期目標

　G家族の家族員が新たな家族資源を導入し，適切なストレス対処により問題解決を行って適応にいたる．

2 ● 具体的に実現可能な目標

　外来で看護者が関与可能な6ヵ月でG家族が達成しうる目標を短期目標とし，望ましい家族像を**図Ⅴ-7-4**に示す．

(1) 出来事に対する家族員の認知の一致

　退院後，長男に生じている状態は脳損傷に伴う高次脳機能障害の症状であり，症状の改善には長期間を要すること，母親1人での対応は長続きしないことを共通認識できるようにする．また父親，弟，Gさんのもつ能力や特性，家族員以外の資源としてどのようなものがあるか，状況を各自がどのように意味づけているかを共有できるようにする．

(2) 家族員どうしの心理的距離，役割構造の改善／危機対応資源の効果的な活用

　父親と母親，Gさんと父親・母親・弟の関係性（母親とGさんの結合が強いという状態）が改善し，母親が一手に引き受けていた介護役割を父親や弟のサポートを得て実施できるようにする．また，家族外の資源をどのように活用すればよいかを検討して実践できるようにする．

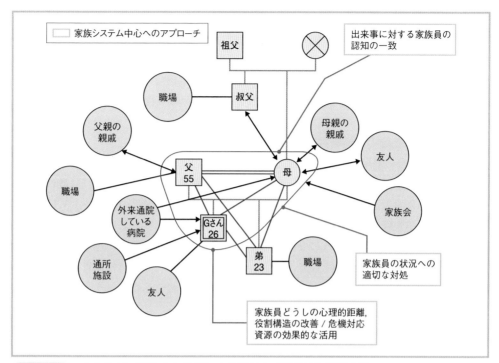

図V-7-4　G家族が目標とする健康な家族像および具体的な看護方針

(3) 家族員の状況への適切な対処

　父親や弟がGさんの高次脳機能障害の症状と対応方法を正しく理解し，Gさんの介護に理解を示し，可能な限りGさんをサポートできるようにする．これにより母親のストレスを緩和する．それとともに両親，弟が適切な対応をすることによりGさんのストレスを緩和する．

E. 具体的な看護の方針と家族看護実践の展開（実践期間：外来で6ヵ月）

1 ● 出来事に対する家族員の認知の一致

a. Gさんの状態に関する正しい知識を提供する

　退院後2回目の通院時には父親にも同行してもらい，Gさんの様子を確認して症状と対処方法を説明した．症状を把握する際は，具体的に何に困っているか，日常生活の場面ごとに状況を報告してもらい，そこからどのような症状があるか医療者が判断して，説明するようにした．また，両親がどのような対応をしているか，どのような工夫をしているのか話を聞き，うまくいっていると評価できる場合は，認めて強化するようにした．6回目の通院時に，母親はGさんの記憶の改善を認識できていた．しかし，その一方で「まったく元どおりには戻らないことはわかっていますが，接着剤（壊れた脳の神経をつなぐもの）がほしい」とも話していた．

b. 情報へのアクセスについて説明する

　初回の通院時，どこにアクセスすれば正しい情報を得られるかということについて，当事者・家族会，市町村の窓口，高次脳機能障害に関するホームページなどを紹介した．翌月から母親はGさんとともに当事者・家族会の定例会に参加するようになった．そこでの講演やニュースレターによって情報を得て，「とても役に立って助かります」と話していた．

c. 家族員の認識を共有する機会を設定する

　3回目の通院時，両親が状況をどのように意味づけているか，どのように介護に参加することができるかを話し合った．その際，母親は「なぜ，こんな目に遭わなければならないのか」と話していた父親を怪訝そうに見ていた．5回目の通院時，父親は高次脳機能障害の本を購入し，Gさんに該当すること・しないことを確認し，母親と共にGさんにできることを確認するようになったということで，Gさんの状態に対する両親の認識は一致してきた．しかし，普段Gさんと生活していない弟は「うちには兄貴がいなくなった．うちにいる人は他人だ」と，Gさんが受傷前と大きく変化したという認識にとどまっていた．

d. 長期的な展望と計画をもてるようにする

　高次脳機能障害の症状の改善は年単位であること，高次脳機能障害をもつ家族員と生活をともにする家族が心理社会的適応を果たすには，5〜10年を要することが示されている[7]．初回通院時にそれを説明しても，ピンときていないようだったため，当事者・家族会への参加を勧め，同じような状況にある人に接する機会をもてるように促した．会の参加者に母親が今後の成り行きを相談したところ，「3年経ったらある程度落ち着く．5年までは去年と今年の違いがある．5年過ぎると大きな変化はなくなるが親が楽になる」と言われたとのことで，「楽になる」という言葉の意味を考えるとともに，弟を後見人とすることを検討し始めていた．

2● 家族員どうしの心理的距離，役割構造の改善／危機対応資源の効果的な活用

a. 父親や弟が可能な範囲で介護に参加できるように促す

　母親とGさんとの心理的距離が近くなる一方，母親と父親・弟との心理的距離は遠くなっていたため，適正な距離感を保てるように調整をはかることを目的に，家族全員が集まる機会をもちたいと考えたが，弟の参加は得られなかった．2回目の通院時，父親に対しては，Gさんに生じている症状を理解してもらえるよう，パンフレットを読むことや母親と一緒に当事者・家族会へ参加するよう促した．6ヵ月経過しても父親の当事者・家族会への参加はまだ実現していないとのことであったが，帰宅後，作業療法士から出された宿題に付き合ったり，クロスワードパズルや市販の計算ドリルを買ってきて一緒に取り組んでくれるようになったとのことであった．

b. 通所できるサービスを見つける

　Gさんは，病院に週2回訓練に通うほかは母親と2人で自宅にいるということであった．4回目の通院時に，母親に病院での訓練が終了した後のことも考え，近くに通うことのできる施設がないか探してみるように促した．母親は心身障害者福祉センターから出されて

いる受け入れ先の一覧表をもとに電話で問い合わせて見学を行い，Gさんを通所施設に連れて行った．6回目の（最終）通院時の話では，最初の施設は高齢者ばかりで，嫌がって行くのをやめてしまったため，若年者もいる施設に変えたとのことであった．ゲームで負けそうになると「やらないで」というなど，他者と接することで，場面，場面の対応ができるようになってきたようであった．母親はGさんを施設に送った後，自分のことに時間を使えるようになった．

c. 友人や家族会のメンバーからソーシャルサポートを受けられるように促す

　家族会への参加を促したことで，定例会へ参加した母親は「同じ痛みを共有し合える仲間がいることで，私は精神的に救われています」と，家族会の会員から情緒的なサポートを得られているようであった．3回目の通院時に，友人にもつらい気持ちを話すよう勧めたところ，すでに友人には話していた．しかし，「周りに誰もそんな人がいないから，わかってもらうのもむずかしい」とのことで，友人の活用は十分にできてはいないようだった．

3● 家族員の状況への適切な対処

a. 適切な対応策を見つけ，Gさんもイライラせずに生活できるようアドバイスする

　一般的な対応法や当事者・家族会の会員の体験談をもとに，Gさんに合った対応法を見つけ出すよう促した．5回目の通院時に，母親は「怒鳴っちゃダメですね．息子が怒り出したら黙るようにしています．そうすると，何事もなかったかのように落ち着きますね」と話した．両親が易怒性への対応法を体得したことにより，Gさんが感情を爆発させる回数は減ってきた様子であった．

b. 母親が体調を整え，自分のことにも関心や時間を割くことができるよう支援する

　長期的な展望をもつことが必要であるため，6回目（最終）の通院時，母親に自身の心身の健康状態を整え，自分の時間も作ることを勧めた．当事者・家族会の会員から体験談を聞いたり，通所施設を利用することで，実際にGさんが自分の手を離れる時間ができたことで，母親はこれまでの出来事を振り返る余裕ができた．母親は，入院中，必死に看病していたが，家で心配しているより精神的には楽だったとのことであった．しかし，「もっと夫や次男にも手伝ってもらったほうがよかったのではないかと思う．そのほうが，長男の状態をわかってもらえたかもしれない」と話していた．母親の体重は元に戻りつつあり，精神安定薬の処方を受けずに生活できるようになっていた．

F. 家族看護の技術：家族資源を獲得し肯定的認知とする

　外傷性脳損傷による高次脳機能障害をもつ人は，重症であるほど，1ヵ月前後の昏睡状態を経て急速に回復する．そのため，家族はそのまま受傷前の状態に戻ると思いこむ．また，障害による症状は日常生活や社会生活を営むことにより明らかになるため，退院時指導はタイムリーではなくうまく活用されないとの報告がある[8]．さらに，症候性てんかんや精神症状の治療を行わなければ，リハビリテーション後，医療施設とのかかわりがなくなる．このため，家族資源を獲得するためには，急性期病院に入院中から，キーパーソン

以外の人にも来院してもらい，家族あるいは親戚のメンバーができる限り均等に患者にかかわれるようにしておくことが必要である[9]．キーパーソンが自身の精神的安定をはかるために患者にかかりきりになることが少しでも避けられるよう，患者に対し医療職が適切で十分な援助を提供しているという印象をもってもらうことが大切である．

また，外来通院時こそ，家での様子を把握し，患者に生じている症状を客観的に理解してもらうこと，また，当事者・家族会への参加を促し，経験者の話を聞いて長期的な展望をもち家族資源の見直しと調整をはかれるようにすること[10]，同時に，自分の経験を他者に語ってたどった軌跡を振り返り，改善したことを認めて状況を肯定的に意味づけできるように促すことも大切である．

学習課題

1. G家族が後危機状態に陥らないようにするために，受傷直後からどのような援助をすることが必要か，考えてみよう
2. もし，あなたがGさんのきょうだいだったら，どのような対応をすればよいか，考えてみよう

引用文献

1) 橋本圭司：高次脳機能障害とは．高次脳機能障害をもつ人へのナーシングアプローチ（石川ふみよ，奥宮暁子編），p.1-2，医歯薬出版，2013
2) 渡邉 修，山口武兼，橋本圭司ほか：東京都における高次脳機能障害者総数の推計．日本リハビリテーション医学会誌 **46**（2）：118-125，2009
3) 厚生労働省：平成28年 生活のしづらさなどに関する調査（全国在宅障害児・者等実態調査）結果，p.5，〔https://www.mhlw.go.jp/toukei/list/dl/seikatsu_chousa_c_h28.pdf〕（最終確認：2022年1月14日）
4) 国立障害者リハビリテーションセンターHP 高次脳機能障害の標準的リハビリテーションプログラム概要，〔http://www.rehab.go.jp/brain_fukyu/how04/〕（最終確認：2021年12月10日）
5) 東京都高次脳機能障害者実態調査検討委員会：高次脳機能障害者実態調査報告書，p.57，2008
6) 石原邦雄：家族生活とストレス，p.364，垣内出版，1989
7) Douglas JM：Traumatic brain injury and the family, Paper presented at the N. Z. S. T. A. Biebbial Conference, Christchurch, 1990
8) Paterson B, Kieloch B, Gmiterek J：'They never told us anything'：postdischarge instruction for families of persons with brain injuries. Rehabilitation Nursing **26**（2）：48-53, 2001
9) Ishikawa F, Suzuki S, Okumiya A et al：Psychosocial adjustment process of mothers caring for young men with traumatic brain injury：focusing on the mother-son relationship. Journal of Neuroscience Nursing **41**（5）：277-286, 2009
10) Ishikawa F, Suzuki S, Okumiya A：Experiences of family members acting as primary caregivers for patients with traumatic brain injury. Rehabilitation Nursing **36**（2）：73-82, 2011

意思決定過程にあるがん患者と家族の看護：意思決定の葛藤を支える

A. 医学的な臨床像・医療に関する動向

1 ● がんの罹患・死亡に関する動向

　がんの罹患者数，死亡者数は高齢化の影響を受け，増加傾向にある．2018（平成30）年の罹患者数は約98万1千人，2019（令和元）年の死亡者数は約37万6千人である[1]．罹患者数の部位別順位は，男性では，前立腺がん，胃がん，大腸がん，肺がん，肝臓がんの順であり，女性では，乳がん，大腸がん，肺がん，胃がん，子宮がんの順となっている．死亡者数は，男性では肺がん，胃がん，大腸がん，膵臓がん，肝臓がんの順であり，女性では大腸がん，肺がん，膵臓がん，胃がん，乳がんの順となる．罹患者と死亡者で部位別順位が異なるのは，発見のしやすさや治療効果の違いによる．

2 ● がんの治療

　がんの治療には，主に，**手術療法**，**化学療法**（薬物療法），**放射線療法**，**ホルモン療法**があり，複数の治療法を組み合わせる**集学的治療**が行われることが多い．一般に，がんの治療は侵襲が大きく，ときには致命的な副作用や合併症を生じることもある．治療を行っても治癒が難しいことも少なくない．

　手術療法は，転移のない固形がんの多くで第一選択の治療法で，完全に切除できれば根治が期待できる．目に見えないがん細胞を取り残さないようがん組織と周囲のリンパ節や組織を一緒に摘出するのが原則である．また，がんが進行した場合には，完全に切除せず，症状の緩和やQOLの改善を目的に手術を行う場合もある．一方で，手術の部位や範囲，患者の全身状態によっては大きな侵襲となり，回復に時間を要したり，大きな苦痛を伴ったりする．また，臓器や組織を切除することで術後に機能喪失が生じることがある．

　放射線療法は，体外もしくは体内から放射線を照射し，がん細胞を死滅させる治療である．手術療法と同様に局所のがんに対する治療であるが，手術療法と異なり臓器の機能と形態は温存されるため，機能障害が比較的少ない．また，全身への負担が少ないため高齢者や全身状態の不良な患者にも治療ができる．根治的治療として用いられることもあれば，痛みや出血といった症状を緩和するために用いられることもある．

　化学療法は，がんを死滅させたり増殖を抑える薬剤を全身に投与する治療法である．手術療法や放射線療法と異なり，全身に広がっているがんや目に見えない小さい病巣にも効果があるため，がんが転移した場合や手術後の再発予防，血液腫瘍（白血病など）の治療に用いられる．従来からある細胞傷害性抗がん薬は，がん細胞の細胞分裂を阻害する性質を利用しているため，正常細胞への障害の程度が大きく，副作用が強く生じる．近年は，がん細胞に多く存在する分子やがんの増殖に関係する分子を選択的に攻撃する分子標的薬

も増えてきている．正常細胞への影響は比較的小さいとされるが，特徴的な副作用が生じるものもある．

　ホルモン療法は，乳がんや前立腺がんなど，ホルモンの作用で増殖するがんに対して，ホルモンの働きを抑える薬剤を用いる治療法である．たとえば乳がんの場合には，女性ホルモンの働きを抑制する薬剤を用いる．

3● がん治療の意思決定過程における看護

　がんの治療を受けるにあたって患者は，治療に関する**意思決定**をしなければならない．大きな侵襲を伴うがん治療において，その意思決定も患者・家族にとって大きな負担となることがある．治療に関する意思決定をする場面としては，がんと診断されたとき，がんが再発したとき，治療方法を変更するとき，治療する場（病院か在宅かなど）を変更するときなどがある．がん治療の意思決定における看護師の役割は，①多職種チームとの情報の共有，②患者・家族への情報提供，③擁護，④情緒的支援，⑤症状マネジメント，⑥結果の評価がある[2]．意思決定の負担は長期にわたり生じることがあるため，看護師は，患者・家族と信頼関係を築き継続的に支援する必要がある．

B. 家族像の形成

事例 Ⅱ がんの告知とともに治療法の選択肢を提示され，動揺しているＨさんと家族

　Ｈさんは50歳代前半の男性である．健診で受けた尿検査で異常を指摘され，精密検査を受けた．外来で医師から膀胱がんステージ2（筋層浸潤性転移無し）と告知され，膀胱全摘除術＋骨盤リンパ節郭清術＋尿路変向術が標準治療であるが，その場合には生涯人工膀胱（ウロストミー）となることが説明された．また，人工膀胱を作らない治療としては，膀胱温存療法（経尿道的膀胱腫瘍切除術，化学療法，放射線療法を併用する集学的治療）があるが，治療が長期間にわたること，治療成績では標準治療の方が再発のリスクが低いことが説明された．Ｈさんは医師の説明を黙って聞いており，同席した看護師が発言を促すと「検査をしている間にがんかもしれないと頭のどこかで覚悟していたが，人工膀胱なんてショックで…．おなかに袋をつけて暮らすなんて考えられない．今は決められない」と動揺した様子で話した．同席していた妻は，心配そうな表情をみせたが，とくに何も言わなかった．その日の外来診察では，治療方針の結論がでず，1週間後に再度外来を受診し，相談することとなった．自覚症状はとくになかった．

　1週間後の外来診察の前に，看護師が妻から話を聞くと「夫は相当ショックだったようで，夜もあまり眠れていないようで．夫からは何も言わないので，私から今朝『どっちの治療をするか決めたの？』と聞いてみたが，『まだわからない』と不機嫌そうに答えました．がんと言われたことに加えて，潔癖な性格なので，尿の袋をおなかにつけて生活するのが耐えられないんだと思います」と語った．妻は，「私も夫ががんと聞いて落ち込みました．定年になったら，あれをしたいこれをしたいと話していた矢先でしたので．私としては，治る可能性が高い治療を受けてもらいたいけれど，夫がどう考えているか分からない」と涙を流しながら話した．その後，診察室で医師，Ｈさん，妻，看護師で話し合った．医師からは再度，病状と治療法について説明した．Ｈさんからは

「どうしてこんなことになったのか．膀胱全摘除がいいのは分かるが，どうしても人工膀胱ができることが気がかりで決断できない」と語った．

1● 発達段階と基礎機能

50歳代のH夫婦は，20年前に結婚し，子はおらず2人暮らしで，成熟期にある．子のいない夫婦2人家族では，夫婦間の絆を大切にする，個人の発達課題を重視するといった発達課題があげられる．

Hさんは，平日は企業の管理職（営業職）として忙しく働き，週末は近所の少年野球チームのコーチをしている．妻は，近くの診療所の事務員をしている．2人で休みを合わせて買い物や旅行に行くなど，子育てのない生活を楽しんでいる．Hさんの両親は他県に住み，健康状態に大きな問題はない．H夫婦は年に1，2回ほど帰省している．妻の父はすでに他界しているが，母は隣町で妻の弟家族と同居している．妻と妻の母は仲が良く，一緒に食事や買い物に出かけている．

2● ジェノグラム・エコマップを用いた家族の理解

H夫婦は，夫婦仲はよく，相手の仕事や趣味を尊重しつつも，2人で過ごす時間も大切に過ごしてきた．居住地を決める等これまで家族に関する重要な決定は2人で話し合って決めてきた．Hさんは膀胱がんと告知されたことで動揺しており，妻の思いに気持ちを向ける余裕がない．妻はHさんを心配しているが，Hさんと妻の間で病気や治療に関する会話はできていない．

人工膀胱は，膀胱全摘除術で切除した膀胱の代わりとして，自分の尿管を直接，または切除した回腸を介して腹部に作られる，新しい尿の排泄口である．人工膀胱は尿を溜める機能や尿意を感じる機能をもたないため，腹部の排泄口に専用の袋（パウチ）を貼り，パウチに尿が溜まるとトイレで尿を廃棄する必要がある．社会復帰は可能であるが，24時間装着し続ける必要があるため，ある程度の生活習慣の変更や制限が生じる場合もある．Hさんは，営業職で取引先を回ることが多く，休日は少年野球チームのコーチで1日中外にいるため，人工膀胱を作った場合に外でトイレを探せるかといった煩わしさもあり気にしている．

図Ⅴ-8-1に，Hさんの診断時のH夫婦の全体像のジェノグラム・エコマップを示す．

C. 家族アセスメント

1● 家族像からみるH家族を理解するうえでの特徴・ポイント

がん患者とその家族は，さまざまな場面で意思決定を行う必要がある．しかし，死を連想させる疾患であるがんの診断や再発の告知は，心理的な動揺を生じさせる．また，治療がうまくいっても副作用や身体機能の障害，容姿の変化などにより，その後のQOLや生活が大きな影響を受けることがある．そのため，患者・家族は命の危機を回避することと将来のQOLとを考え合わせて治療を決めなくてはならず，不安や葛藤を抱えやすい．Hさ

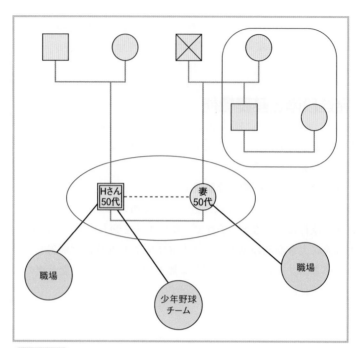

図Ⅴ-8-1　H家族の全体像のジェノグラム・エコマップ

んの場合，人工膀胱を造設する選択をすれば，生涯人工膀胱のある生活をしなければならず，膀胱温存療法を選択すれば，長期間の化学療法や放射線療法の負担に耐えなければならない．またいずれの治療を受けた場合でも，再発のリスクは残る．いずれの選択肢も生命と将来のQOLに大きく影響する治療である．治療開始後のこうした状況に主体的に向き合うために，納得して意思決定することが必要である．

　また，患者が意思決定をする能力や意欲があれば，患者本人の意思を尊重することが原則であるが，前提として患者と家族の意思に相違がないことが望ましい．しかし，患者・家族の間で，意見が対立する場合がある．患者は，意思決定の過程で，疾患や治療に関する「現状認識」と，社会や家族の中での存在や将来望む姿といった「自己認識」という2つの認識に基づいて，方向性を選択する[3]．一方で家族の意思決定は，家族員個々の思いに加えて，患者との関係性という「関係認識」が意思決定に影響を与える．Hさんの場合，治療方法による効果やリスクの違いという現状認識と，人工膀胱によるボディイメージの変化や生活の制限という自己認識の間で，意思決定に葛藤が生じている．一方，妻の「治る可能性が高い治療を受けてもらいたい」という意向は，夫婦2人で今の関係を続けたいという関係認識が根底にあると考えられる．

　がん治療選択の意思決定おいて，患者・家族のもつ葛藤を明らかにし，さらに両者の考えの違いを互いに理解することが，支援の第一歩となる．H夫婦は，患者と妻それぞれが意思決定における葛藤を抱えており，両者の意向が同じ方向を向いていない状態である．H夫婦の支援にあたっては，両者の意思決定の葛藤を軽減させ，2人が同じ目標で治療に向き合えるよう促す介入が必要となる．

2●アセスメントに用いる理論・モデル・考え方・概念：オタワ意思決定支援枠組み

　複雑で不確実性を伴う医療情報を理解し，自己の価値観と照らし合わせながら意思決定を行う患者・家族の葛藤は計り知れない．こうした意思決定に葛藤を抱く患者・家族を支援するための代表的な枠組みである**オタワ意思決定支援枠組み**によると，知識，価値観，サポート，自信の程度の4つの要素が，意思決定の過程に関連している[4,5]．

　知識は，それぞれの選択肢の長所（利益）と短所（リスク）について十分情報が提供され，患者・家族がそれらを理解できているかを指す．知識の獲得を促進するには，医師からの説明が重要であるが，看護師が説明を補足したり，患者・家族の疑問点を医師にフィードバックするなど看護師の役割も大きい．

　価値観は，患者・家族にとってどの長所や短所が重要であるかを指す．患者・家族は必ずしも医学的な利益が高いもの（リスクが低いもの）を選択するわけではない．重要なのは，対象者自身の価値観に照らし合わせて納得した選択肢を選ぶかである．

　サポートは，意思決定するために医療従事者や家族，友人など重要他者から十分な支援や助言が得られているかである．医師だけでなく看護師やほかの医療従事者も意思決定過程において大きな役割がある．

　自信の程度は，上記の3つの要素に基づいて，患者・家族が自信をもって選択肢を決定できているかである．医療行為は短所（リスク）を伴い，不可逆的なものであるため，対象者が行った選択の結果が苦痛や苦悩を生じる場合もある．そのため，自分の決断に対し十分納得していることが，これらの苦痛や苦悩を受容するうえで必要となる．

　これら4つの要素のいずれかが適切でなかったり，十分でない場合，意思決定が遅れたり，途中で気が変わったり，決定してから後悔したり，よくない結果となった際に他者を責めるということにつながる可能性がある．

3●Ｈ家族のアセスメント

　意思決定の葛藤の4要素に沿って，Ｈさん，妻それぞれの意思決定の葛藤をアセスメントしたものを**表Ⅴ-8-1**に示す．また，**図Ⅴ-8-2**は，診断されてから手術を受けるまでの臨床経過と実践を示したものである．

　これらの要素を整理してアセスメントし，問題がある要素を明確にすることで，支援の方向性が見えてくる．また，Ｈ夫婦は，医師の話を2人で聞いているにもかかわらず，2人で考えが異なり，その考えが話し合われない状況に陥っている．これは2人のそれぞれの4要素に相違があることが原因だと考えられる．そのため，4要素で両者の違いを明らかにし，違いを理解しあえるよう支援していく必要がある．この過程を通してＨ夫婦の意思決定の葛藤を明らかにしていく．

D. 目標とする健康な家族像

1●長期目標

　Ｈさんと妻が納得したうえで治療法を選択し，がん治療に主体的に臨むことができる．

表Ⅴ-8-1　H家族のアセスメント

意思決定の葛藤が生じる要素	Hさん	妻	アセスメント	看護の方向性
知　識	・Hさんには，医師から膀胱全摘術と膀胱温存術の2つの選択肢の長所と短所を説明され，理解していることを示す発言もみられる．	・妻はHさんへの説明の場に同席し，同様の説明をされている． ・説明内容には理解を示している．	・二人ともこれまでの説明には理解を示しているが，がん告知の動揺が強いため，合理的な判断ができるだけの適切な理解ができているかはっきりしない． ・これまでは医師からの説明の中心であったため，パンフレット等を用いて患者が経験することを具体的にイメージできるような説明も有益と考えられる．	・選択肢の理解
価値観	・Hさんは，標準治療である膀胱全摘術のほうが効果的であるととらえているが，一方で人工膀胱のある生活は受け入れがたいという発言も示している． ・しかし，ふさぎ込んだ様子で，それ以上の自分の考えを詳しく語っていない．	・妻は効果が高いものを選択してほしいと考えている． ・定年後の夫婦の生活についての意向にも言及している． ・また，Hさんと会話できていないことに悩んでいる．	・膀胱全摘除は治療上の利益の観点では，Hさんにとって価値のある選択肢であるが，同時に人工膀胱のある生活になることはHさんにとって受け入れられない重要な価値である．このことで，2つの治療の間で価値判断に葛藤が生じている． ・妻は治療効果の高いことを重要な価値と考えているが，Hさんと相談できずHさんの気持ちが分からないことに苦悩している． ・これらの価値観は，現在Hさんと妻の間でもっとも違いがあると考えられる要素である．また，夫婦それぞれの価値観について話し合われておらず，共有できていない．この両者の価値観の違いについて介入する必要があると考えられる．	・葛藤や不安の表出 ・夫婦間でのコミュニケーションの促進
サポート	・Hさんに対し医師から十分な時間をかけて説明がなされている．今回の意思決定に関して妻にサポートを求めておらず家で一人で考えているようである．他の家族や友人からの支援に関してははっきりしない．	・妻にも医師から十分な説明がされている．さらに看護師が妻に一対一で話を聞いており，妻への情緒的サポートを行っている．夫を支援する意思は見られる．他の家族や友人からの支援に関してははっきりしない．	・夫婦への医師や看護師からのサポートは情報提供が中心であり，夫婦それぞれの葛藤への支援は十分ではない．葛藤や不安の表出や夫婦間でのコミュニケーションの促進につながるようなサポートが必要となる． ・H夫婦が相談できる重要他者が存在する場合，これらの人々が意思決定や今後の療養生活のリソースとなる可能性がある．	・葛藤や不安の表出 ・夫婦間でのコミュニケーションの促進
自信の程度	・Hさんはまだ2つの選択肢の間で迷っており決断にいたっておらず現時点では，決断に対する自信の程度を判断できない．	・妻もHさん同様，決断に対する自信の程度を判断できない．	・Hさんと妻が決断後，後悔しないために，知識，価値観，サポートから生じる意思決定の葛藤を軽減する介入を行い，自信の程度を深める必要がある．	・夫婦が納得したうえでの，患者に合った治療法の選択

2● 具体的に実現可能な目標

（1）葛藤や不安の表出：患者本人

・Hさん本人が，病気や治療，今後の生活に関して今抱いている葛藤や不安を表出できる．

（2）選択肢の理解：患者および妻

・Hさんおよび妻がそれぞれに，各選択肢の長所と短所を具体的に理解できる．

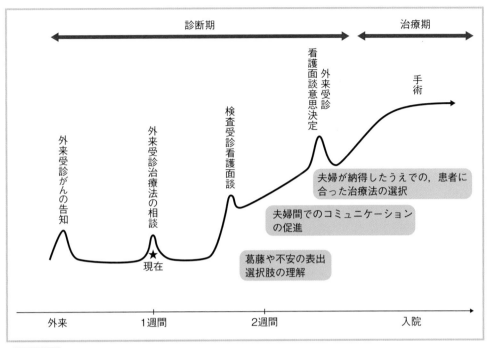

図Ⅴ-8-2 H家族の臨床経過と実践

(3) 夫婦間でのコミュニケーションの促進：夫婦サブシステム
- H夫婦が互いに，病気や治療，今後の生活に関して自分が思っていることを相手に伝えることができる．
- 夫婦間で，選択肢について話し合うことができる

(4) 夫婦が納得したうえでの，患者に合った治療法の選択：夫婦サブシステム
- 夫婦間で話し合い，納得したうえで，Hさんの価値観に沿った治療法の選択ができる．
- 夫婦で前向きな気持ちで治療を受ける意思を示す．

　図Ⅴ-8-3 は，意思決定に向けて H 夫婦が目標とする健康な家族像と具体的な看護の方針を示したものである．

E. 具体的な看護方針と家族看護実践の展開（実践期間：手術当日までの2週間）

1 ● 葛藤や不安の表出
　H さんは，これまでの2回の外来診察では治療法の選択ができなかった．告知による動揺が生じ，不安や葛藤の感情が強く，十分に考えられる状態ではなかった．そこで翌週，検査のため受診した H 夫婦が待合室で待っていたところに看護師は声をかけ，別室で3人で話をできる場を設けた．できるだけ自由な雰囲気で話し合えるように，話しやすく緊張しないように配慮を行った．看護師はまず H さんに「H さんが病気のことで悩んでいるよ

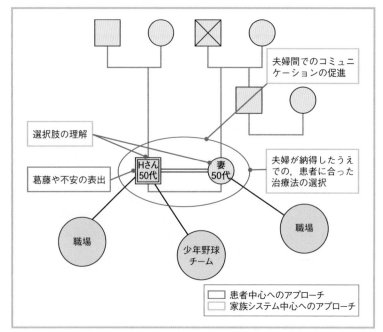

図V-8-3　H家族が目標とする健康な家族像および具体的な看護の方針

うに感じたので，少し話を聞かせてほしい」と面談の目的を伝えたうえで，「今の状況についてどのように考えているか」と尋ねた．Hさんは黙っていたが，とくに促すことなくHさんから語りだすのを待った．しばらくすると「人工膀胱の手術がいいことはわかっている．ただおなかから尿がでるという状況を受け入れる気持ちになれない．仕事の日も休みの日も外にいることが多いので，トイレも大変そうだ．かといって膀胱を残してカーー再発したときとかにきっと後悔する．手術する踏ん切りがつかない」と揺れる思いを打ち明けた．Hさんは第一に膀胱全摘除術を考えているとみられるが，決断できない葛藤が存在していた．さらに，看護師はHさんに今一番気がかりなことを尋ね，その葛藤を掘り下げた．Hさんは，会社に大腸がんで人工肛門になった人が身近にいて，目立たないように頻繁にトイレに行く姿を見ており，自分が同じような状況になるのは嫌なこと，子供がいないので自分の好きなように生きてもいいかとも思えることなどを話した．看護師は，Hさんの葛藤に共感し寄り添っていることを示し，不安が表出できるよう促した．Hさんはひとしきり話すと，「すみません．そろそろ決めようと思います．妻にも心配かけていますし」とすこし落ち着いた様子になった．

2 ● 選択肢の理解

看護師は，Hさんの不安や葛藤の背景には人工膀胱造設後の日常生活の変化についてのイメージがあると考え，Hさんの今の理解を確認することとした．まず，「病気や治療について医師からはどのように話を聞いているか」と理解を尋ねる質問を行った．Hさんは暗い表情で「最初先生が説明してくれたときは正直あまり頭に入っていなかったが，家で自分でもインターネットで調べて，前回外来に来てもう1回話したときにはよくわかったつ

もりだ」と話し，それぞれの選択肢の特徴を自分の言葉で述べた．看護師は「ほかに何か聞いておきたいことはあるか」と尋ねると，妻も「私も自分なりに調べたりしたので先生の言ってくれたことはわかった」と答えた．

看護師は，膀胱全摘除術や膀胱温存術，化学療法に関する患者向けパンフレットを用いて，Hさんおよび妻それぞれの理解を確認しながら治療の詳細の説明を補足した．さらに日常生活の変化を具体的にイメージできるように，人工膀胱造設後の日常生活について書かれたパンフレットを用いて，Hさんの生活では具体的にどのような管理方法になるのかを説明した．

Hさんは「もっと大変なものかと自分で思い込んでいた．野球もできるかもしれないな．ちょっとイメージが変わった」と語った．妻も「あなたならこれくらいできそうじゃない」と話しかけていた．Hさんや妻の治療の具体的なイメージが深まったと考えられた．

3● 夫婦間でのコミュニケーションの促進

Hさんが「自分の好きなように生きてもいいかとも思える」と話していることから，看護師はHさんが自分の病気や治療が夫婦の絆にどう影響するかという考えが及んでいないと考えた．そこで，この面談の場で看護師は「奥さまは今ご主人のご病気のことでどのように考えているか」と尋ねた．妻は少し考えた後「あなたが悩んでいるのはわかっていたけど，何て言っていいか分からなくて言い出せなかった．私はできれば一番治る可能性がある治療をしてもらいたいと思っている．夫婦2人で20年それなりに楽しく暮らしてきて，これからも一緒に過ごしていきたいと思っている」と話した．そこで，Hさんに妻との関係性に目を向けさせるために，「奥様の話を聞いてどのように思うか」と円環的な質問（p.87 参照）をした．Hさんははっとした表情で「妻が私のことを気にしていることは感じていた．でも自分のことで頭がいっぱいで，妻がそんなことを考えているとは思っていなかった」と話した．そして，妻に向かって，自分も本当は治る可能性の高い治療を受けたいと思っていることや，がんを自分1人で背負っていかなければならないと思い込んでいたこと，これからの妻との将来に思いを向けていなかったことなどを語りだした．看護師はHさんと妻がそれぞれの思いを語るのを黙って聞いていた．Hさんと妻の対話を通して，2人の価値観の違いが明確になり，2人の間で共有されていった．

最後に看護師は，「自分にとって重要ではないと思っていることが，実は家族にとっては重要な場合があるんだということが，私もわかった」と伝え，2人の間で価値観が共有されるように促した．看護師は面談に来てくれたことへの感謝を伝え，次の外来診察日にまた面談の約束をした．H夫婦は面談開始時と比べ表情が明るくなり，家でももっと話し合うつもりだと答え，1時間ほどで面談を終えた．

4● 夫婦が納得したうえでの，患者に合った治療法の選択

翌週の外来診察日，診察の前に看護師は前回と同じ面談室でH夫婦と面談を行った．まずHさんに今の気持ちを尋ねると，「今まで人工膀胱が嫌だという気持ちが強くて他のことがあまり考えられていなかった．子供はいないので自分のことだけ考えていても迷惑にはならないかと思っていた．今でも人工膀胱は嫌な気持ちはあるが，2人で話し合ってい

るときに，これから生きていくうえでずっとがんのことは向き合っていかないといけないと思ったら，夫婦で暮らしていくというのが大事なんだと思えた．2人でなら乗り越えられそうな気がしてきた」と語り，膀胱全摘除術を受ける意思を示した．看護師は妻に，「Hさんの考えをどう思うか」と尋ねた．妻は，「夫と何度か話し合って夫の気持ちも私の気持ちもさらけ出し合った．今は一緒に頑張ろうと思っている」と述べた．看護師は，「Hさんにとって大変難しい決断だったと思うが，2人できちんと向き合っていることを素晴らしいと思えた．この決断を私は応援するし，支援する」とH夫婦が納得して決断にいたったことを承認した．Hさんから「背中を押してもらえる気がする」との言葉が聞かれ，面談を終えた．その後H夫婦は，外来診察室で主治医に，膀胱全摘除術を受ける意思を伝え，2週間後に入院，手術することとなった．

　手術前日に看護師は入院したHさんを訪ねると，Hさんは「手術に不安がないかと言ったら嘘になるが，今は人工膀胱を作ることにはためらいはない．じっくり話をする機会をつくってもらえて，こうやってちゃんと話し合えたおかげで，辛いことだけではなかった」と，前向きな気持ちで治療を受けようとする気持ちを語っていた．Hさんと妻の決断が自信をもったものになっていると考えられた．

F. 家族看護の技術：患者と家族が納得した意思決定を促す

　本事例のように，意思決定の場面で患者と家族の考えが異なるような場合，実際に治療を受ける患者の意思を尊重したうえで，看護師は，家族員それぞれの考えを明確にし，家族が話し合って納得できる選択ができるように促す役割がある．この事例では，看護師はH夫婦が話し合うために面談の場を用意し，まずHさんの気持ちを引き出し，それに対する妻の語りを促した．それぞれが自分の気持ちを述べた際には，Hさんと妻に相手の気持ちに対してどう思っているかを引き出すような問いかけをし，夫婦のサブシステムが円環的に機能するように促した．このように夫婦間のコミュニケーションが促進されたことで，患者と家族が互いの価値観の違いに気づき，同じ方向を向かっていこうとする力が働いた．このようなそれぞれの考えを引き出すような質問をする面接技術が必要となる．

学習課題

1. もしあなたがH夫婦と面接をする看護師だったら，夫婦間のコミュニケーションを促進させ，お互いの価値観を理解しあえるようにするために，ほかにどのような工夫をしますか
2. もし，あなたの家族がボディイメージの変化が生じるような治療が必要となった場合，あなたは家族とどんな話し合いをしますか

▌引用文献▌

1) 国立がん研究センターがん対策情報センター：最新がん統計（2021年12月10日），〔https://ganjoho.jp/reg_stat/statistics/stat/summary.html〕（最終確認：2022年1月14日）

2) Tariman JD, Szubski KL：The evolving role of the nurse during the cancer treatment decision-making process：A literature review. Clinical Journal of Oncology Nursing **19**（5）：548-556, 2015

3) 柳原清子：がん患者の家族への意思決定支援，ナーシング・トゥデイ **27**（5）：2-3, 2012

4) Ottawa Hospital Research Institute：Ottawa Personal Decision Guides（2020-09-28）.〔https://decisionaid.ohri.ca/decguide.html〕（最終確認：2022 年 1 月 14 日）

5) Légaré F, et al.：Are you SURE?：Assessing patient decisional conflict with a 4-item screening test, Can Fam Physician, **56**：e308-314, 2010

9　認知症高齢者を介護する家族の看護：家族内ニーズの競合調整と生活リズムの安定化を促す

A.　医学的な臨床像・医療に関する動向

1 ● 認知症に関する動向

　日本では世界で類を見ない急速な超高齢化（「第Ⅳ章-2」参照）に伴い，認知症者数も増大している．認知症者の増大に対し厚生労働省は，2012（平成 24）年に認知症の人の行動・心理症状等による「危機」の発生を防ぐ「早期・事前的な対応」に基本を置く「**認知症施策推進 5 か年計画**」（通称：**オレンジプラン**）[1)]を，また 2015（平成 27）年にはさらにそれに代わる新戦略として，認知症の人の意思が尊重され，できる限り住み慣れた地域のよい環境で自分らしく暮らし続けることができる社会の実現を目指すことを基本的考え方とする「**認知症施策推進総合戦略**」（通称：**新オレンジプラン**）[2)]を打ち出した．新オレンジプランは次の 7 つの柱で構成されている．①認知症への理解を深めるための普及・啓発の推進，②認知症の容態に応じた適時・適切な医療・介護等の提供，③若年性認知症施策の強化，④認知症の人の介護者への支援，⑤認知症の人を含む高齢者にやさしい地域づくりの推進，⑥認知症の予防法，診断法，治療法，リハビリテーションモデル，介護モデル等の研究開発の推進，⑦認知症の人やその家族の視点の重視である．

2 ● 認知症患者の家族の状況

　認知症は記憶障害に加え，徘徊や易怒性に代表される行動・心理症状（behavioral and psychological symptom of dementia：BPSD）を伴うために，ほかの高齢者をケアする場合とは異なる，疾患特有のむずかしさがあり，家族もそれ特有の問題を抱えている．

　家族は，認知症の進行に伴い次々と新たな症状に出合うたびに，驚愕，否認，抑うつ，適応，そして再起という対象喪失に伴う悲嘆のプロセスをたどる[3)]．認知症を受け入れられない否認期には，家族は徘徊や不穏，物とられ妄想など繰り返される周辺症状で傷つき，それが支援専門職やほかの家族員への怒りとして，あるいは自身の罪悪感として表出される．抑うつ期には，やり場のない怒りを抑えて日々のケアに没頭することで，時に虐待における「善意の加害者」*ともなりうる[4)]．また認知症の人は，病院や長期療養施設での生活に適応するのがむずかしいが，家族はその状況を改善しようと相当なプレッシャーを感じ，罪悪感をもち続ける．罪悪感は，認知症の人やほかの家族員との間で葛藤がある場合に強められる[2)]．近年，急性期病院には認知症を有する高齢者がほかの疾患の治療を目的として入院する機会が増えているが，その退院支援は困難ケースにあげられている．認知症高齢者に徘徊や物とられ妄想などの BPSD がある場合，家族は在宅で介護することを受

---

*善意の加害者：熱心なあまり，あるいは愛情があるあまり虐待してしまう人のこと．

け入れるのが困難であることや，認知症者は新しい環境への適応がむずかしいことから，訪問介護や訪問看護等，外部サービス導入が進まないということが影響している.

B. 家族像の形成

> **事例①** 転倒による頭部外傷で緊急入院となった認知症のⅠさんと家族
>
> 　Ⅰさん，80歳，男性．独居．認知症が進み，短期記憶障害が顕著となって食事摂取・水分摂取行動がうまくとれなくなり，体調を崩して転倒し，頭部外傷で緊急入院となった．このところ体調のよくなさそうなⅠさんを気にして様子を見に来ていた町内の人に，散らかった室内で転倒して動けなくなっているのを発見され，救急車にて付き添われて入院した．
>
> 　Ⅰさんは以前，町内会長を務めるなど活発な人であった．5年前に妻が脳梗塞で倒れて亡くなり，その後は，近くの店に惣菜を買いに行く程度で，ほとんど外出しなくなっていた．Ⅰさんには息子と娘の2人の子どもがおり，50歳代半ばの息子は，同じ年の妻と20歳代の娘（孫）と共にⅠさん宅から車で1時間程度の場所に住んでいる．また50歳代前半の娘は他県に1人暮らしをしている．娘はもともと厳格な父親と馬が合わず，母親の死後はほとんど音信不通の状態であった．息子も仕事で忙しく，ときどきⅠさんに電話連絡を入れる程度であった．電話では普通に会話が成立していたため，息子は父親が認知症で生活ができなくなっているとは想像もしておらず，緊急入院で病院から突然連絡が入り驚いて来院した．入院後，医師から息子は，Ⅰさんの頭部外傷は1週間程度で治癒するが，頭部外傷がよくなっても，アルツハイマー型認知症のため記憶障害や見当識障害は進行していくと説明された．息子は妹（娘）に連絡をとったが，2人とも父親が認知症であることや，もはやこのまま1人暮らしを続けていくことがむずかしい状況をなかなか受け入れることができずに，入院によって不穏状態が著明となった父親を前にただただ途方に暮れるばかりであった．

1● 発達段階と基礎機能

　70歳代で妻に先立たれたⅠさん自身の家族は，完結期にある．2人の子どもは独立し，それぞれの生活を築いている．Ⅰさん宅は下町にある2階建ての1軒家の持家である．Ⅰさんは年金で生計を立てており，少しの蓄えはある状況．息子は生殖家族を形成しており，その家族は養育した子どもが独立していく分離期から成熟期にある．息子はまた，働き盛りの会社員であり，社会的な機能を果たすとともに，家族の経済的基盤を支えている．息子の妻もパートをしながら，老後の経済的生活基盤を整えようとしている．1人暮らしの娘もまた自分自身で生計を立て，老後に備える必要のある段階にある．そのような時期に，認知症となった老親の介護問題に対処していかなくてはならない状況が発生した．息子夫婦も娘も年を重ね，体力の衰えや健康問題に留意が必要となっている．

2● ジェノグラム・エコマップを用いた家族の理解

　図Ⅴ-9-1は妻が存命中のⅠ家族のジェノグラム・エコマップである．Ⅰさんは町内会長として活動しながら，近隣の人々，そして息子家族と良好な関係性を結びながら生活

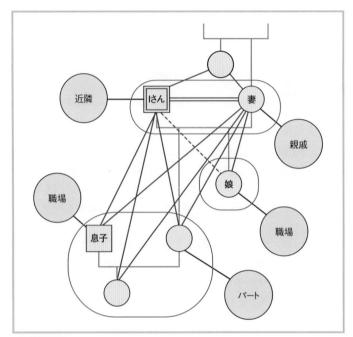

図Ⅴ-9-1　妻が生存中でⅠさんも元気なころ（数年前）

していた様子がうかがえる．また，妻とはとくに強いつながりをもち，妻を介して娘や息子とその家族（嫁・孫）とも程よい距離を保ちつつ関係性を維持していたことが見てとれる．妻の姉とも妻を介して付き合いがあった．

　妻が亡くなり独居となって認知症発症後から緊急入院するまでのジェノグラム・エコマップを**図Ⅴ-9-2**に示す．息子家族，娘や親戚との関係性をつないでいた妻に先立たれ，Ⅰさんの生活は一変したことが明らかである．気にして見に来てくれる近隣の人以外，周囲とのかかわりが希薄となったことがわかる．そうした中で認知症が発病し，徐々に進行していったが，生活が成り立たなくなって体調を崩し緊急入院するまで誰にも気づかれることがなかった．

C. 家族アセスメント

1 ● 家族像から見る，Ⅰ家族を理解するうえでの特徴・ポイント

　在宅介護する家族の生活は，家族内でのニーズの競合が調整されること，家族生活のリズムが一定化することによって安定していく[5,6]．家族内に生じるニーズの競合調整と，家族の生活リズムの安定化に向けた支援が必要となるが，そのためのアセスメントのポイントを**表Ⅴ-9-1**に，看護のポイントを**表Ⅴ-9-2**に示す．

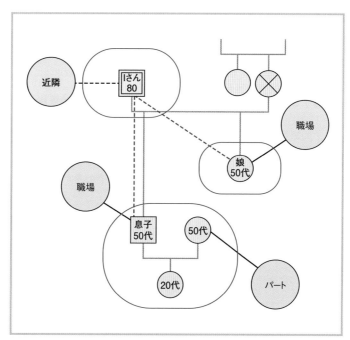

図Ⅴ-9-2　Ⅰ家族の全体像のジェノグラム・エコマップ（独居となり認知症を発症して緊急入院したころ）

2●アセスメントに用いる理論・モデル・考え方・概念：家族内のニーズの競合と生活リズムの安定化

a. 家族内のニーズの競合と家族の対処（図Ⅴ-9-3）

　家族は普段，それぞれの家族員が家族内で求められる役割を果たしながら，お互いのニーズが満たされるようバランスをとって生活を送っている．新たに高齢者の介護ニーズが加わると，そのバランスが崩れ，ほかの家族員のニーズが満たされなくなる状況が生じやすい．**家族内のニーズの競合**とは，このように高齢者の介護ニーズとほかの家族員がもつニーズがぶつかり合う状況をいう．

　ニーズの競合の程度は，家族によって，また同一家族でも時によって異なる．その違いは，**図Ⅴ-9-3**の①〜⑥のような在宅介護する気持ちに影響する要因で説明できる．競合が大きくない段階では，家族員は**図Ⅴ-9-3**のa〜eのような対処により競合を調整する．ニーズの競合が増大すると，家族員の苦痛は強くなり，家族内に軋轢が生じる場合もある．これに対し，家族はさらに家族内の役割を家族員間で再分担すること，外部サービスに役割を委託することでを仕切り直し対処する．ただし，その対処には，家族員の数や関係性，在宅介護の家族生活への影響そのものの大きさや，家族に適した外部サービスが存在し，そのサービスに家族員が信頼感をもてることが必要である．そこでニーズの競合が緩和されないと，在宅介護の質低下や破綻，高齢者虐待や，一家の離散にまでつながるおそれがある．

b. 家族の生活リズムの混乱と家族の対処

　家族はニーズの競合に対処する一方で，介護を組み入れた新しい生活のリズムを作り上

表V-9-1　高齢者を在宅介護している家族の生活安定状況のアセスメント

看護の方向性	アセスメントポイント		アセスメント内容
家族内のニーズの競合調整を支援する	家族内に生じているニーズの競合状態を把握する		・家族内の誰の，どのような欲求（ニーズ）が，どれだけ満たされなくなっているか ・ニーズが満たされていない家族員はそれに対してどのような反応をしているか
	その家族の競合状態を左右する要因を把握する		・在宅介護の影響をこうむっている家族員と高齢者のそれまでの人間関係はどのようなものであったか ・在宅介護の影響の大きさはどれくらいか ・介護役割が特定の家族に集中していないか，また役割分担を家族員はどう評価しているか ・在宅介護がうまくいっているという手応えが得られているか ・家族は現在の状況がいつまで続くのかという介護の見通しをどのようにとらえているか ・家族はニーズの競合を調整するために，効果的な対処をとれているか
家族の生活リズムの安定化を支援する	家族の生活リズムを把握する		・家族生活を構成する活動内容，それら活動内容の順序，活動のしかた（様式）はだいたい決まっているか
	家族の生活リズムを左右する要因を把握する	家族のリスクマネジメント力	・家族は高齢者の病状を理解しているか ・家族は高齢者の病状が変化する原因を理解しているか ・家族は高齢者の病状変化を事前に防ぐ方法を取り入れているか ・家族は高齢者の病状変化が起こった場合の対処方法を心得ているか ・家族は高齢者にかかわる医療器材の管理方法を理解しているか ・家族は高齢者にかかわる医療器材を取り扱う際に生じる可能性のあるトラブルを理解しているか ・医療管理上のトラブルを未然に防ぐ方法を取り入れているか ・医療管理上のトラブルが生じた場合の対処法を心得ているか
		家族介護者の健康管理	・家族介護者の健康状態はどうか ・家族介護者は必要な場合，医療機関を受診して治療を受けているか ・家族介護者は健康状態が悪化しないような工夫ができているか
		外部サービスが家族の生活に合っているか	・在宅サービスに安心して任せられているか ・家族は自分たちの要望を伝え，それに合わせた在宅サービスを受けることができているか ・家族は自分たちの生活に合わせて在宅サービスを選べているか ・家族は自分たちの生活に合わせてケアを行えているか

げなくてはならない．**家族の生活リズムの安定化**とは，さまざまな日々の活動内容，それらの時間的順序性，そしてその家族に特有の活動方法が，パターン化した状態のことをいう．そこで在宅介護する家族の生活リズムを左右する要因のアセスメントが必要である．家族は，混乱を予防するよう，また混乱が生じた場合にはそれを納めるように対処する．それには，高齢者の健康状態の悪化や，医療機材のトラブルにうまく対応できるようにリスクマネジメントすること，高齢者以外の家族員，とくに家族介護者の健康が維持されるように管理すること，外部サービスを自分たちの生活文化に合わせて変化させること等が含まれる．

表V-9-2　高齢者を在宅介護している家族の生活安定に向けた看護のポイント

看護の方向性	看護のポイント	看護の内容・根拠など
家族内のニーズの競合調整を支援する	**在宅介護する気持ちを支える**	
	傾聴と共感	• 家族員（とくに家族介護者）の話に共感し，耳を傾けることは，家族員が自分たちの行っている介護の意味を再確認したり，自分たちの大変な状況を他のケースや過去・未来との比較で再解釈することを助ける • 介護体験を共有する相手となることは，精神的なバックアップとなる
	専門的知識・情報の提供	• 介護用品や介護方法に関する専門的知識・情報提供は，家族が介護方法を工夫して合理化することを助ける • 高齢者の体調を維持・改善するための専門的知識と情報を提供することにより，大変さを増強させないように支援する
	高齢者の体調管理に向けたケア	• 高齢者の体調管理に向けたケアを行うことは，家族の大変さを最小限にすることにもつながる
	役割分担の仕切り直しを支える	
	家族の役割分担の再調整への支援	• 再調整できる家族員がいるか，それまでの家族関係はどのようなものであったか，役割の再分担によって新たに生じるしわ寄せがどのようなものであるかをとらえる • 必要時には家族内で役割分担を再調整するよう働きかける
	外部サービスへの役割譲渡を支援する	• その家族が必要とする外部サービスに関する情報提供を行う • 家族がサービス提供者と信頼関係を構築し，安心して外部サービスに役割を委譲できるよう働きかける
	継続的なパートナー的サポート	• 家族を主役とするパートナー的な存在としてかかわりながら，時節をとらえてそのときどきで家族が必要としている支援を提供する
家族の生活リズムの安定化を支援する	家族のリスクマネジメント力を高める	• 疾患病状に関する専門知識・情報を提供する（高齢者の病状理解，その病状の悪化を招くおそれのある要因，病状悪化を未然に防ぐ方法，病状が悪化した場合の対処方法等） • 医療機器に関する専門知識・情報を提供する（高齢者にかかわる医療器材の管理方法，取り扱う際に生じるおそれのあるトラブル，それを未然に防ぐ方法，トラブルが生じた場合の対処方法）
	家族介護者の健康管理を支援する	• 家族介護者の健康管理を支援する • 必要な場合には，在宅サービスなどを利用して，受診できるような調整を行う
	家族が在宅サービスを家族文化に統合することを助ける	• 家族の好み，こだわり，ルールを敏感にとらえ，それに合わせてケアを組み立てる

3●I家族のアセスメント

　図V-9-4は，妻を亡くし，認知症を発症してからのI家族の臨床経過である．

　入院前までIさんは，認知症を発症しつつも1人暮らしでなんとか生活を成り立たせており，息子家族も娘もそれに影響を受けずに生活していた．今回の出来事で，もはやIさんはそれまでの状況での生活を維持できないことが明らかとなった．退院支援では，退院後に生じる息子家族や娘を巻き込んだ家族内での**ニーズの競合**を予測して考えていく必要がある．

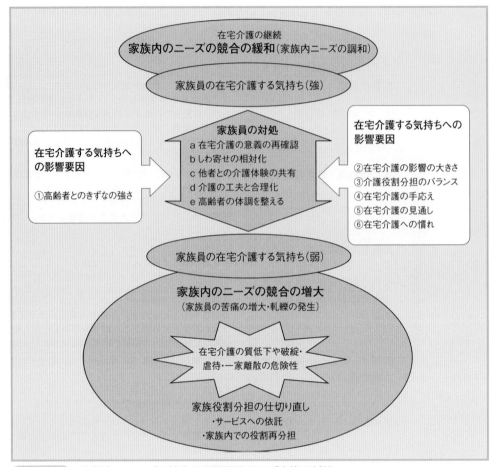

図Ⅴ-9-3　家族内のニーズの競合と影響要因および家族の対処

　Ｉさんの退院先の選択肢として，息子あるいは娘の家，Ｉさんの自宅，特別養護老人ホームや有料老人ホームなどの長期療養施設が考えられる．Ｉさんは現在，短期記憶障害と見当識障害のため，日常生活全般に支援が必要な状態であり，さらにこの先，徘徊や妄想，不穏などBPSDへの対応が必要になると予測される．また，長期療養施設への入所や在宅サービスの利用には，費用負担も生じてくる．こうしたＩさんの介護ニーズに対し，息子や娘には仕事をすることにより経済的基盤を維持するニーズ，息子の妻には，自分たちの老後の生活に備えたり，自分たちの娘の結婚に備えて準備をするニーズがある．Ｉさんの介護ニーズはこれらの家族員それぞれのニーズとの競合が予測され，それをできるだけ抑えて調整することを念頭に，退院先を決定する必要がある．そのためには，これまでのＩさんと娘，息子や息子の妻との関係性，各家族員の介護への意向，経済状態，役割分担の可能性に関する情報をとらえていくことが必要である．

　在宅介護を選ぶ場合，さまざまな要因から**家族の生活リズム**が混乱することが予測される．Ｉさんが認知症であることを告げられたばかりで，息子をはじめとする家族員は病状を理解するにいたっていない．認知症の症状がどのように進行していくのか，また今後徘徊や易怒性などのBPSDが現れるタイミングや要因，それを事前に防ぐための対応もわ

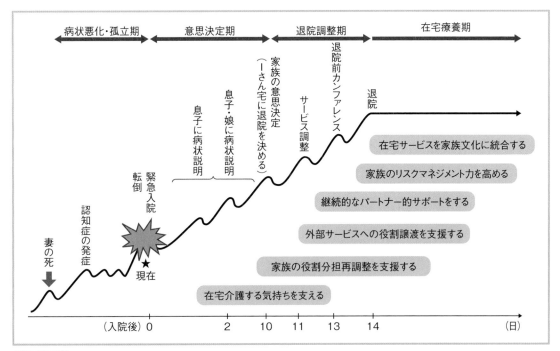

図V-9-4　I家族の臨床経過と実践

かっていない．これらは退院後の家族の生活リズムを混乱に導くリスク要因となる．また，初めてのサービスを組み込んだ新しい生活パターンを構築していかなくてはならない．導入するサービスに慣れ，新しい生活が軌道に乗るまで，家族の生活リズムは混乱しやすい．50歳代である息子をはじめとする家族員の健康状態によっても，生活リズムは崩れるので注意が必要である．

D.　目標とする健康な家族像

　さまざまな検討の末，在宅サービスを導入するとともに，息子と息子の妻，娘が交代でサポート体制を作ることとなり，Iさんは自宅に退院することとなった．

1 ● 長期目標

　Iさんを含め娘，息子と息子の妻，孫といったすべてのメンバーにとってもっとも良好な形で在宅介護が軌道に乗り継続されていくことが長期目標であり，健康な家族像は次のような2点を備えている．
①在宅介護を継続しながらも，家族員全員のニーズが大きく侵食されることのないように調整されている．
②①のように調整された形で家族全体の生活リズムが安定（パターン化）している．

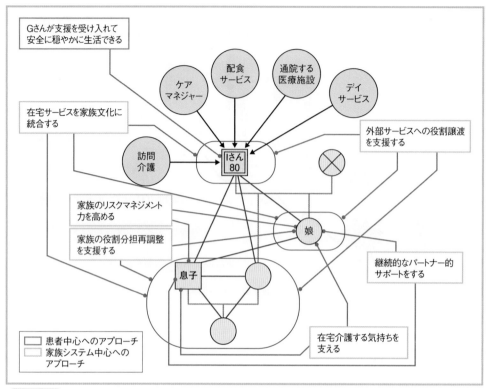

図Ⅴ-9-5　Ｉ家族が目標とする健康な家族像および具体的な看護方針

2 ● 具体的に実現可能な目標

(1) 家族内に生じうるニーズの競合が調整される

　息子，娘は父親の認知症発病に伴う対象喪失のプロセスを乗り越えて，認知症となった父親を受け入れられること，Ｉさんにかかわる息子，息子の妻，孫，娘が介護を含めた家族内での役割分担を見直すこと，また外部サービスを有効に家族生活に組み込む事で，それぞれのニーズがうまく満たされ，Ｉさん自身も住み慣れた環境の中で安全に穏やかにその人らしく生活できることを目標とする．

(2) 家族の生活リズムが安定する

　家族員全員がアルツハイマー型認知症の正しい知識をもち，Ｉさんに生じるさまざまなリスクをマネジメントできるとともに，家族が自分たちの好み，こだわり，ルールを伝えて，在宅サービスを家族の文化に統合できることを目標とする．

　図Ⅴ-9-5に，自宅退院した後のＩ家族が目標とする健康な家族像と，それに向けての具体的な看護の方針を示す．

E. 具体的な看護の方針と家族看護実践の展開（実践期間：入院時退院調整開始〜退院までの14日間）

1 ● 家族内のニーズの競合調整を支援する

a. 在宅介護する気持ちを支える

　入院直後に医師から説明を受けた息子は，厳格であった父親が認知症になり，1人ではもう生活できなくなっているということを受け入れられないでいた．それまでIさんと疎遠となっていた娘も兄から連絡を受け，すぐに来院した．娘は入院当初，不穏状態となっていた父親の姿を見て「私にとって父親は絶対的な存在だったんです．それがこんなになっちゃって……」と泣いていた．入院翌日に退院支援部門の看護者と病棟受けもち看護者は，主治医からIさんの認知症の病状を息子と娘に説明してもらった．以後，家族が退院に向けて意思決定するまで（入院10日目まで）の間，数回にわたり治療終了後のIさんの生活について何度も息子と娘を中心に話し合いをもった．Iさんは，しだいに落ち着いて，入院8日目を過ぎるころには不穏状態は消失した．息子と娘は，何度か来院するうちに，部屋やベッドを間違えたり，つじつまの合わないことを言ったりする父親の様子を直接見る機会をもつことで，しだいに父親の認知症を理解し，今後のことを具体的に考えられるようになっていった．看護者はこれから先のIさんの療養場所について，息子あるいは娘の家，Iさんの家，特別養護老人ホーム等の長期療養施設という選択肢と，そのメリットとデメリットについて説明した．

　その結果，入院10日目には，息子と娘からは住宅環境から自分たちの家で同居することはむずかしいこと，施設はいくつか見学したが父親をまかせてもよいと思えるところが見つからなかったことと，施設入所の費用を捻出することがむずかしく，家族の介護体制を整え，また使えるサービスを導入することでIさんの自宅に退院させたいという意向が示された．

b. 家族の役割分担再調整を支援する

　Iさんの認知症の主たる症状は健忘であった．そのため，定期的に食事をとること，アルツハイマー型認知症の治療薬を1日1回服用すること，入浴すること，通院して治療継続することに支援が必要であった．退院先をIさんの自宅へと意思決定がなされた入院10日目に，家族に退院後Iさんに必要と思われる支援を伝え，家族ができることは何か話し合いをもった．息子からも娘からも，母親が亡くなって以来，父親とは疎遠になっていたが，もともとは尊敬できる大事な父親であり，子どもとしてできる限りのことはしたいという意思が表明された．また，息子の妻も，パートをやめることはできないが，子どもが小さいころに経済的にも助けてもらった義父をできるだけ支援したいとの意向であった．

　具体的な介護体制について検討する必要性を伝えると，翌日（入院11日目），息子から家族内での話し合いの結果，自分は仕事帰りにIさん宅に立ち寄って可能な日はそのまま夜間泊まりこみ，Iさん宅から出勤するようにしたいこと，息子の妻はパートのない週2日は昼間の様子を見に寄って，洗濯物を持ち帰ったり届けたりすることはでき，夕食を作って届けることはできるかもしれないこと，孫は母親の家事を手伝うことはできること，そしてIさんの娘は，週末泊って面倒をみることはできるという家族の介護体制について提

案があった.

c. 外部サービスへの役割譲渡を支援する

　入院翌日の主治医からの病状説明の後, これから先, 施設入所や外部サービスの活用のためには介護申請が必要であることを息子に伝え, ソーシャルワーカーにも入ってもらい, 入院中の申請をサポートした. また, Ⅰさんの自宅への退院が決定し, 家族の支援体制が固まった11日目に, 地域のケアマネジャーに現在のⅠさんの病状と日常生活動作 (ADL), これまでのⅠさんや家族がとれる介護体制に関する情報を伝えて相談した. その結果, 要介護度1相当で, 週2回のデイサービス, 毎日の訪問介護 (生活介護), 配食サービスというケアプランを家族に提案し, 合意が得られた.

　退院前日 (入院13日目) には, 家族と各種サービス担当者が信頼関係を構築し, 安心して家族が介護の役割を任せることができるよう, 主治医と受けもち看護者, ケアマネジャー, デイサービスの担当者, 訪問介護事業者, および息子と息子の妻, 娘が集まる退院前カンファレンスを開催した. そこでは, Ⅰさんの退院後の療養生活についての方針を参加者全員が共有するとともに, 家族の不安や懸念について話し合い, 顔なじみの関係を準備した.

　一方, Ⅰ家族はこれから判断力の低下するⅠさんの財産管理や日常生活上で必要なさまざまな契約を本人に代わって行わなくてはならなくなることから, 代理権, 同意権, 取消権などを公的に取り決める「成年後見制度」について情報提供を行うとともに, 相談先として地元の地域包括支援センターを紹介した.

d. 継続的なパートナー的サポートをする

　入院中, 息子と娘は最初, Ⅰさんにどのように接すればよいのかわからず, 忘れて何度も同じことを聞いてくるⅠさんの間違いを指摘, 修正して, Ⅰさんと険悪になることもたびたびあった. 看護者は, 医師から息子たちにⅠさんの認知症の病状を説明する機会を調整するとともに, 家族の受け入れ状況を確認しながら, Ⅰさんへの対応方法を伝えていった. 息子や娘たちが対応を変えることで, Ⅰさんの様子も落ち着いていき, 家族のいうことを受け入れる様子がみられた.

2● 家族の生活リズムの安定化を支援する

a. 家族のリスクマネジメント力を高める

　Ⅰさんの退院後, 息子家族や娘を含めたⅠ家族の生活は, Ⅰさんの認知症状とその進行, および外部サービスの導入により混乱することが予測された. 家族の生活リズムを安定に導くためには, まずは家族員全員がⅠさんの記憶障害やそれによる行動障害を病気によるものであると了解することが必要である. 退院前, 息子と息子の妻, 娘に看護者から, Ⅰさんは忘れていることを自覚することがむずかしく, それを繰り返し注意されたり説明されたりしても改善は困難であること, 逆にそのように対応することでⅠさん自身が傷つき, 落ち込んだり不安になったり, それが時には怒りとして表現されることもあることを説明した. また対応として, Ⅰさんの言動を否定せず, 共感しながら精神的な安定がはかれるようにすること, 時間感覚が失われていくことに対して, カレンダーや日めくりの活用が有用であること, 本人の混乱を避けるため何かを伝えるときには同時に複数のことを言わ

ないこと，失敗が増えても見守っていれば安全にできることは可能な限りやってもらうこと，ガス器具は電磁調理器に替える等，安全な生活環境を整備することを伝えた．説明に対し家族は「大丈夫かな．でも，みんなでやってみます」と不安を示しつつ対応していこうとする意欲を示した．

b. 在宅サービスを家族文化に統合する

　退院後，息子はしばらく職場からⅠさん宅に帰宅し泊まりこむこととなった．息子は朝食を用意しておくことと内服薬の服薬確認までは行えるが，週2回のデイサービスの朝9時の送り出しと，午後4時の迎え入れは，通常の出社時間と帰宅時間を調整することができないので，施設の職員に任せたいとの申し入れがあり，調整をはかった．また，家族が安心して在宅サービス提供者が自宅に入りこむことを許し，介護を任せることができるよう，また，家族が自分たちの要望を在宅サービス提供者にうまく伝えてそれが反映できるように，毎回同じ担当者に来てもらえる業者を選べるようにケアマネジャーに依頼した．

F. 家族看護の技術：ニーズの競合調整と生活リズムを整える

　認知症高齢者を在宅介護する家族への看護のポイントは以下のとおりである．

①高齢者の家族は，同居・別居にとらわれず，高齢者と親密な関係にある別居子を含めてとらえていく．その際，各家族員の生殖家族がどういう発達段階にあり，介護とともにどのような課題を有しているのかをとらえる．

②在宅介護することにより，家族の中で，誰の，どのようなニーズが制限を受け，それに対してその成員がどのような反応をしているのかをとらえる．

③家族内に生じるニーズの競合調整への支援としては，傾聴と共感，専門的知識や情報の提供，高齢者本人の体調管理を行うことで家族員の介護する気持ちを支える．また，家族員それぞれの有するニーズが，大きく侵害されないように，家族内での役割分担の見直しや，外部資源の活用，家族役割の委譲について支援する．その際，家族自身がそのような役割変容へと向かっていけるよう，継続的なパートナー的サポートを行う．

④家族の生活リズムを整えるためには，家族自身が高齢者の健康状態の悪化や，医療機材のトラブルにうまく対応しリスクをマネジメントできるようになること，高齢者以外の家族員，とくに家族介護者の健康管理を支援すること，外部サービスを自分たちの家族文化に合わせて変化させることを支援する．とくに，認知症高齢者を介護する場合，家族の生活リズムは認知症高齢者のさまざまな行動障害によって混乱する．したがって，家族員がそれぞれに，認知症に対する正しい知識をもち，認知症高齢者にみられるさまざまな症状や行動障害に適切な対応を取れるよう支援する．

学習課題

1. 退院を支援する中で，もしⅠさんの娘，あるいは息子の嫁が役割分担できないという申し出があった場合，看護者としてどのようなアセスメントをし，アプローチをしますか？　家族内ニーズの競合と影響要因および家族の対処に関する考え方を踏まえて考えてみよう

2. もしもあなたの自宅に週3回，午後6時から30分，祖父母のために介護サービスが来ることになったとして，あなたや両親の生活リズムにどのような影響が生じるか考えてみよう．またそれをどのように感じ，そのサービス提供者にはどのようなことを求めたいと思うでしょうか

■ 引用文献 ■

1) 厚生労働省：「認知症施策推進5か年計画（オレンジプラン）」（平成25年度から29年度までの計画），〔http://www.mhlw.go.jp/stf/houdou/2r9852000002j8dh-att/2r9852000002j8ey.pdf〕（最終確認：2022年1月14日）
2) 厚生労働省：認知症施策推進総合戦略（新オレンジプラン）～認知症高齢者等にやさしい地域づくりに向けて～の概要，〔http://www.mhlw.go.jp/file/04-Houdouhappyou-12304500-Roukenkyoku-Ninchishougyakutaiboushitaisakusuishinshitsu/01_1.pdf〕（最終確認：2022年1月14日）
3) ウッズB，キディJ，セドンD：ケアホームにおける家族参加―認知症ケアにおける関係性中心のアプローチ（北素子監訳），風間書房，2013
4) 渡辺俊之：介護者と家族の心のケア―介護家族カウンセリングの理論と実践，金剛出版，2005
5) 北　素子：要介護高齢者家族の在宅介護プロセス，風間書房，2008
6) 北　素子，伊藤景一：高齢者の在宅介護を継続している家族の生活安定構造―要介護高齢者家族に対する支援のアウトカム評価のための基礎的研究．日本老年看護学会第10回学術集会抄録集，p.68，2005

10 完結期にある虚弱高齢者と家族の看護：在宅での看取りにおける意思の揺れを支える

A. 医学的な臨床像・医療に関する動向

1 ● 後期高齢者の増加と在宅での看取りの重要性

　高齢者の多い社会では，一度に多くの人が亡くなる**多死時代**を迎えることになる．**地域包括ケア**とは，急激な高齢化に対応するための支援システムとして，厚生労働省が打ち出している医療・介護・生活支援構想による将来のケア体制である．具体的には，2025 年をめどに，中学校区の単位で，在宅療養者が居宅を基盤として生活を営みながら，必要に応じて医療（病院），介護（施設）を受けられるような体制，また，国民が高齢者になっても，いつまでも元気に暮らせるように，地域の資源（老人クラブ，ボランティア，NPO 等）を活用して生活支援や介護予防をしていく体制をいう．

　たとえば，病院での治療が無事に終了しても，後遺症を残したまま退院する人々や胃瘻・ストーマ（人工肛門）をつけて退院する高齢者も増えてきた．このような人々は医療依存度が高く，自宅でも病院と同じような質の高い医療・ケアの提供が必要とされ，また，生活上の介護支援も必要である．たとえば，脳梗塞の高齢の患者を考えれば，脳梗塞は治療できても，軽度の半身麻痺や失語症を残したまま自宅に退院してくることになる．時には，嚥下障害で胃瘻をつけて自宅に帰ってくる．その場合，胃瘻の管理や脳梗塞を再発させないための服薬管理，自宅でのリハビリテーションなどの医療が必要となる．また，半身麻痺が重ければ，排泄する，入浴するなどの日常生活にも介護支援を要する．

　介護を要する人々への**医療**には，主治医による訪問診療や歯科医師による訪問歯科診療，看護師による訪問看護，理学療法士や作業療法士による訪問リハビリテーションなどがある．療養者は自宅に居ながらにして，訪問してくれるこれらの専門職の医療・ケアを受けられる．また，療養者への**介護**には，訪問系サービスとして，介護福祉士による家事援助（調理，掃除，洗濯など）と身体介護（入浴介助，散歩同行など），施設系サービスとして，デイサービス（老人ホームなどに通って食事や入浴などを受けられるサービス），ショートステイ（老人ホームなどに何日間か泊まれるサービス）などがある．

　高齢者の多くは，加齢とともに病気や障害を抱え，自宅で療養することも多くなり，引きこもりがちになりやすい．現在および今後の高齢者は，核家族化が進んでいるために夫婦だけの世帯や 1 人暮らしが多い．夫婦 2 人暮らしであれば，夫婦のどちらかが重い病気になれば，どちらかが介護者となるが，介護者である人も病や障害を抱えていることが多く，とくに後期高齢者どうしの介護（老老介護）は支援が必要である．したがって，今後の在宅での高齢者へのケアは，医療と介護が共に提供できるように**介護と医療の連携**が重要となる．病院のベッド数が死亡者数に比して不足する状況も予測されており，今後は引きこもりがちとなった**虚弱高齢者の在宅看取り**が重要な課題となってくる．

B. 家族像の形成

> **事例Ⓙ** 予後不良の慢性閉塞性肺疾患（COPD）で，在宅療養を強く希望しているＪさんと家族
>
> 　80歳代後半の男性のＪさんは，10年前からCOPDを患い，呼吸が困難である．在宅酸素療法を行いながら自宅で日常生活を過ごしていたが，1ヵ月前に大きな呼吸困難が起こり，救急車で大学病院に搬送された．COPDが重度となり，終末期であると大学病院の主治医より説明を受けた．Ｊさんは，「どうせ助からない命なら家に帰りたい」と退院を強く希望した．主治医は，在宅に移行しても予後は長くないという見通しを本人と妻に説明した．自宅に帰っても80歳代後半の妻と2人暮らしである．妻は，大きな病気はなかったが，3年前に自宅の庭で転倒し，大腿骨骨折をしたため杖歩行の状況である．妻もあまり遠くに買い物に出ることができず，自宅に引きこもりがちであった．Ｊ夫婦には50歳代の1人息子がおり，近県に住んでいた．しかし，息子は家庭があり，働き盛りの年代であるため仕事が多忙である．そのため，息子はＪ夫婦の所には月1回程度訪問するのが精一杯である．

1 ● 発達段階と基礎機能

　80歳代のＪ夫婦は，子育ても終え，人生の締めくくりを迎える完結期にある家族である．Ｊさんは，会計士の仕事をしてきて60歳代で定年退職し，以後は旅行や趣味の囲碁で地域の友人と楽しく生活していた．しかし，70歳代後半に入ると病気がちとなり，地域の人々との交流はなくなっていった．夫婦で築30年のアパートの大家であり，アパートの一室に住んでいた．経済的にはとくに困っていない．

2 ● ジェノグラム・エコマップを用いた家族の理解

　Ｊ夫婦は，ともに80歳代後半で高齢者2人だけで暮らす**老老世帯**である．Ｊ夫婦は2人暮らしなので，後期高齢者であるＪさんを80歳代後半の妻のみが介護しているという「老老介護」の家族でもある．50歳代の1人息子は結婚し近県に妻と2人で住んでいるが，共働きであり介護を手伝うことができない．それでも息子は，Ｊ夫婦の状況を心配し，月に1回程度，休日に訪ねて来てくれる．

　図Ⅴ-10-1に外部資源を用いてＪさんの望む自宅での生活をスタートさせた際のＪ家族の全体像のジェノグラム・エコマップを示す．なお，本節では，在宅で生活する人への看護を考えるので，「患者」でなく「療養者」と表現する．

C. 家族アセスメント

1 ● 家族像からみる，Ｊ家族を理解するうえでの特徴・ポイント

　Ｊ夫婦は，虚弱高齢者どうしであり，夫のＪさんがCOPDが重症化したことから，杖歩行の妻に介護の負担がかかってきた．身体的な介護負担もさることながら，在宅では，療養者本人の意向に沿って「退院させてあげたい，最期まで家で看取りたい」と介護者が思っ

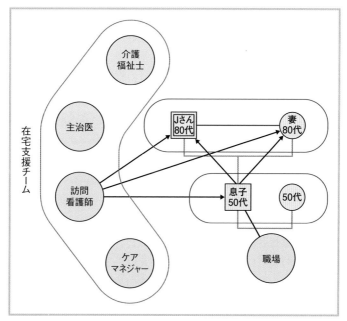

図Ⅴ-10-1　J家族の全体像のジェノグラム・エコマップ（外部資源を用いてHさんの望む自宅での生活をスタート）

ていても，介護者は療養者の病状の悪化を目のあたりにするストレス，日々の介護疲労で療養者への介護に関する意向も揺れ，変化していく．療養者の意向をふまえながらも，その揺れる介護者・家族の意向にも支援をしていくことが，在宅看取りでは必要な支援である．

2 ● アセスメントに用いる理論・モデル・考え方・概念：意思決定支援

a. 在宅看護における意思決定支援

　意思決定とは，療養者と家族が自分の健康や病にかかわる事柄に関して，自らの意思で決定することである．この概念は，「主体性」「責任性」「自律性」「存在性」を含んでいる．

　療養者と家族の意思決定のタイプは，誰が主体的に決めるかという視点から，以下の3つのタイプに分類される．

①パターナリズムモデル（paternalism model；父権主義）

　：医師など権威をもった医療者が中心に決める

②シェアドディシジョンモデル（shared decision model）

　：医療者と療養者が一緒に決める

③インフォームドディシジョンモデル（informed decision model）

　：療養者が主体的に自分で決める

　在宅では，療養者と家族の生活する自宅や施設での看護展開であるため，療養者と家族が治療・ケア・生き方に関して主体的に選択することが多い．したがって，意思決定のタイプとしては，②シェアドディシジョンモデル，③インフォームドディシジョンモデルが中心である．看護者は，これらのタイプでの療養者・家族の意思決定を支援することが求められる．

　在宅看護での意思決定支援が困難なのは，在宅（とくに自宅）での看護はケアの担い手が家族であるために，家族の意向が強く療養者の意思決定を左右する可能性があるからである．療養者は家族からケアを受ける立場であるので，家族の中での立場が弱い場合もある．とくに，そのような状況での療養者と家族の意向が不一致，あるいは療養者の意向があいまいである場合，療養者の意思決定を優先すべきなのか，家族の意思決定を優先すべきなのか，支援する側も苦悩する場合がある．

　在宅看護で療養者と家族の意向が不一致という状況についても，以下の3点がある．①意向の不一致の根底に「療養者と家族が互いを思い合っているからこそ，その思いを言い合えず意思決定がなされない」状況，②意向の不一致の根底に「療養者と家族の関係性に原因があり，療養者が家族のパワーに押されて療養者の意向よりも家族の意向が優先される」状況，③明確な意向の不一致はないが，療養者も家族も意思決定能力が乏しいために意思決定しない状況，である．

b. 療養者・家族の揺れる意思へ寄り添う支援

　在宅看護では，療養者の病状が刻々と変化するので，その病状の変化に応じて，家族が不安になり，どう療養者に接してよいか混乱してしまう場面も多い．そのために，このような方針で療養生活をしていこうと決めていても，その意向が揺れ動くことも多い．

　療養者・家族の揺れる意思へ寄り添う支援は，療養者・家族の意思決定能力の状況に応じて，以下のように，その支援の方向性や方法論も変わる．

(1) 療養者・家族に意思決定能力がある場合

・わかりやすく情報を提供し，療養者・家族が意思決定するのを待つ．

・一度意思決定したことでも意向が揺れている場合には，その揺れの原因となる療養者・家族の思いや考えを探る．

・揺れの原因となっている療養者・家族の思いや考えに働きかけて，意思決定を促す．

・療養者・家族の思いや考えに働きかけることが困難と判断した場合には，療養者・家族の意向に沿う．

・病状に応じて療養者の心身の利益を損なわないようにしながら，療養者・家族に今，必要と思われる事柄の意思決定を促す．

・療養者・家族の意思決定した結果に沿い，支援する．たとえ看護者の判断と相違があっても，意思決定の主体者は療養者・家族なので，意向に沿う．

(2) 療養者・家族の意思決定能力にやや困難さがある場合

・療養者・家族にどのような意向があるのかを言動だけでなく表情などからも読み取る．

・療養者・家族に「～という意向であるか？」と尋ね，意向を確認する．

・意向の確認が困難であれば，療養者の心身の利益という視点から，支援チームの中で療養者・家族の意向を推察する．

（3）療養者・家族の意思決定がまったく困難な場合

・第三者（療養者・家族にとっての重要他者や後見人など）に療養者・家族の意向を確認する.

3●J家族のアセスメント

表V-10-1は，Jさんが希望どおり退院はしたものの，妻が介護疲れしてしまい再入院した時点から，在宅での看取りを行えるまでの，療養者と妻・息子の意思の揺れ，その揺れを看護者がどのようにアセスメントしたかを表している. また，図V-10-2には，

表V-10-1　療養者・家族の意思の揺れとアセスメント

療養者・家族の療養の状況	意思の揺れの状況	揺れのアセスメント	看護方針
再入院に至った時期	1. 妻の揺れ（1） 夫が苦しそうだから入院させたい, 自宅ではとても看られない	妻は息苦しさに苦しむ夫を見ているのがつらいのだ. 妻も疲れている, 妻の介護負担を軽減するために一時的入院も必要かもしれない. 今回は妻の意向に沿ったほうがよいかもしれない	・妻の意向に沿った, Jさん本人の一時的入院のための調整.
肺がんが判明し, 再退院を決断する時期	2. 療養者の揺れ もう助からないのなら, 退院して最期まで自宅に居たい	療養者（夫）は, 自分の余命をしっかり認識し自宅で最期のときを過ごしたいと望んでいる. もし妻や息子に療養者（夫）を再退院させたい意向があるならば, 退院したい夫の意向に沿うべきではないだろうか	・在宅看取りに関して, 妻と息子の意向の確認. ・在宅支援体制の調整と整備.
	3. 妻の揺れ（2） 治る見込みがないのなら, 入院させておくのはかわいそうだから退院させたい. しかし, 自分1人で看れるだろうか. 息子の協力は得られないだろう	妻は, 自分1人で最期まで看られるかという不安があり, 自宅で過ごさせたいと願いながら迷っている. 息子が実際的なケアに参加できなくても, 妻を精神的にサポートしてくれれば, 自宅での看取りも可能かもしれない. 妻も在宅支援チームによるサポートを理解できれば, 夫の退院と自宅での看取りを決断できるかもしれない	
	4. 息子の揺れ できれば父（療養者）を退院させて自宅で看取りたい. しかし, 自分は仕事があり日中に父を介護することは不可能. どうしたらいいのだろう	息子も自宅で看取りたい意向はあるようだが, 自分に何ができるかわからないという理由で迷っている. 息子は在宅支援チームによるサポートを理解できれば, 療養者（夫）の退院と自宅での看取りを決断できるかもしれない	
看取りの時期	5. 妻の揺れ（3） 夫が食べられなくなってきたので, 少しでも元気になれるように点滴してほしい	妻の思いを受け入れ, ある程度は妻の意向に沿うが, 点滴も必要以上に行うと, かえって療養者（夫）を苦しめることになる. 主治医から妻へ説明をしてもらい, 不必要な点滴はしないと妻に納得してもらおう	・不必要な点滴に関して, 妻の意向を変えてもらうためのチーム調整と妻へのかかわり.
	6. 妻の揺れ（4） こんなに苦しそうな夫を1人で見ているのはつらい. どうしたらいいのかわからない	すでに療養者（夫）は呼吸が下顎呼吸も始まっており死期が近い. 息子にも来てもらい, 妻に安心してもらい, 妻と息子の家族水入らずで看取ってもらおう. そのほうが療養者（夫）も妻も息子も満足できるだろう	・家族水入らずの看取りに向けての支援.
グリーフ期			・Jさん本人・妻の意向に沿えたかどうかの確認（グリーフケア）.

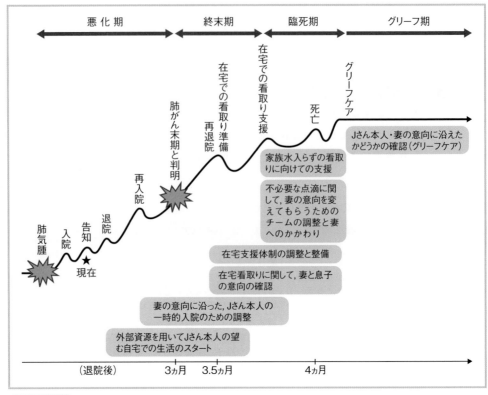

図Ⅴ-10-2　J家族の臨床経過と実践

COPDが重症化して入院してからのJ家族の臨床経過と，Jさんが自宅へと退院，そして再入院，さらに再退院して自宅で家族に看取られるまで，そしてJさんが亡くなって介護者である妻1人になるまでの経過を示す．

D.　目標とする健康な家族像

1●長期目標

　　在宅看取りに向けて，妻や息子は揺れながらも，Jさん本人の「できるだけ最期まで自宅で生活したい，家で死にたい」という意向に寄り添い，生活を送れる．

2●具体的に実現可能な目標

（1）外部資源を用いてJさん本人の望む自宅での生活のスタート

　　最期はできるだけ自宅で生活したいというJさんの希望に沿って，外部資源を活用し，安心して自宅で療養生活を送れる．

（2）妻の意向に添った，Jさん本人の一時的入院のための調整

　　介護疲れの見えはじめてきた妻の意向に沿い，Jさんが一時的に入院できるようになる．

（3）在宅看取りに関して，妻と息子の意向の確認

　　最期まで自宅で暮らしたいというJさんの思いを確認し，介護者である妻や息子の意向

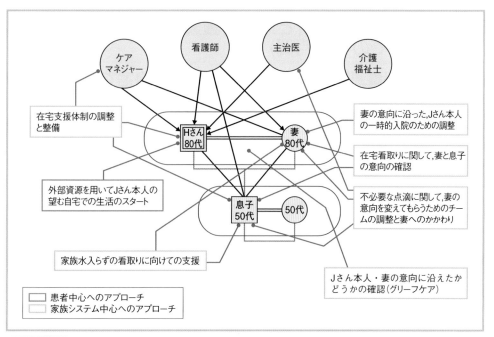

図V-10-3　J家族が目標とする健康な家族像および具体的な看護方針

も確認して，両者が「在宅看取り」の意思決定ができる．

(4) 在宅支援体制の調整と整備

　在宅看取りについて，Jさん本人，妻，息子の意向が一致したことを支援チームで共有し，ケアの方針を統一する．

(5) 不必要な点滴に関して，妻の意向を変えてもらうためのチーム調整と妻へのかかわり

　食べられなくなってきたJさんへの点滴の続行について，Jさんの心身の利益の観点から妻が不必要な点滴の中止を理解し，点滴中止を意思決定する．

(6) 家族水入らずの看取りに向けての支援

　妻と息子が安心して，Jさんを自宅で看取ることができる．

(7) Jさん本人・妻の意向に沿えたかどうかの確認（グリーフケア）

　看取った妻と息子が自分たちの意思決定でよかったと満足できる．

　図V-10-3は，告知後，在宅療養を開始するも病状悪化のため一時的に入院した時期の上記の「(3) 在宅看取りに関して，妻と息子の意向の確認」から「(7) グリーフケア」までの段階について，H家族への具体的な看護方針を図式化したものである．

E. 具体的な看護の方針と家族看護実践の展開（実践期間：在宅看取りまでの4ヵ月間）

1●外部資源を用いてJさん本人の望む自宅での生活のスタート

　Jさんは，自分でも余命がわずかであることを理解しており，「あと1ヵ月の命なら自宅に帰って好きに暮らしたい．庭の草花の手入れもしたい」と，強く自宅への退院を希望した．そのため大学病院の主治医は，Jさんを帰すなら今の時期がいちばん適切と判断し，自宅に帰すことにした．そこで，病院のスタッフと地域の医療福祉専門職とが一同に介した退院調整ケア会議が開かれた．参加者はJさん，妻，息子，病院側からは，主治医，病棟師長，担当看護師，管理栄養士，在宅支援チームからは，居宅介護支援事業所のケアマネジャー，訪問看護ステーションの看護師，ヘルパーステーションの介護福祉士であった．

　退院調整ケア会議では，療養者本人の病状が安定しているので，退院後はできるだけ本人が望むように，病状に支障のない限り在宅酸素を用いながら，庭いじりをしたり好物を食べるなどの希望に沿った生活をサポートしていく方針が確認された．介護保険の申請がなされ，療養者は要介護3，妻は要介護1と判定された．訪問看護師は，在宅支援チームの一員として，療養者宅に週1回1時間の訪問をして，療養者の健康状態の観察と妻の精神的支援の役割を担うことになった．介護福祉士は，週2回訪問し，療養者の入浴介助，妻の調理・洗濯等の支援をしていった．主治医は，月2回訪問して療養者と妻の病状の診察をした．それらの支援により，穏やかな在宅生活がスタートした．

2●妻の意向に沿った，Jさん本人の一時的入院のための調整

　告知された余命の1ヵ月が過ぎ，3ヵ月が経った．Jさんの病状は徐々に悪化し，息苦しさを訴えることが多くなった．毎日介護にあたる妻にも疲労の表情がみられた．

　ある日，訪問看護師が訪問すると，苦しそうにベッド上で息をしているJさんがいた．妻はJさんの背中を擦りながら看護者に「夫が苦しそうだから入院させたい，自宅ではとても看られない」と訴えた．看護者は，『妻は息苦しさに苦しむ夫を見ているのがつらいのだ，妻も疲れている，妻の介護負担を軽減するために一時入院も必要かもしれない．今回は妻の意向に沿ったほうがよいかもしれない』と考えた．Jさんに「苦しそうだけれども，その苦しさを取るために少しだけ入院しますか？」と尋ねると，Jさんも「うん」と頷いた．看護者は，この状況を主治医に伝え，主治医の判断で，Jさんは以前入院していた大学病院に一時入院することになった．

3●在宅看取りに関して，妻と息子の意向の確認

　大学病院に再入院するとJさんは進行性の肺がんを併発していることがわかった．そのことを告げられたJさんは，「もう助からないのなら，退院して最期まで自宅にいたい」と強く希望した．看護者は，Jさんの意向を直接聞いて，『療養者は，自分の余命をしっかり認識し自宅で最期の時を過ごしたいと望んでいる．もし妻や息子に療養者を再退院させたい意向があるならば，退院したい夫の意向に沿うべきではないだろうか』と考えた．また，Jさんの希望をできるだけ叶えるためには，妻や息子の意向や思いを聞くことが必要だと

考え，両者に尋ねたところ，妻は，「治る見込みがないのなら，入院させておくのはかわいそうだから退院させたい．しかし，自分1人で看れるだろうか．息子の協力は得られないだろう」と話した．息子は「できれば父を退院させて自宅で看取りたい．しかし，自分は仕事があり日中に父を介護することは不可能．どうしたらいいのだろう」と悩んでいた．妻も息子もJさんを自宅で看取りたいという意向はありながら，互いに遠慮して言えていない部分もあるようであった．両者ともに在宅で看取りたいという意向があるので，在宅支援チームによるサポートを理解できれば，再退院と自宅での看取りを決断できるかもしれないと看護者は考えた．

　ケアマネジャーに相談したところ，家族が在宅看取りを了解するならと，看護者が妻と息子の意向を確認する役割を担うことに同意してくれた．看護者はまず息子に，母親は息子に協力してもらえれば夫の意向に沿って自宅で看取りたいと考えていること，仕事をしている息子に母親への励ましや声かけをしてもらう役割を担ってもらえれば，療養者の身体的介護や生活支援，医学的ケアは在宅支援チームで担えることを説明した．その結果，息子は在宅での看取りを決心した．最期まで自宅でというJさんの思いが妻や息子に受け入れられ，入院して2週間で自宅へと再退院が決まった．

4 ● 在宅支援体制の調整と整備

　在宅看取りを進めるためには，在宅支援チームの専門職の意識を同じケアの方向性に置くことが必要になる．そこで，看護者は，ケアマネジャーに働きかけ，再度，Jさんが退院してくる前に，Jさん宅でケア連携調整会議を開き，ケア方針の統一をはかることにした．会議の参加者は，妻，息子，主治医，ケアマネジャー，介護福祉士，看護師である．Jさんの現在の病状が確認され，自宅に戻ってきた場合の医療やケアについて全員で確認し合った．妻や息子は，自分たちは専門職に支えられているとわかって安心していた．

5 ● 不必要な点滴に関して，妻の意向を変えてもらうためのチーム調整と妻へのかかわり

　妻は，「最期まで自宅で看取ります」と覚悟をして療養者の再退院を決心し，自宅で熱心にJさんの介護をしていた．退院2週間後，Jさんはしだいに衰弱して食事ができなくなった．また，Jさんはモルヒネを服用していたので，意識も朦朧としていることが多くなった．

　ある日，「このままでは死んでしまう」と妻は主治医に栄養を与えるための点滴をしてほしいと依頼した．主治医は，今の状態のJさんにはあまり意味がないかもしれないと説明したうえで，500 mLの高カロリー輸液の点滴をして帰り，点滴は数日続けられた．点滴の必要性に疑問を抱いた看護者は，主治医に電話して，点滴が本当に必要であるかどうか確認した．すると主治医は，不必要な点滴だが妻が納得できないようなので点滴していると応じた．看護者は，妻の思いを受け入れ，ある程度は妻の意向に添うが，点滴も必要以上に行うとかえってJさんを苦しめることになることを主治医から妻へ説明をしてもらい，不必要な点滴はしないと妻に納得してもらおうと考え，主治医に相談した．

　点滴開始4日目，看護者と主治医が訪問すると，前日にJさんが自分から点滴を抜いて

しまっていた．Ｊさんは腹部に浮腫が出て苦しそうにしていた．輸液のための針を刺す血管ももろくなっており，針を刺せない状態であった．Ｊさんは点滴を望んでいないのかもしれず，点滴はＪさんの身体にとって不利益だと判断した看護者は，同行した主治医からＪさんの妻に次のような説明を依頼した．「奥さん，Ｊさんもがんばってきたけれども，もう身体も省エネモードになってしまって，不必要な水分は受け入れられない状態になってしまっているようです．これ以上の点滴は意味がないし，かえってＪさんを苦しめることになりかねないから，もう点滴はやめにしましょう」．この主治医の説明に，妻は涙を流しながら，「そうなんですね．かえってつらくするんですね．では，点滴はもう終わりにします」と決心した．また息子には，主治医から電話で母親の意向を伝えたうえで点滴中止の確認を行い，息子も同意した．

6●家族水入らずの看取りに向けての支援

　3日後の夜間，妻より訪問看護ステーションに緊急電話連絡が入った．妻は「こんなに苦しそうな夫を1人で見ているのはつらい．どうしたらいいのかわからない」とおろおろとしていた．すぐに看護者がＪさん宅に駆けつけると，すでにＪさんは，死戦期呼吸（亡くなる直前に出現する深い呼吸）も始まっており，看護者は死期が近いと判断した．家族水入らずで看取ってもらうほうがＪさんも妻も息子も満足できるだろうと判断し，看護者は妻に，「Ｊさんはもうじき亡くなると思うけど，息子さんに来てもらいましょうね」と話しかけた．妻が息子に電話することができないというので，看護者から息子に電話をした．Ｊさんに「もうじき息子さんも来ますからね」と話しかけ，安楽に呼吸ができるようにした．また，妻に耳は最期まで聞こえているからＪさんの手を握り締めて話しかけるように説明した．息子夫婦が到着すると，看護者は，「これが最期になると思いますので，どうぞ家族水入らずで，話しかけてあげてください．Ｊさんは苦しそうに見えますが，おそらくそんなに苦しさはないはずです．私は隣の部屋に居ますから，困ったときにはいつでも声をかけてくださいね」と言って，席をはずした．

　1時間後にＪさんは息を引き取ったが，それまでの間，妻や息子は泣きながらＪさんに「よくここまでがんばったね」「お父さん，ありがとう」などの言葉をかけていた．Ｊさんはとても穏やかな表情で亡くなった．Ｊさんは，最期に妻の名前を2回呼んだという．妻は「1人ではとても不安だったけど，長男夫婦がいてくれたから苦しそうなお父さんのそばにいてあげられ看取ることができた」と語った．

7●Ｊさん本人・妻の意向に沿えたかどうかの確認（グリーフケア）

　在宅看護では，自宅での看取りをした療養者の家族にも，療養者が亡くなって1ヵ月ころの時期に，家族のグリーフケアのために家庭訪問することが多い．

　看護者は，妻にお悔やみを述べるため，Ｊさん宅を訪問した．息子も看護者の来訪に合わせて休みを取り待っていた．妻は，「お父さんも生まれ育った家で死ねてよかったと思う．本当によく働いてくれた人だった．感謝している．どんどん病態が悪くなるととても不安で，一度決めたことも何度も気持ちが揺れてしまったけれど，息子と看護師さんがずっと寄り添ってくれたから最期まで家で看取れた」としみじみと語った．息子も「父が

肺がんの末期だとわかってから，父がどんなに家に帰りたいと思っているかはわかっていましたが，高齢の母1人で最期まで自宅で看るなんて不可能だと思っていたんですよ．だけども，看護師さんたちが一生懸命に母や私を支えてくれたので，私たちは勇気を出して家で看取るという決心ができたのだと思います」と語った．

J家族はJさんの「家で死にたい」という意向を尊重し，できるだけ最期まで自宅で看るという意思を固めた．Jさんの病状の悪化に不安になり，最期まで自宅で看るという意思が揺れ動くこともあったが，在宅支援チームの力を借りて，自分たちの力を出し切り，Jさんの意向を尊重できたことに満足していた．

F. 家族看護の技術：意思の揺れに寄り添う

在宅での看取りは，家族にとっては初めての経験であることが多く，療養者の病状の悪化や苦しむ姿を目のあたりにすることによって不安になり，一度「在宅での看取りを」と意思決定していたとしても，その意思が揺れ動く．その際，意思の揺れに寄り添う技術とは，看護者が，療養者・家族の揺れは当然のこととして受け止め，療養者と家族の意思の揺れに寄り添いながらも，療養者の心身の状況を見極めながら，家族の意思決定を見守ったり，促す技術である．また，在宅看護の場合は，家族がケアの担い手であるからこそ，療養者本人と家族が「共に」納得できるような支援技術が求められる．

学習課題

1. アドバンス・ケア・プランニング（ACP）とは何か，厚生労働省のホームページ等から学習し，看護者の役割をグループで話し合ってみよう

〔トピックス〕

人生会議，してみませんか？

多くの人は「最期まで自分らしくありたい」と思っている．この願いを実現できるよう，生と死，看取り，在宅医療について，市民との対話を目指したフォーラムを開催してきた．「何を大切にしたいか」「どう生きたいか」と自分に問い，さらに，そのことを大切な人に伝え，話し合ってほしいと考えている．

厚生労働省による人生の最終段階における医療・ケアの決定プロセスに関するガイドラインでは，"人生会議"[i]の重要性を強調している．人生会議とは，アドバンス・ケア・プランニング（advance care planning：ACP）の愛称であり，人生の最終段階で受ける医療・ケアについて，本人や家族らと医療介護関係者が日頃から繰り返し話し合うプロセスとされる．しかし，かつて生活のなかにあった看取りの光景は，医療の進歩とともに病院に移り，看取りや死について日常的に議論されることは少なくなった．国民の意識調査[ii]では，人生の最終段階における医療・療養について，家族等や医療介護関係者と話し合ったことがある人の割合は2.7%である．また，同調査によると，最期を迎えたい場所について69.2%の人が「自宅」を希望して

いる．その一方で，死亡者数の72%は「病院」で亡くなっており[iii]，多くの人が希望とは異なる最期を迎えている．本人の希望を叶えるために，できるだけ元気なうちからの話し合いをしておくことが，自分らしい最期を迎えることにつながるのではないかと思う．

　フォーラムでは，社会や医療の現状をふまえ，チャプレン・カウンセラーによる看取りへのかかわりや，老いと死という事実に直面した一家族の記録である『おじいちゃん』[iv]を題材に，自分の生き方をみつめ，よりよく生きることの大切さとそのコツ，年老いていくことの意味について検討した．また，在宅での看取りにおける家族の体験談と看護者の実践，在宅療養を支えるネットワークづくりに取り組む事例をもとに，地域のなかで自分らしい生き方がどのように実現できるか話し合い，さまざまな看取りのあり方を模索した．必要な情報を得たり，他者の希望や価値に触れたりすることで，自分が大切にしてきたことや望んでいること，逆に嫌なこともみえてきた．また，市民と医療職者の間での考えにギャップがあることもわかった．

　看取りはそこにかかわる人たちにとって大きな出来事である．自らの生き方を考えることは，残される家族や大切な人のことを考えることであり，人とのつながりを再考することである．フォーラム終了後，参加者から1枚のはがきが届いた．「疎遠であった母親が認知症であると連絡を受け介護を担うことになった．自分が生きていくうえでも，初めて母親が何を考え，生きてきたか理解したいと考えるようになった」という．家族のありようが多様化している現代社会において，家族の絆は自然派生的なものでなく，意識して育てていくことも必要であろう．そこに対話が生まれてくるのではないかと思う．

　一方で，高齢化が進むなか身寄りのない人もいる．「死後の不安を漠然と抱えているが，誰にも相談できなかった」という年配の男性は，堰を切ったように心の内を吐露した．人びとは，語る–語られる，聴く–聴かれる場を必要としているのかもしれない．

　人びとの望む生活が実現できるよう，今後もこうした活動を地道に続けていこうと思う．

引用文献

ⅰ）厚生労働省：「人生会議」してみませんか，〔https://www.mhlw.go.jp/stf/newpage_02783.html〕（最終確認：2022年1月14日）

ⅱ）厚生労働省：人生の最終段階における医療に関する意識調査 報告書，2018〔https://www.mhlw.go.jp/toukei/list/saisyuiryo_a.html〕（最終確認：2022年1月14日）

ⅲ）厚生労働省：厚生統計要覧（令和元年度）表1-25 表，〔https://www.mhlw.go.jp/toukei/youran/indexyk_1_2.html〕（最終確認：2022年1月14日）

ⅳ）マーク ジュリー，ダン ジュリー（著）重兼裕子（訳）：おじいちゃん，春秋社，1999

参考文献

ⅴ）厚生労働省ホームページ，「人生会議」してみませんか，〔https://www.mhlw.go.jp/stf/newpage_02783.html〕（最終確認：2022年1月14日）

ⅵ）勇美記念財団ホームページ，「在宅医療知っていますか？」，〔http://www.zaitakuiryo-yuumizaidan.com/movie/〕（最終確認：2022年1月14日）

［大阪医科薬科大学看護学部　真継和子］

第VI章

家族看護実践に
役立つ研究

学習目標

1. 家族を研究の対象とするときの特徴と課題を理解できる
2. 家族看護実践の過程を報告するときの課題を理解できる
3. 家族を研究の対象とした論文を読むときの視点を理解できる
4. 家族看護実践に役立つ研究を計画するポイントを理解できる

はじめに

　研究とは，疑問に答え，問題を解決するために，順序立った科学的方法を用いる組織的な探求である．**研究の目的**は，その分野の学術研究や実践のための知識体系に貢献することである[1]．看護者は，実践を説明・記述・同定・実証・予測・修正する科学的根拠（エビデンス）を得るため，研究に取り組む．家族へのよりよい看護を目指す研究は，少なくない．しかし個人を対象とする以上に，家族というグループへの研究計画は容易ではない．

　研究を計画するときにも，本書でこれまで述べてきた家族看護過程と同様に，家族をどのようにとらえ，健康な家族をどのように考えるのか，という視点が重要である．ここでは，家族看護における研究の特徴と課題を概観しながら，家族看護実践に役立つ研究を計画するポイントについて考えてみよう．まず，家族データの特徴と研究目的および研究デザインの種類を知ろう．

┃引用文献┃

1) 　パワーズ BA，ナップ TR：研究．看護研究用語事典（内海　滉監訳），p.39，医学書院，1994

1 家族看護における研究の特徴・課題

この節で学ぶこと

1. 家族データの種類と特徴を理解する
2. 研究目的と研究デザインの種類を理解する

A. 家族データの特徴

　データとは，現象をある視点に基づいて抽象化したものであり，研究とは，データを使って現象を記述すること，関係を解明・説明・予測することである[1]．家族データは，観察する（実験的環境，あるいは自然なフィールド環境で，ノートをつける，ビデオに撮る），インタビューする，自記式質問紙調査に回答してもらう，公的（診療記録・カルテ・看護記録）または私的（日記・手紙）なすでにある記録物を分析する，などの方法により収集できる．

　看護者は，看護過程・目標を念頭におき，家族をさまざまなアプローチにより理解していることを解説した（p.35, **図Ⅰ-3-3** 参照）．研究においても，患者の背景としての家族について考える場合，また，システムとしての家族を研究の対象として組み立てる場合もある．家族に健康をもたらす知識体系への提言を目指して，どのようなアプローチにより家族をとらえるのか，研究の目的に合った家族データを収集することが大きな課題である．

　家族から得られるデータは，**表Ⅵ-1-1** のように3つのレベルで考える．① 個人レベルは，1家族員から得られたデータであり，かつ他の家族員の行動・認知について関与していない．② 関係性レベルは，2人以上の家族員から得られたデータからなんらかの方法で1つのスコアを算出し，分析する．③ 相互作用レベルは，すべての家族員からの個人データの総和にとどまらない，システムとしての家族を表すことが期待される[2]．

B. 研究目的と研究デザインの種類

　看護研究には，一般的な理論を使って，今回の研究の対象であるものとの関係について仮説を立て検証する**演繹法的推論**と，今回の研究の対象から，一般的な結論へ推移を記述して新たな理論を生む**帰納法的推論**がある．いずれの推論も，今回取り組んでいる研究から一般的な法則を導こうとする思考であるが，どのような一般的法則を目指すのかが異なる．

　演繹法的推論では，すでにある理論の枠組みを通じて，研究の対象とする家族の母集団では何が起こっているのか，特徴・頻度・関係性を列挙・予測する**統計的一般化**を目標と

表Ⅵ-1-1　家族データの種類と特徴

レベル	〈個人レベル〉 1家族員から データ収集	〈関係性レベル〉 2人以上の家族員から データ収集	〈相互作用レベル〉 システムとして の家族
例	・養育者（母親）あるいは介護者（娘）など，家族員1人から自記式質問紙を用いてデータ収集をする ・同様に，家族の誰か1人にインタビューをする	・母子，父子，夫婦などの2人，あるいは，それ以上の家族員に対して，自記式質問紙を用いてデータ収集をする ・同様に，2人以上の家族員にインタビューをする	・家族員を一堂に会して相互作用の構造的観察をビデオ撮影する ・同様に，ファミリーインタビューをする
利点	・コストが低い ・回収率がよい ・分析がシンプルである ・正直で率直な回答を得られる	・サブシステムからのペアデータは量・質いずれの研究でも1家族員から以上の豊かな家族データを提供する	・システムとしての家族を反映した豊かな相互作用データが得られる．ビデオ画像からは非言語的データも収集できる
留意点	・あくまで，対象となった家族員1人の見解しか反映されないデータである ・家族データとはみなさないという研究者もいる ・家族員1人からみた関係性レベルのデータは測定可能であるが，相互作用レベルのデータは収集できない	・インタビューの場合：研究計画のなかでなぜその人々からデータ収集をするのか論理的一貫性がなければならない ・自記式質問紙を用いる場合：たとえば母子に同じ家族機能尺度を用いてデータを収集し，なんらかのスコアを算出（平均点）したとしても，解釈できるスコアでなければ意味がない．この場合も，なぜその人々をもってして家族データとするのか，研究計画のなかでの論理的一貫性が必要	・家族員全員の参加が必要であり，時間とコストのかかるデータ収集となる ・相互作用データの収集には熟練が必要である．また相互作用データが，どのような研究の問いにも最善とはかぎらない．テーマによっては，家族員を一堂に会しても思うように相互作用データを収集できない，あるいは，個人レベル・関係性レベルのデータのほうがふさわしい研究の問いもある

[Sullivan J, Fawcett J : The measurement of family phenomena. Family Theory Development in Nursing ; State of the Science and Art（Whall AL, Fawcett J ed），p.69-84, F. A. Davis, 1991 を参考に作成]

する．一方，帰納法的推論では，家族のあるがままの姿から，その現象の理解を深めるような一般化が可能な記述や理論を生み拡張する**分析的一般化**が目標である[3]．家族看護における研究の目的は，これらの推論を用いて，家族に健康をもたらす一般的な知識を提言することである（**図Ⅵ-1-1**）．

　いずれの推論においても，どのような人のためにこの研究成果を役立てるのか（**母集団**）を考えながら，研究に取り組む．しかし，母集団となるすべての人からデータを収集できるわけではないので，母集団から今回の研究の対象者（**標本**）を選ぶことになる．標本は，母集団の代表として信頼できるという前提で推論するため，どのように標本を抽出するのか（**サンプリング**）は重要である．演繹法的推論では，母集団の誰もがある一定の確率でまったくかたよりがなく標本として抽出される**無作為化抽出**により，統計的一般化を目指す．帰納法的推論では，**理論的サンプリング***を行うことにより，母集団における分析的一般化を目指す．しかし，これらの理想的なサンプリングは，時間とコストがかかるため，母集団に属する人のなかから便宜的に選ぶ**有意抽出**が用いられることもある．

---

*理論的サンプリングとは，データ分析の初期段階に生成した理論の主張を疑ったり，精緻化したりする例をサンプリングすることにより現実と照らし合わせることを意味する．

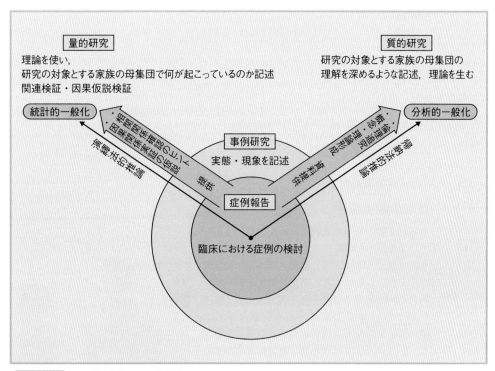

図Ⅵ-1-1　研究デザインの種類
[松本　孚：いろいろな研究の種類．看護のためのわかりやすいケーススタディの進め方―研究テーマの設定からレポート作成のポイントまで（松本　孚，森田夏実編），p.13，照林社，2001 を参考に作成]

　家族に起こっている現象は，容易に一般化できるものではなく，症例報告を用いて取り組まれることも少なくない（**図Ⅵ-1-1**）．このような研究は，臨床から発信される取り組みが多く，演繹法的・帰納法的推論に，一定の提言をする研究デザインとして位置づけられる[4,5]．

　症例報告，量的研究，質的研究いずれについても，① 研究の対象者として 1 単位の家族を定義すること，② 健康な家族について考えながら家族看護における研究を組み立てること，の 2 点が家族を研究の対象とするときの特徴である．この特徴を踏まえたうえで，次節では，研究を計画するときのポイントを考えてみよう．

学習課題

1. あなたはどのような家族看護における研究論文に関心がありますか．図書館のデータベースにアクセスし，文献検索をして 1 つ読んでみよう
2. その研究では，どのような家族データを収集しているか，表Ⅴ-1-1 を参考にして考えてみよう
3. その研究では，どのような目的とデザインなのか，図Ⅴ-1-1 を参考にして考えよう

▌引用文献▌

1) 野嶋佐由美：データとは．看護における研究，第2版（南　裕子，野嶋佐由美編），p.160，日本看護協会出版会，2017
2) Fisher L, Kokes R, Ransom D et al：Alternative strategies for creating "relational" family data. Family Process **24**：213-224, 1985
3) イン RK：ケース・スタディから理論への一般化．新装版　ケース・スタディの方法，第2版，p.43-45，千倉書房，2011
4) 根津　進：症例研究の価値．〈看護研究シリーズ2〉ナースのための症例研究，p.36-48，学習研究社，1993
5) 松本　孚：いろいろな研究の種類．看護のためのわかりやすいケーススタディの進め方―テーマの決め方からレポート作成・発表まで（松本　孚，森田夏実編），p.8-13，照林社，2009

現代家族の肖像⑤

養育里親と里子

　私は2歳6ヵ月で里親さんの家に来たと聞いています．その頃のことはまったく覚えていません．弟が2年後に同じ里親さんの家に来ましたが，そのころのこともあまり覚えておらず，私の最初の記憶では今の4人家族でした．私と弟は小学校までは里親さんの苗字で学校に通っていましたし，ほかの家庭との違いを感じることはありませんでした．小学校高学年のころには自分が里子だということも知っていましたが，とくにビックリすることもなく私の家族は里親さんと弟だけだと思っていました．

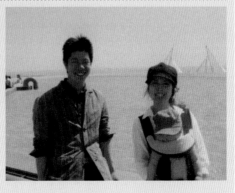

　私は20歳のとき，自分の意思で里親さんと養子縁組をしましたが，弟は自分の意思で養子縁組をしていません．苗字や戸籍は違いますが，家族じゃないと思ったことは一度もありません．

　私の思う家族とは，血のつながりや名前ではなく，どれだけの時間を共有し，どれだけの思い出を一緒に作ったか，ではないかと思います．

（ご家族のご厚意により写真・メッセージを掲載）

＊　＊　＊

　写真に映る笑顔の素敵なこの2人は，2020年時点で，30歳代を迎えている．里子として乳幼児期より里親家庭で育った，元里子さんたちである．

　里親制度とは，さまざまな事情により生まれた家庭で育つことが困難とされる子どもたち（要保護児童）を登録家庭にあずかり，一定期間養育する児童福祉制度である．里親の定義は児童福祉法第6条の4，委託については同法第27条の1（3）に依る．その養育は，一家庭で行われるという私的側面とともに，児童相談所等の関係機関との連携において行われるといった公的側面を併せもつ．近年，児童虐待相談件数の急増などを背景として，要保護児童数も増加の一途をたどっている．こうした子どもたちを社会的に養育するしくみが社会的養護であり，里親などの家庭養護と児童養護施設などの施設養護に大別され，里親は前者の中心的な存在である．

　2023年現在，里親には「養育里親」「専門里親」「養子縁組希望里親」「親族里親」の4種類がある．まず養育里親は，里親の中でも多数を占め，要保護児童全般をあずかる対象とする．専門里親は，被虐待経験や非行等の課題を抱えた子どもを専門にあずかる．以上の2種の里親は，あずかった子どもとの間に養子縁組を結ぶことを目的としていない．また，里親委託中も生みの親と交渉を続けた後，親元に家庭復帰する子どももいる．その点で養子縁組希望里親は，養親子関係を結ぶことを目的として，これがかなう子どもをあずかるという違いがある．

親族里親は，これを希望する者が扶養義務のある子どもをあずかるものである．

　ところで，児童福祉法における「児童」とは満 18 歳未満を指している．子どもが 18 歳を迎えると，たとえ里父母を「お父さん」「お母さん」として慕っていても，里親制度上の「親子」関係は終了（措置委託解除）する．戸籍にも血縁にもよらない里親-里子の関係には，このようにあらかじめ期限があるという特性がある．それゆえ，里子として里親家庭で成長する子どもにとって，18 歳を迎えることは特別な意味をもつ．進学や就職，住む場所……多くの悩みを抱えたまま，里親家庭からの自立を求められるのだ．当事者たちの体験談や里親の子どもに関する語りからは，自立をめぐる子どもと里親の複雑な思いがうかがえる[i]．

　とはいえ，元里子たちの中には，18 歳を過ぎても引き続き里親家庭で暮らし，里親に進学の援助をしてもらうケースも少なからずある．児童福祉法や児童相談所運営指針では，進学や就職後に生活が不安定な場合など，最長 22 歳になるまで里親委託期間の延長を行えるとしている．さらに，2024 年 4 月施行改正児童福祉法では，社会的養護のもとを巣立つ若者の自立支援の年齢上限が撤廃されることになっている．しかし，引き続き子どもの面倒をみたいと思っていても，里親の高齢化がそれを阻む場合もある．なぜなら，養育中の里親の年齢層は中年層が中心[ii]であり，子どもの生みの親よりも年齢の高い場合が多いためである．あずかった子どもが成人を迎えるころ，里親たちは 60 歳代にさしかかり，定年を迎え年金生活に入る「経済的変化」のほか，自分の親の介護や自分自身の身体の不調という「身体的変化」を経験する．それでもなお，経済的・情緒的サポートを行う里親が多い中，新しく民間による支援なども始まりつつある[iii,iv]．

　18 歳から歩み出す新たな元里親-里子関係には，さまざまな可能性がある．子どもが後に結婚し，赤ちゃんを連れて里親家庭と交流を続ける姿もたびたびみられる．その関係のかたちは，子どもと里親家庭の組み合わせの数だけ広がっている．多様な「家族」の可能性の豊かさを，冒頭の 2 人の笑顔が物語っているのではないだろうか．

引用文献

i ）NPO 法人里親子支援のアン基金プロジェクト：アン里親研修シリーズ 4―措置解除後　巣立ちから始まる第 2 のつきあい，（NPO 法人里親子支援のアン基金プロジェクト），2006　※ 2020 年 9 月，厚生労働省は児童養護施設などを離れ自立した若者の全国調査を実施すると発表した．
ii ）厚生労働省子ども家庭局：児童養護施設入所児童等調査の概要（平成 30 年 2 月 1 日現在），2020 年 1 月，〔https://www.mhlw.go.jp/content/11923000/000595122.pdf〕（最終確認：2022 年 1 月 14 日）
iii）アフターケア相談所ゆずりはホームページ，〔http://www.acyuzuriha.com/〕（最終確認：2022 年 1 月 14 日）
iv）アフターケア事業全国ネットワークえんじゅホームページ，〔https://enjunet.org/〕（最終確認：2022 年 1 月 14 日）

参考文献

児童養護施設を巣立つ子どもの支援や調査活動を行う民間団体の例
v ）認定 NPO 法人ブリッジフォースマイルホームページ，〔https://www.b4s.jp/〕（最終確認：2022 年 1 月 14 日）

vi）特定非営利活動法人自立へのかけ橋ホームページ，〔http://jiritsukakehashi.com/〕（最終確認：2022 年 1 月 14 日）

vii）NPO 法人日向ぼっこホームページ，〔https://hinatabokko2006.com/〕（最終確認：2022 年 1 月 14 日）

〔千葉大学教育学部　安藤　藍〕

2 研究計画の方法

この節で学ぶこと

1. 家族看護実践に役立つ量的研究を計画するときのポイントについて理解する
2. 家族看護実践に役立つ質的研究を計画するときのポイントについて理解する
3. 家族を研究の対象とするときの倫理的配慮について理解する

A. 家族看護実践に役立つ一般的な知見の探求 ① ：量的研究

　量的研究では，演繹法的推論の過程を用いる．まず研究テーマに関連性がある諸概念を理論から組織化し，概念と概念との関係を組み立てて示した研究の枠組み（**概念枠組み**）という土台をつくる．さて，概念は，量的研究の過程では観察や測定できるもの，つまり，**変数**として取り扱われる．すなわち，研究しようとする変数間の関連性について文章化し（仮説の設定），臨床での関心事を，変数として測定し，データとして収集，そして仮説の検証をする．

　以上のような過程を踏むことになるだろう．

1 ● 従属変数と独立変数

　変数とは，何だろうか．さまざまな分類があるが，ここでは従属変数，独立変数として考えてみよう．**従属変数**とは，研究の主たる現象であり，研究者が理解・説明・予測しようとする変数である．**独立変数**とは，従属変数の原因となる，あるいは従属変数に影響すると推定される変数である．現実には，これらの独立変数と従属変数の関係に影響を与えると考えられる変数があり，これを**外部変数**という．外部変数の影響があまりに大きいと仮説から得られた結果は信頼できない．

　図Ⅵ-2-1は，量的研究デザインの種類を図示した．量的研究デザインには**実験研究**による因果関係検証型研究デザイン，**観察研究**による仮説検証型研究デザイン，実態調査の3種類があるが，外部変数を制御して変数間の因果関係を検証できるのは，① 無作為化抽出により母集団から標本抽出する，② 実験群と対照群を設定する，③ 実験的操作（介入）をする，という条件を遵守する**実験研究デザイン**である．図に示すように，実験研究デザインでは，研究者が独立変数を直接，実験により操作する．すなわち，独立変数と考えられる治療，処置，看護実践について，介入の有無，程度や種類を管理して，独立変数による従属変数の影響を測定し，因果関係を明白にする．

　したがって，このデザインから得られた成果は，もっとも信頼できるとされている．第Ⅵ章-3-B「家族看護実践のエビデンスをつくる」は，この実験研究デザインの1つ**ランダ**

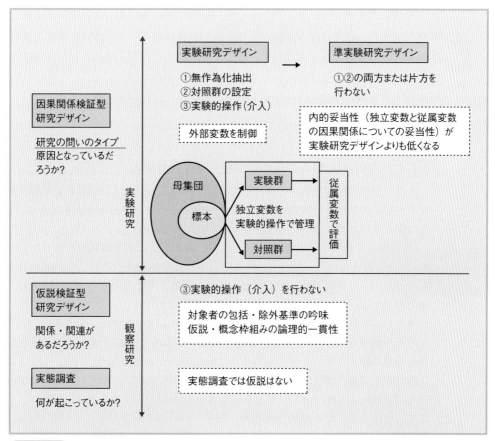

図Ⅵ-2-1　量的研究デザインの種類

ム化比較試験（randomized controlled trial：RCT）の研究例である．

　願わくは，すべての看護実践について実験により効果があるか否か検証したいものである．しかし，① 臨床での関心事は複雑であること，② 看護の効果を測定する指標（従属変数）となる妥当な尺度があるとはかぎらないこと，③ 実験研究デザインに必要な条件を整えることが困難，あるいは倫理的問題も考慮しなければならないこと，④ 実験的操作（介入）から，どれくらいの時間経過を経て効果が現れるか予測できない場合もあること，など困難な場合もある．

2 ● 仮説検証型研究デザイン

　そこで，研究の問い，対象者の選定基準を，できるだけ計画段階で根拠をもって絞り込み，かつ論理的一貫性のある概念枠組みを用いた**観察研究**により，最大限に外部変数の影響を制御する**仮説検証型研究デザイン**もある．家族看護実践に役立つ研究においても例外ではない．① 研究の対象として「1単位の家族」をどうとらえるのか，② 家族に健康をもたらす研究成果を得るために「中心となる概念」と「関連する概念」をどのように組み立てるのか，十分に練ったうえで研究の問いに導くことにより，洗練された仮説検証型研究デザインを計画できる[1-3]．

　この研究デザインは，臨床での関心事の根底にある変数間の関連を解明する．独立変数は複数であり，研究によっては，従属変数も複数になることもある．仮説検証型研究デザインにおける仮説とは，概念枠組みのなかにある変数を独立変数と従属変数に分け，期待している研究成果の予測を文章化したものともいえる．

　家族看護実践に意義のある示唆を得られるような仮説検証型研究デザインについて，まずは，次の場面 20 から考えてみよう．

> **場面⑳ 親のがん闘病の輪のなかに，子どもも入る**
>
> 　子育て世代のがん患者さんでは，自分ががんになったことで，親としての役割を果たせていないのではという悩みは多い．がん闘病で自分が変わっていくことを，子どもたちに伝えるべきか　巻き込んでいいのか，の悩みは深い．
>
> 　「今はまだ，伝えるのは早い」って，子どもを不安にする情報から守りたいと思っても，状況が悪くなってしまうと，今までのように家族内でコミュニケーションができなくなる．そしてそれが，子どもにとっても，患者さん本人にとっても，さらに，家族全体の機能の低下につながってくると思うんですよね．
>
> 　子どもに心配かけたくないというがん患者さんは多いけれど，結果的には，早いうちからその親子なりの方法で子どもにも知ってもらって，お父さんなりお母さんなりのがん闘病の輪のなかに，子どもが入っているほうがいいと思う．
>
> 　親ががんに罹患するってマイナスのことばかりではない．がん闘病しながら生きている親だからこその子育て，子どもに伝えられる何かがあると思う．そして，子どもと話すことにより，がん患者さん自身，闘病への前向きな気持ちにもつながると思う．

a. 概念を変数に操作化する

　場面 20 の看護者は，がんに罹患した親が，自らの病について子どもとコミュニケーションをすることは，子どもにとってもプラスとなり，親もよりよくがんを生き抜く，と実感している．親が病にみまわれたという悪い知らせをオープンにコミュニケーションすることは簡単ではない．しかし，「その親子なりの方法で子どもにも知ってもらう」「子どもに伝える」「子どもに話す」「がん闘病の輪のなかに子どもも入る」ことにより，子どももがん患者自身も，闘病というライフイベントに前向きに対処できると述べている．

　ここでは，研究の中心となる概念であり，研究者が働きかけたい変数，すなわち従属変数は，「がんを生き抜く」であり，それに影響すると推定される変数，すなわち独立変数の1つとして「親が子どもとがんについてコミュニケーションできている」ことと考えている．これらを測定できる変数を探す，すなわち操作化できたなら，この看護者が臨床で実感していることを仮説検証する研究も可能だろう．

　場面の看護者は，家族機能の重要な概念の1つである「コミュニケーション」について，「がんを生き抜く」に影響する要因，すなわち独立変数の1つとして以上のようにさまざまな言葉で表現している．**表Ⅵ-2-1** に，家族機能尺度の例を示した．概念は，多くの場合，それを構成する次元（構成概念）から成り立ち，その構成概念を具体的に質問紙の項目で測定することによりスコアが算出される．家族機能を測定する尺度は，個々に準拠してい

表VI-2-1 家族機能尺度の例

測定用具（尺度）オリジナル版	日本語版 参考文献	理論 次元・構成概念	項目数
APGAR Smilkstein（1978）	—	構造-機能 適応（adaptation） 伴侶性（partnership），成長（growth） 愛情（affection），協調（resolve）	5項目
FAD (Family Assessment Device) Epstein et al（1983）	・佐伯俊成，飛鳥井望：家族に関する質問調査. Family Assessment Device（FAD）日本語版使用の手引き Ver.1, 1997 ・佐伯俊成，飛鳥井望，三宅由子ほか：Family Assessment Device（FAD）日本語版の信頼性と妥当性. 季刊精神科診断学8（2）：181-192, 1997	McMaster モデル 問題解決（problem solving） コミュニケーション（communication） 役割（roles） 情緒的反応（affective responsiveness） 情緒的関与（affective involvement） 行動統制（behavior control） 全般的機能状態（general functioning）	60項目
FES (Family Environment Scale) Moos & Moos（1976）	・野口裕二，斎藤 学，手塚一朗ほか：FES（家族機能尺度）日本版の開発：その信頼性と妥当性の検討. 家族療法研究8（2）：43-54, 1991	家族システム理論 関係性 　凝集性（cohesion） 　表出性（expressiveness） 　葛藤性（conflict） 人間的成長 　独立性（independence） 　達成志向性（active recreational orientation） 　知的文化的志向性（intellectual cultural orientation） 　活動娯楽志向性（active recreational orientation） 　道徳宗教性（moral religious emphasis） システム維持次元 　組織性（organization） 　統制性（control）	90項目
FACES (Family Adaptability and Cohesion Evaluation Scale) Olson et al（1985）	・立木茂雄：家族システムの理論的・実証的研究. オルソンの円環モデル妥当性の検討，川島書店，1999 FACESKGI V-16 ・オルソンの円環モデルに基づく家族システム評価尺度であるが，翻訳版ではなく，オリジナルに項目を作成し，実証的な項目分析を経て作り上げたもの	円環モデル 適応力（family adaptability） 　かじとり 凝集性（family cohesion） 　きずな コミュニケーション（communication）	16項目
FFFS (Feetham Family Functioning Survey) Feetham（1982）	・法橋尚宏，前田美穂，杉下知子：FFFS（Feetham 家族機能調査）日本語版の開発とその有効性の検討. 家族看護学研究6（1）：2-10, 2000	エコロジカルフレームワーク 家族システムと各メンバーとの関係 家族システムとサブシステムとの関係 家族システムとより広い社会との関係	25項目

［鈴木和子：家族看護学—理論と実践，第4版（鈴木和子，渡辺裕子著），p.41, 表2-3, 日本看護協会出版会, 2012 を参考に作成］

　る理論により，どのような家族を健康に機能していると考えるのかが異なる.

　関心のある「概念」を測定することが可能な「変数」に操作化をするためには，どのような過程を踏めばよいのだろうか. 自分が関心のある概念，たとえば，「がんを生き抜く」は，どのような構成概念から成り立ち，それは具体的にどのような項目で測定できるのか白紙から考える方法がある（**図VI-2-2**）.

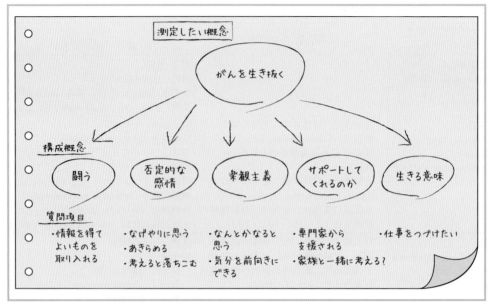

図Ⅵ-2-2 「がんを生き抜く」という概念を測定する項目を考える

　もう1つの方法は，既存の量的研究では，どのように類似する概念を測定しているのか，探索してみることである．たとえば，対処，適応といった用語をキーワードに文献を探索し，がん家族について量的に研究している文献を読み，そこで使われている尺度を取り寄せ，構成概念と項目を検討してみる．すでに出版されている研究からは多くの示唆を得ることができる．

　たとえば，次のトピックに示した論考を読んでみよう．場面20の看護者の臨床での実感は，どのように研究として組み立てられる可能性があるだろうか．

トピックス

「がんを患った親：真実告知と子どもを守ることの正しいバランスを求めて」[i] を概観する

　3歳から18歳までの子どもをもつがん患者151人に，「家族におけるがんについての話し合い開放性尺度（Openness to discuss cancer in the nuclear family scale：ODCF）」「がんへの精神的適応尺度（Mini-mental adjustment to cancer scale：Mini-MAC）」「不安・抑うつ尺度（Hospital anxiety and depression scale：HADS）」を用いて，がんに罹患した親と子どもとの間で用いるコミュニケーションスタイルを探り，かつ患者の不安や抑うつのレベルおよび対処能力との関連を分析している．

　著者は，がんを患っている親の子どもは不安・抑うつ・問題行動のリスクが高いこと[ii]，また親は子どもを守りたいという思いから，病状について真実を伝えることが容易ではなく避けがちであること[iii]，しかし，親の病気について真摯な説明をうけた子どもは，家族により大きな信頼を置き，子ども自身の苦痛をも和らげること[iv] について，先行研究を引用し述べている．そこで，この研究の仮説は，「がんに罹患した親が，子どもと病気についてオープンにコミュニケーションしていることと，親自身のがんへの心理的適応に関連がある」とした．

　結果として，親の不安・抑うつの度合いが高いことと，コミュニケーションスタイルが閉鎖

的であることは有意な相関関係にあり，がんへの精神的適応のうち，絶望感といった対処スタイルと不安・抑うつと閉鎖的コミュニケーションとは関連していた．逆に，親のがんと闘う気持ちは，子どもとの開放的なコミュニケーションであることと関連していた．

引用文献

i) Mediggi F. et al.：Parents with cancer：Searching for the right balance between telling the truth and protecting children, Palliative and Supportive Care, p.1-10, 2016
ii) Hasson-Ohayon I, Braun M：Being a parent and coping with cancer：Intervention development. Palliative & Supportive Care **9**：149-152, 2010
iii) Aamotsmo T, Bugge K：Balance artistry：The healthy parent's role in the family when the other parent is in the palliative phase of cancer-challenges and coping in parenting young children. Palliative & Supportive Care **12**（4）：317-329, 2013
iv) Barnes J, Kroll L, Burke O, et. al.：Qualitative interview study of communication between parents and children about maternal breast cancer. The Western Journal of Medicine **173**（6）：385-389, 2000

［横浜こどもホスピスプロジェクト　津村明美］

　この論考は，場面 20 の「がんに罹患した親が，子どもとがんについてコミュニケーションできていると，よりよくがんを生き抜く」という臨床での実感を ODCF や Mini-MAC，HADS といった測定用具（尺度）を用いることにより仮説検証を可能にしている．

　量的研究に使う望ましい測定用具の評価基準とは，**妥当性**（測定したい概念そのものを測定している），**信頼性**（いつも，同じように正確に測定できる）が一般的である．その他，関心を抱いている母集団において，すでに活用されていること，測定された値の臨床的意味が明瞭である[4]ことも条件である．抽象的な概念の場合には，測定用具を実際に一から自分で作って質問紙を作成することは現実的ではない．そこで，すでにある測定用具から，今回の研究により適切なものを探すことになる．

　測定用具を選ぶ場合には，① 被験者が実際に回答することになる測定用具を手に入れて，項目を見る，② その測定用具について解説している論文を読むことにより，それぞれの測定用具の項目の構成概念や背景にある理論を知り，信頼できる測定用具なのか，自分が測定したいことを本当に測定できるのか吟味する．しかし，望ましい条件の測定用具が，どのような概念にもあるとは限らない．測定用具を選ぶ過程を，**図Ⅵ-2-3**にまとめた．

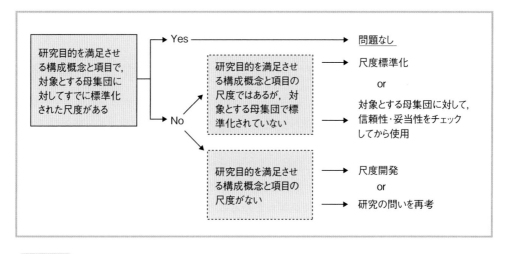

図Ⅵ-2-3　測定用具（自記式質問紙）を選ぶ過程

b. 「1単位の家族」を操作的に定義する

　対象者について考えよう．実際に誰からデータ収集をするのか，研究の対象となる「1単位の家族」を操作的に定義する．前述の論考では，平均45歳のがんに罹患してから概ね3～6ヵ月の3～18歳の子どもをもつ親からのみデータを収集している．表Ⅵ-1-1（p.254参照）では，個人レベルの家族データである．場面20の看護者も，論考の中の先行研究においても，親のがんの診断と治療による心理社会的影響をその子どもも受けており，何より，まず親自身が，子どもに罪悪感ばかりを抱かずがんを前向きに生き抜くこと，そして，子どもにどのように伝えるとよいか，支援が必要と述べている．すなわち，親のまなざしから，その家族では子どもと，どの程度がんについてコミュニケーションしているのか測定することが妥当である．

　家族データは，できるだけ多くの家族員からのデータを反映させたいと考えるかもしれない．一方，2人以上の家族員からデータを収集すると，複数の家族データを反映して，どのように新たな家族変数を算出するのかが課題になる．たとえば，FAD日本語版使用の手引きには，「対象は，原則として同居する12歳以上のすべての家族員で，個々の家族員から得られた回答を合計し，家族全体の平均得点を算出する」と解説している[5]．しかし，年齢も異なる複数の家族員の点数を合計して，仮に平均点を算出しても，その値は何を意味するのか解釈が困難である．そこで家族についての量的研究では，家族員1～2人からのみデータを収集していることが多い．家族は，常に互いに連動し合いながら生活しているから，調査用紙を配布するときにも，その特性を可能なかぎり反映したデータを得たい．しかし，できるだけ多くの家族員からデータ収集することに意義があるのではなく，まず，どのような仮説が研究背景にあるのか論旨を通したうえで，どの家族員からデータ収集をする必要があるのか決めることが重要である[6]．

c. 概念化-操作化を一貫させる

　研究の枠組みを構築することを概念化といい，できあがったものが概念枠組みである．概念枠組みのどの概念について，誰を，どのような尺度を用いて測定するのか決めることを，概念の操作的定義をする（操作化）という．家族看護についての量的研究でも，概念化-操作化の道筋をつけ，計画を立てることにより論理的一貫性をはかる（図Ⅵ-2-4）[7]．

B.　家族看護実践に役立つ一般的な知見の探求 ② ：質的研究

　質的研究では，帰納法的推論の過程を用いる．この方法では，① 理解と意味を引き出すことが目標，② 調査者がデータ収集と分析の主たる道具，③ フィールドワークの活用，④ 帰納法的方向性をもった分析，⑤ 調査結果は十分に記述的，という本質的特性を共有している[8]．データを表面的に判断するのではなく，人々の見方・感情を解釈できるように，データの背景・前後関係・文脈に敏感になる必要がある．そのため，研究対象となった人々の世界・場にひたり，深く直接かかわることによりデータを収集することが多い．

　ゆえに，質的研究は，抽象的で複雑な人の経験を記述することを可能とし，量的研究よりも1単位の家族からデータを豊かに抽出し，家族看護に貢献する多くの知を導き出すであろうと期待されている．しかし，大人数での分担作業がむずかしく，方法論を厳密に踏

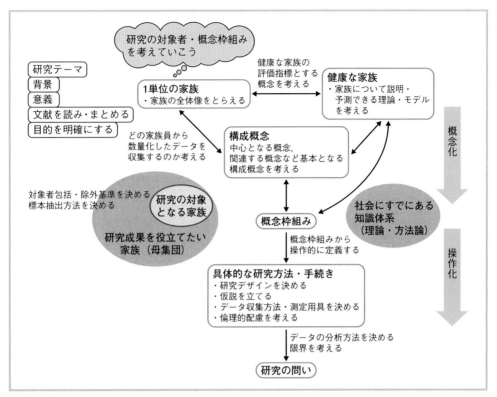

図Ⅵ-2-4 量的研究の組み立て方

襲するには時間と費用のかかる手法で，研究者のバイアス（かたより）がデータ収集と分析の過程で入るおそれがある．

　ここでは家族看護についての質的研究について，① 方法論の選択，② 理論的見解の位置づけ，③ 家族の定義，④ データの収集と飽和（いつデータ収集をやめるのか），を考えよう．

1 ● 方法論の選択

　質的研究における方法論の選択とは，帰納法的推論を導く考え方や根本方針を選ぶことを意味する．看護者自身が，家族に何が起きているのかを知り，判断していく研究の主体となるので，看護者自身の判断の指針となるものが，方法論である．方法論を選択するときには，関心を抱いている家族のエピソードを出発点として，どのような単位で，その関心を分析するのか考えて選ぶ[9]．

　たとえば，記述民族学は，文化人類学を起源とし，「文化」を分析の単位として焦点を当て，ある集団の行動を構造化する信念・価値観・態度を明らかにし記述する．現象学的アプローチは，人間の「生きられた経験」を分析の単位として，理解を深めることに貢献する．同じ現象学でも，それぞれに異なる哲学者の考え方に準拠して，看護の実践知を解釈する．グラウンデッド・セオリー・アプローチは，社会学，なかでもシンボリック（象徴）相互作用論が起源であり，「社会的設定における相互作用」を分析の単位とする．分析によ

り主要なテーマ・カテゴリー・概念を生むだけでなく，継続的に比較しながら，概念間の関係を確認して理論を生むことに活用され，データに根ざした理論を開発する．このような方法論は，関連する学問領域で発祥・発展したものの，それぞれに看護学における質的研究の方法論として確立した研究者がいるため，看護研究において比較的なじみ深く，方法論の解説書，用いた論文を入手することが可能である．

2 ● 理論的見解を位置づける

　1つの研究から一般的な結論へ推移を記述して新たな理論を生む，すなわち帰納法的推論から成果を生む質的研究では，理論的見解をどのように考えるべきだろうか．まず，研究に取り組んでいる看護者の理論的見解は，すべての研究の過程に影響を及ぼす．さらに，読者がその研究の方法論と結果から考察にいたるまでの論理的一貫性に納得できなければならない．このように考えると，理論的見解とは，研究に取り組む看護者の内に浸透し，帰納法的推論の羅針盤のような位置づけと考えられる．

　質的研究では，研究対象となった家族の視点に立ち，家族のなかから研究の問いの答えを得るためには，すでにある概念モデル・概念枠組みをそのまま一貫して用いるのではなく，ある程度手がかりを得てから変更・修正して，分析的一般化を洗練させる．分析的一般化が可能な記述・理論を洗練させ，深める十分な準備をするため，対象となる家族に予備的なフィールドワークを行ってから，さまざまなことを学び，計画を修正する過程を踏むこともある．このように研究途上で修正されていく概念を感受概念とよび[10]，先述した演繹的推論で用いられる概念枠組みのような限定概念と区別される．

3 ● 家族を定義する

　家族社会学では，質的研究における家族データの基本を次のように述べている[11]．まず，家族をどのように操作的に定義しても，データはある特定の家族員，婚姻・親子関係ではなく，家族全員が行動したり話し感じていることに焦点を当てることが要求される．たとえば，1家族員からのインタビューであっても，家族のなかの自分，あるいは自分の家族についての詳細な物語でなければならない．さらに，どんな物語であるかという内容そのものよりも，インタビューを受けた家族員がどう解釈しているかを分析して，読み手が家族の複雑さ・多様性を理解し納得できるような成果を生むことが基本である．

　家族員1人からデータ収集をすることは間違いではないが，研究における家族の定義は，理論的見解・研究目的に一貫してどのような家族データを収集するべきなのか慎重に決定したうえでの定義でなくてはならない．

　研究の対象となる家族を選ぶ，すなわち対象選択は，演繹法的推論と帰納法的推論では異なる．演繹法的推論では，先に述べたようにどのような家族を対象者とするのかという基準，家族の定義に伴う包括・除外基準を計画段階で確定する．そして，母集団からできるだけ無作為に抽出することにより，統計的一般化をはかる．研究過程で，基準が変更することはない．一方，帰納法的推論では，研究の対象となる家族の基準を設け，家族を定義するが，データ収集を開始してから，理解を深めたい対象に絞ってデータ収集する，あるいは，基準を変更するなどして，分析的一般化を目指す．このような対象選択の過程を

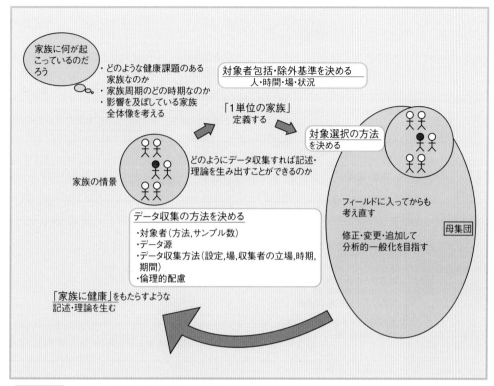

図Ⅵ-2-5 質的な家族データ収集の過程

きちんと行っているのか否かは，生成される記述の濃厚さ，理論の洗練度に影響する．そこで研究対象となった家族は，そのテーマにおける便宜的な標本抽出（**有意抽出**．p.254参照）を超える手立てを用いて，一般化がなされるように計画されているのかが重要である．たとえば，次第に分析の焦点が明確になっていくような対象選択を意識して計画しているか，また，標本抽出の範囲の変更・修正がなされたのかなどである[12]．

　図Ⅵ-2-5は，質的な家族データの収集過程についてまとめた．次にデータ収集の方法とデータの飽和について考えよう．

4 ● 家族データを収集する

　家族データは，あるテーマについて，同じ家族からのデータでも，個々の家族員・家族員間により異なる見解がある．また一方で，皆が同意していることも明らかになる．家族データの質的分析とは，個々の家族員・家族員間での見解の相違点の吟味から，家族全体の見解へと移行させていき，最終的には，対象となった家族全体のデータにあてはまるように解釈していく過程である[13,14]．このような分析の結果，研究テーマについての家族一般の妥当な見解に到達するには，濃厚なデータが必要である．インタビューという設定で家族全員からデータを収集する機会を得たとしても，全員が同じように饒舌に話してくれるとは限らない．すべての家族員を一同に招集すれば，必ずシステムとしての家族を反映した相互作用データを得ることができるわけではなく，質的な家族データの収集過程に

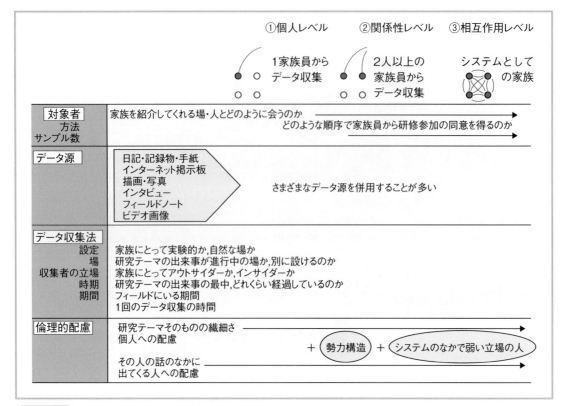

図Ⅵ-2-6　質的な家族データの収集方法と留意点

は，工夫が必要である（**図Ⅵ-2-6**）．

　家族の素顔をとらえることのできる家族員間の相互作用が生み出すデータは得られるのだろうか．未熟なインタビュアーは，そこに複数の家族員がいても，極端な場合，1家族員ごとに話を聞く傾向がある．参加している家族員が，看護者に対して誠実に熱心に話そうとすればするほど，皮肉なことに，1家族員が看護者と話すデータが多くなり，家族員どうしで相互作用している自然な家族データの収集は困難になる．また看護者は，どうしても患者中心のインタビューになりがちかもしれない．その設定でデータを収集することは可能なのか，困難な要素はどう補うのか考えて方法を組み合わせる．豊かなデータを得るためには，データ源・データ収集法には，どういった選択肢があるのか，家族に対して行う際に留意する点を考える必要がある．

　質的研究では，家族の相互作用の行動観察・ファミリーインタビューにより，**表Ⅵ-1-1**（p.254参照）に示す相互作用レベルのデータを収集して，個人・家族システムの両方を中心にとらえた健康に貢献する研究成果を生むことが可能とされる[15]．しかし，このレベルのデータの収集と分析には，熟練と時間を要し，家族データとしての飽和に達することも容易ではないと理解できるだろう．**図Ⅵ-2-7**に質的研究の組み立て方をまとめた．

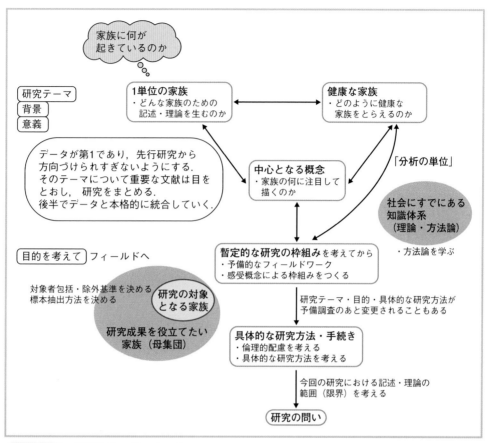

図Ⅵ-2-7　質的研究の組み立て方

C. 家族を研究の対象とするときの倫理的配慮

　人を対象とする研究における基本的な倫理3原則（人間への尊厳・善行・公正）は、ベルモントレポートで提示された[16]．研究の対象者は、① 危害を与えられない権利、② 全面的な情報開示を受ける権利、③ 自己決定の権利、④ プライバシー・匿名性、機密性の保護の権利がある．家族という人間の集団に実施する場合、このような権利を守るためには、以下の点で特別な配慮が必要である（**図Ⅵ-2-6**）．

1● 個人の自己決定の権利を尊重できるような配慮

　対象者が1人の場合、研究過程について全面的に詳細な説明を受けたあと、断っても不利益は被らないことを理解し、研究に参加するか否か、自己決定をする権利が保証される．以上について、1対1で、研究者が対象者に説明をして同意を得る．複数の家族員が研究に参加するということは、複数の人間に対してこの過程を踏むわけである．しかし、家族は、相互依存性のある存在なので、個々に独立した決定をするとは限らない．つまり、他の家族員の意向に気づかって、自らの意思に正直に参加の可否を決定できない可能性も考えられる．

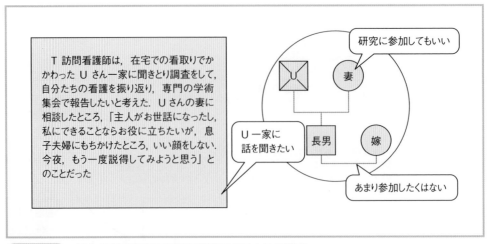

図Ⅵ-2-8　個人の自己決定の権利を尊重できるような配慮

　図Ⅵ-2-8 の場合，Uさんの妻は聞きとり調査への参加に前向きであるが，息子夫婦は乗り気ではない．このようなときは，息子夫婦に対して母親が参加することに了解を得て，聞きとりの対象者はUさんの妻だけにお願いすることが妥当であろう．研修に参加するか否か他の家族員の意向に左右されないこと，つまり個々の家族員の研究参加への自己決定がおびやかされることのないようにする配慮が必要である．

2●家族員間のプライバシーを守り，かつ正確なデータを得るような配慮

　プライバシー・匿名性・機密性の保護も不可欠な要素である．これは一般に，誰からのデータかわからないように，研究成果を読む人から被験者を守ることを意味している．さて，家族という単位を対象とする場合，家族とはいえ，家族であるからこそ，家族員間のプライバシーを考えなければならない．その際には，研究の目的を考え，どのような家族データを必要としているのかにより，配慮するべき方略を立てる必要がある．

　図Ⅵ-2-9 の場合，家族機能・夫婦関係尺度は，家族員双方の関係性への満足度を問うものである．夫婦が，相手に自分の回答した結果が漏れるのであれば，関係に満足していなかったとしても，無難な回答をするかもしれない．したがって，家族員間のプライバシーを守り，かつ，正確なデータを得るため，個別に回答できる工夫が必要である．家族員が，別々の封筒により依頼され，相談せずに回答できる場を設定し，個々に厳封して返信するなどである．

　複数の家族員を対象とするインタビューの場合，家族のなかでの相互のプライバシーを守ることは，大変にむずかしい．家族とはいえ，なにもかも分かち合っているわけではないが，深まりのあるインタビューになれば，いろいろな話が出てくるだろう．逆に，家族の前では，正直に話せないこともあるはずである．そこで，家族全員を一堂に会しての相互作用レベルのデータだけが，家族データとして最善であると固執するべきではない．研究テーマによっては，ある家族員・家族員間に焦点を当てた設定で，プライバシーを守り，

両親学級に参加した夫婦に対して，休憩時間を利用して自記式質問紙調査をV助産師は計画し，プレテストを実施した．多くの夫婦は，楽しそうにおしゃべりをしながら調査用紙に回答していた．質問項目には，胎児に対する感情や，夫婦関係に満足しているかといった内容が含まれていた．V助産師は，これでは，本当に正直な自分の気持ちを回答してくれるだろうか，と不安になった

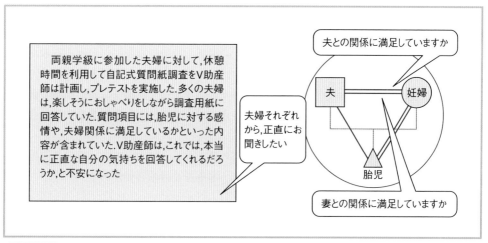

図Ⅵ-2-9　**家族員間のプライバシーを守り，かつ正確なデータを得るような配慮**

W看護師は，新生児集中治療室で子どもを喪って退院し，数年経過する家族に聞きとり調査をしていた．Xちゃんは双子の姉で，5年前に生まれて数時間で亡くなった．両親は，5歳になる妹，Yちゃんの同席を希望し，Yちゃんも楽しそうにしていた．

時間が経過するにつれ，両親はXちゃんのことばかり熱心に話し続け，Yちゃんは黙って両親を眺めていた．W看護師は，もっと話を伺いたい気持ちがあるものの，生きている双子の姉妹ならこんなに両親が姉のことばかり話すのをがまんして聞いているわけがない，Yちゃんを傷つけてはいないか，心配になった．

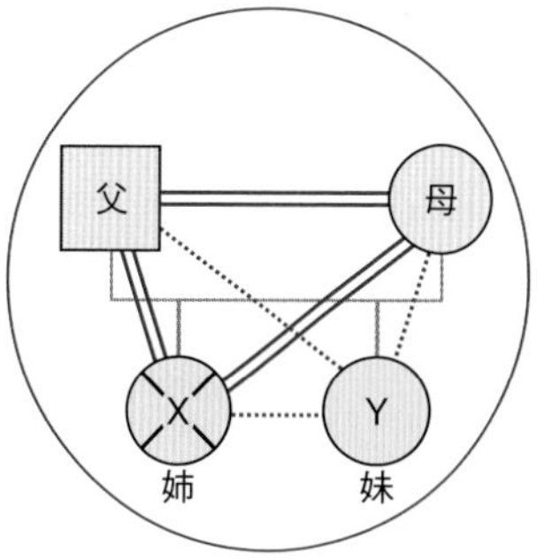

図Ⅵ-2-10　**システムとしての家族に全面的な情報開示と危害を与えない配慮**

データ収集をする配慮が必要になる場合もある．

3 ● システムとしての家族に全面的な情報開示と危害を与えない配慮

図Ⅵ-2-10 の看護者は，5 歳の Y ちゃんに，今日は亡くなった姉の話を伺うのだと子どもにわかるように説明をし，了解を得たであろう．しかし，両親がどんな感じでどれくらいの時間話すのか，またその様子を Y ちゃんはどう感じるのかまでは事前に情報として開示はできない．この看護者は心配しているが，実際には Y ちゃんにとっても大事な姉であり，いつも両親が自分を愛(いつく)しんでくれているのはわかっているので，熱心に聴いているだけなのかもしれない．この場面だけでは，Y ちゃんに危害を与えているのか否かは判断できない．

カップル・ファミリーインタビューは，少なからず，家族療法のような影響もあるの

で[17]，家族システムについての相互作用データを得ようとするとき，大なり小なり，そのなかの弱い立場の家族員・脆弱な関係性を刺激する可能性がある．また，家族のなかにある答えを抽出するので，インタビューに参加した後に家族に何が起こるのか，始めるまでは未知数のことが多く，事前に研究計画について全面的な情報を開示してから同意を得ることは不可能である．したがって，個々の研究テーマにより，弱い立場の家族員・脆弱な関係性はどこで，どのような影響を与えるのか，どのような配慮をするべきか，予備調査から徐々に考えていくこともある．

　大学・病院などの研究機関が行う倫理審査委員会においては，研究を開始してからも，データ収集法を変更する際には，再度，審査を受ける必要がある．

学習課題

1．本文中のキーワード（ゴシック体赤字）について，看護研究の教科書で復習し理解を深めよう
2．研究の対象として関心のある家族の場面を想定して，どのような倫理的配慮が必要かグループで話し合ってみよう

引用文献

1) Ferketich S, Mercer R：Focus on psychometrics aggregating family data. Research in Nursing & Health **15**：313-317, 1992
2) Larsen A, Olson DH：Capturing the complexity of family systems：Integrating family theory, family scores, and family analysis. Family Variables；Conceptualization, Measurement, and Use（Draper TW, Marcos AC ed），p.19-47, SAGE Publications, 1990
3) Feetham SL：Conceptual methodological issues in research of families. Family Theory Development in Nursing；State of the Science and Art（Whall AL, Fawcett J ed），p.55-68, F. A. Davis, 1991
4) Polit DF, Hungler BP：Asessing data quality. Nursing Research；Principles and Methods, 5th ed, p.407-426, Lippincott/Williams & Wilkins, 1999
5) 佐伯俊成，飛鳥井 望：家族に関する質問調査．Family Assessment Device（FAD）日本語版使用の手引き Ver. 1.1，1997
6) 前掲2)，p.33-47
7) Ganong H：Current trends and issues in family nursing research. Journal of Family Nursing **1**（2）：171-206, 1995
8) メリアムSB：基本的または一般的な質的調査法．質的調査法入門—教育における調査法とケース・スタディ，p.17-18, ミネルヴァ書房，2005
9) Streubert HJ：Selecting the method based on phenomenon of interest. Qualitative Research in Nursing；Advancing the Humanistic Imperative, 3rd ed（Streubert HJ, Carpenter DR ed），p.17-19, Lippincott, 2002
10) 船津 衛：シンボリック相互作用論，p.23, 恒星社厚生閣，1992
11) Rosenblatt PC, Fischer LR：Qualitative family research. Sourcebook of Family Theories and Methods；A Contextual Approach（Boss PG, Dotherty WJ, LaRossa R et al ed），p.167-177, Plenum Press, 1993
12) Holloway I, Wheeler S：対象選択．ナースのための質的研究入門—研究方法から論文作成まで，第2版（野口美和子監訳），p.120-129, 医学書院，2006
13) Åstedt-Kurki P, Hopia H：The family interview；Exploring experiences of family health and well-being. Journal of Advanced Nursing **24**：506-511, 1996
14) Åstedt-Kurki P, Paavilainen E, Lehti K：Methodological issues in interviewing families in family nursing research. Journal of Advanced Nursing **35**（2）：288-293, 2001
15) Sullivan J, Fawcett J：The measurement of family phenomena. 前掲3)，p.79-80
16) 津谷喜一郎，光石忠敬，栗原千絵子：ベルモントレポート．臨床評価 **28**（3）：559-568, 2001
17) Daly K：The fit between qualitative research and characteristics of families. Qualitative Methods in Family Research（Gilgun JF, Daly K, Handel G ed），p.3-11, SAGE Publications, 1992

家族看護における研究の実際

この節で学ぶこと

1. 家族看護実践を振り返り，実践の意味や意図・コツを可視化して取り出す「ケアの意味を見つめる事例研究」の方法が理解でき，行うことができるように学ぶ

A. 家族看護実践をまとめる：事例研究

1 ● はじめに

　看護実践は，患者と看護者の生身の人間としての相互作用を中心としたものである．そして複数の家族員間の関係に働きかける家族看護は，その実践に関する知の蓄積が他領域に加えて著しく少ない．また，複数の家族員を研究の対象にするため，通常の統計手法ではとらえきれない事象を対象にする必要がある．

　そのような理由で，まずは，個別の家族看護実践をていねいに記述し，そこから概念化・理論化を進めることが大事になる．事例研究は，そうした複雑な看護実践を，文脈も含めて全体としてとらえることができる優れた研究方法である．

　しかし，どのようなことがあったかという記述に終始しがちな形であると，読者はその記述から何を読み取ればよいのかを把握しにくく，自分の実践に活かすことが難しい．そのため私たちは，看護実践の意味やエッセンスを促え，メタファー（喩え）を用いた言葉を作って表現する「ケアの意味を見つめる事例研究」の方法の開発を進めてきた[1-3]．そうした言葉が手がかりとなって，実践のよさが読者に理解されやすく，また，その後のケアに活かされやすくなって，効果的な看護実践が看護者の間に広がっていくことを目指している．ここでは，「ケアの意味を見つめる事例研究」の方法について説明しよう．

2 ● 「ケアの意味を見つめる事例研究」の方法

▶ Step 1. ワークシートに書き出そう

(1) 事例を詳細に思い出し，ワークシートに書いていこう

　まず，なにか心に残っている，じっくり振り返ってみたいと思う事例を選んだら，思い出すままに書き出してみよう．**図Ⅵ-3-1**に示す「ワークシート」[4]を用いると書きやすい．

　このワークシートには，上部に「事例を取り上げた理由（**図Ⅵ-3-1①**）」「事例の概要（**図Ⅵ-3-1②**）」の欄がある．**図Ⅵ-3-1**には，最期の療養場所の選択について意向の相違を抱えたＡ氏の家族に対する訪問看護師の意思決定支援の事例[5]をもとに，著者らの許可を得てワークシートへの記入例を模擬的に作成したものを示した．

　この事例のＡ氏の家族は，訪問看護師のどのような実践によって，最終的に意向の合意

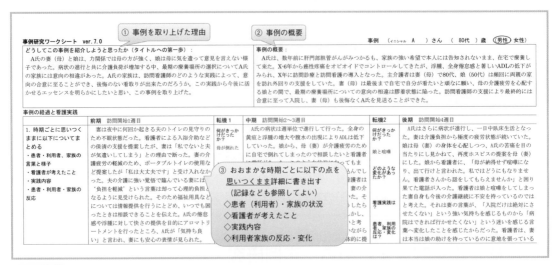

図Ⅵ-3-1　ワークシートへの書き方例

このワークシートは，下記文献をもとに著者らの許可を得て筆者が模擬的に作成．実際のワークシートには，より詳細に記入していく．

この「ワークシート」のファイルは，東京大学高齢者在宅長期ケア看護学/緩和ケア看護学分野　ホームページ〔https://longtermcare.m.u-tokyo.ac.jp/about-us/casestudy/〕よりダウンロード可能．

［大竹泰子，野口麻衣子，野原良江ほか：最期の療養場所に関する意向の相違を抱えた家族に対する訪問看護師による意思決定支援．家族看護学研究，23（1）：64-74，2017］

　　にいたることができ後悔のない看取りができたのだろうか．その実践から今後に活かせるエッセンスを明らかにしたいという思いでこの事例を取り上げている（**図Ⅵ-3-1①**）．これが，この事例研究に取り組む目的となる．事例の概要を**図Ⅵ-3-1②**の欄に記し，続いてA氏と家族に対する看護実践を，看護者の判断やそこにいたる思考過程や意図も含めて詳細に振り返っていこう．

　　ワークシートのメインの部分（**図Ⅵ-3-1③**）には，大まかな時期ごとに，次の点を書き出してみよう．

・患者（利用者）・家族の様子

・看護者が考えたこと

・看護者が行ったこと

・患者（利用者）・家族の反応・変化

・看護者の感じたこと

　　順序立っていなくてもよいので，なるべく詳細に書き出そう．ワークシートは何ページでも書き込めるようになっている．

　　もし，いきなりワークシートに書けるほどうまく思い出せないときには日付とともにいったんメモ書きをしてから，ワークシート（**図Ⅵ-3-1③**）に取り組むと書きやすいようである．看護記録などもみながら書くとよい．

　　ここで大切なのは主語を「看護者」にすることである．看護者はいつも患者・家族につ

いての記録を書いているので主語が患者・家族になりがちだが，それでは看護者の「具体的な実践」や，その背景にある「意図」が見えてこない．

　また，この段階では，<u>きれいな文章にしようと思わずに，思いのまま，心に浮かぶままに書こう</u>．整った文章に直そうとすると，そのときその現場で感じたり考えたりしていたことの質感が失われてしまい，リアルな実践が見えなくなってしまうからである．

(2) 複数でワークシートをみながら語り合い，さらに思い出そう

　4～6人程度で研究グループを作り，実践者のワークシートをみながら語り合おう．なぜなら，実践者自身で意識できていないことは，1人では思い出せないからである．同じ職場のメンバーだけでは，その職場で「当たり前」になっていることは意識化されてこないので，語り合いグループのメンバーには，違う職場の看護者や，看護学の研究者（教員など）も含むとよい．

　語り合いの時には，上下のないフラットな関係性を心がけよう．実践者は，初めて聞く人にもわかるように詳細に熱心に，看護者を主語にして話す．聞き手は，熱心に関心をもって耳を傾け，（決して問い詰めるようにではなく，実践者の意識化・言語化に伴走するような気持ちで）以下のような「問い」を用いて問いかけてみよう．

　1.「どうしてこの事例を研究したいと思ったの？」
　2.「この事例では，どのようなよいこと（または望ましくないこと）が患者・家族に起こったの？」
　3.「そのようなことを起こした看護実践は，どのようなものだったの？」
　4.「どうしてそうしたの？（意図，そのときの思い）」
　5.「具体的には何をどんなふうにしたの？」
　6.「どうしたらそんなふうにうまくいくの？」
　7.「なぜ，そんな工夫を思いついたの？」

　このような「問われ・語り」の形での語り合いをすることで，<u>実践者にとっては自明で意識に上っていなかったことや，こだわりのあるところなどが意識化されてくる</u>．また，人に説明することを通して，それまで語られていなかった自分の経験に言葉を与えることができる．問いかけるメンバーは，自分自身がその実践場面に"居合わせている"かのようにイメージできるようになるまで聞いておく．そうすると，Step 2～3で言葉作りをする際に，言葉が思い浮かびやすくなるようである．

(3) 流れが変わるところ（転機）を探してみよう

　その事例で，流れが変わったと感じられる「転機」や「変化」に注目しよう．それを考えるには，前項の2番目・3番目の問いが役に立つだろう．その転機は，後に実践の「時期」を分ける際に用いるが，Step 1の段階では，時期区分はまだぼんやりと意識する程度で構わない．しかし，<u>その転機や変化が生じる前の実践は大切な意味をもっていることが多い</u>ので，転機の前に何を行ったかを，問われ語りでさらに意識化して詳しく書き出し，ワークシートの記述を充実させていこう．

▶ **Step 2. キャッチコピーを作ろう**

(1) ワークシートの記述から「実践」を取り出し，グループで語り合いながらよく味わおう

　Step 1でワークシートがいったんできあがったら，それぞれで書かれている文章の中で「実践」の部分にマーカーを引き，どんな実践が行われていたのかメンバーで語り合ってみよう．語り合いの中で出てきた実践は，ワークシートに追記していこう．

(2) 行われていた実践に，キャッチコピーをつけよう

　キャッチコピーとは，現象をうまくつかみとり，簡単だが一言でイメージが広がるような言葉のことである．

　(1) で味わった実践と，実践の背景にある「意図」と「実践の意味」に注目して，その実践をうまく言い表せる言葉を作ってみよう．

　ワークシートをみながら，「ここでは何をしたのだろう」「どんな意味をもっていたのかな」「ここでの実践の“売り”はなんだろう」「何か喩えられるものはある？」等と問いかけ合うことが，キャッチコピー（＝“その実践のまとまり全体”についてのイメージを表わす新しい言葉）を生み出す助けになる．このとき，看護用語やよく聞く言葉はなるべく使わないようにする．できる限り自由に考えを飛ばせて，浮かんでくるイメージを大切に，いろいろな言葉に喩えてみるとよい（＝メタファー）．

　キャッチコピー作りに正答はない．むしろメンバーどうしの意見の違いと多様性を楽しもう．まだ完成していない言葉の断片でも構わないので，ホワイトボードなどに書き出して行こう．そうやって，今まで言語化されていなかった現象に新しい言葉を与えることができ，その現象について理解し合うことが可能になる．

▶ **Step 3. 「大見出し」「小見出し」を作ろう**

(1)「実践」を意図や意味ごとにまとめて名前をつけよう

　Step 2で自由な発想で作られたキャッチコピーは，**図Ⅵ-3-2**の左側に示すように，抽象度がさまざまで重複していることもある．それを今度は**図Ⅵ-3-2**の右側のように，具体的な看護実践とのつながりを確かめつつ，「大見出し」「小見出し」*に整理したい．その事例の一番のエッセンスは「タイトル」につながっていくこともある．実践の意図や意味にあたるものは「大見出し」に，実践のコツといえるものは「小見出し」にと考えると，抽象度が整ってわかりやすくなる．

　実際の作業としては，Step 2の (1) でマーカーを引いて取り出した実践を付箋に書き出し，ホワイトボードなどを使って，意図や意味が近い実践どうしを集めて“島”を作る．このとき，Step 2で作られたキャッチコピーも色の違う付箋に書いてあらかじめホワイトボードに貼っておき，キャッチコピーが表しているイメージを，島作りと島に付ける名前の参考にしよう．

---

*「ケアの意味を見つめる事例研究」では，看護実践を可視化して一見してわかりやすく伝えられる**言葉作り**を目指している．そのため，実践の本質的な意味・実践の意図・実践上のコツなど「大見出し」「小見出し」として表すという手法をとっている[3]．

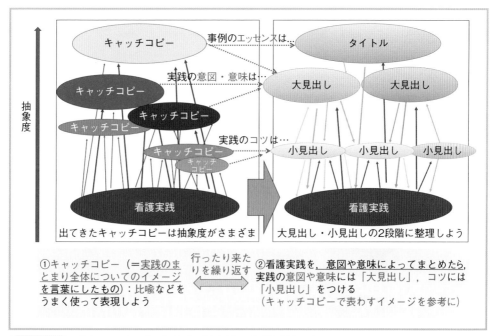

図Ⅵ-3-2　「キャッチコピー」から「大見出し」「小見出し」へ

実践とのつながりを見ながら，キャッチコピーを洗練させて「大見出し」「小見出し」を作っていく（キャッチコピーは，追加したり却下してよい）．

[野口麻衣子，山本則子：「大見出し」「小見出し」への整理と学会発表．特集，ケアの意味を見つめる事例研究―現場発看護学の構築に向けて．看護研究，**51**（5）：423-430，2018より許諾を得て改変し転載]

(2)「大見出し」「小見出し」をつけ始めよう

　実践のグループごとに「大見出し」「小見出し」の案をつけてみる．キャッチコピーは，そのまま使っても改変してもよい．新しい見出しの案をここで作ってよいし，不要になったキャッチコピーは却下してよい．言葉の洗練は，この時点ではまだそれほど気にしなくてよいが，既にある言葉を安易に当てはめないように，実践との「ぴったり感」は追求したい．キャッチコピーと同様に，見出しにも正答やゴールはない．この事例に実際にあった実践とのぴったり感を大切に，キャッチコピーと実践との間を行ったり来たりしながら，Step 4でも引き続きちょうどよい命名へと洗練させていこう．

▶ Step 4.　表に整理しよう

(1)　時期区分（看護の流れの変わるところ）を見直し，時期の名前を考えてみよう

　Step 1の（3）で考えた看護の流れの変わるところ（転機）は，事例によってさまざまだが，単純な治療の変更点などではなく，「患者・家族と看護者の関係性」の変化や，「患者・家族のニーズ」の変わり目などに着目するとよい．転機をとらえて時期区分が考えられたら，それぞれの「時期」の特徴に名前をつけてみよう（**図Ⅵ-3-3**で濃いオレンジ色のセルの下段に，時期の名前の例を入れているので参照してほしい）．そして改めて転機を引き起こした看護実践は何であったかを考えてみると，「大見出し」「小見出し」や全体の編成を再考する助けになるかもしれない．

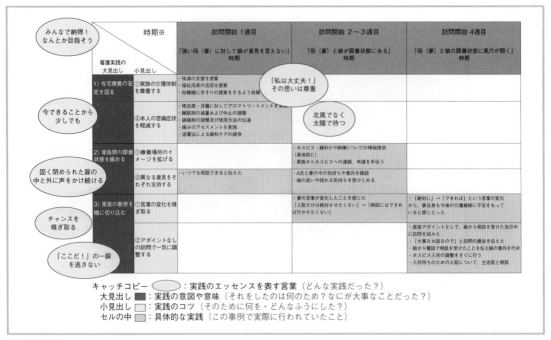

図Ⅵ-3-3　表の作成例

この表は，下記文献をもとに著者らの許可を得て筆者が模擬的に作成．看護実践を意図や大事な点で似たものどうしの島に分けて，キャッチコピーを参考にしながら「大見出し」「小見出し」をつけて，表に整理する．
※事例によって，時期区分の数は３つとは限らない．
この「表」のファイルは，東京大学高齢者在宅長期ケア看護学/緩和ケア看護学分野　ホームページ〔https://longtermcare.m.u-to kyo.ac.jp/about-us/casestudy/〕よりダウンロード可能．
〔大竹泰子，野口麻衣子，野原良江ほか：最期の療養場所に関する意向の相違を抱えた家族に対する訪問看護師による意思決定支援．家族看護学研究，**23**（1）：64-74〕

（2）看護実践と時期からなる表に入れてみよう

　　Step 3で考えた看護実践の「大見出し」「小見出し」（の案）を縦軸に，前項で考えた「時期」を横軸にした表（**図Ⅵ-3-3**）を作成し，該当するセルの中に「具体的な実践」を入れてみよう．**図Ⅵ-3-3** では，濃い青のセルに「大見出し」を，薄い青のセルに「小見出し」を，そして薄いオレンジ色のセルに「具体的な実践」を入れている[4]．

　　時間を越えて実践の**意図や意味**の共通する実践があれば同じ見出しにまとめるように動かし，見出しの命名をさらに検討する．実践の**意図や意味**は何かを考える際には，今一度「どうしてこの事例を研究したいと思ったの？」「この事例では，どのようなよいことが起こったの？」「そのようなことが起きるように，看護者はどのような実践をしたの？」と問うてみると考えやすいだろう．

（3）「大見出し」・「小見出し」・「具体的な実践」の関係を確かめながら，さらにぴったりの言葉を探していこう

　　前項までの作業で，「表」には「大見出し」「小見出し」（の案）とその具体的な実践が配置された．次には，作った「大見出し」「小見出し」が，この事例で行われた実践をちゃんと伝えられる（共有できる）言葉になっているかどうか，確認しつつ洗練していこう．

　　図Ⅵ-3-3 で「大見出し（濃い青のセル）」は，その右手に並ぶ薄いオレンジ色のセルに

入っている「具体的な実践」の意図や意味を，うまく言い表しているだろうか？　そして「小見出し（薄い青のセル）」は，その「大見出し」を「どうやったら実践できるか？」というコツを伝えられる言葉になっているだろうか．

　図VI-3-3の例をみると，大見出し1）の「在宅療養の安定を図る」ためには，「①家族の介護体制を尊重する」ことと「②本人の苦痛症状を軽減する」ことが実践のコツであったとわかるだろう．そして，その小見出しの右手にある薄いオレンジ色のセルの中の実践を読むとさらに具体的に何をしたかを知ることができる．

　このとき，「小見出し」は，臨床2～3年目の看護者が読んだら「なるほど」と動けるように書こうと考えるとちょうどよい言葉になるようである（薄いオレンジ色のセルの中にある「具体的な実践」を読めば，新人看護師でもとりあえず行動できるだろう）．

　しかし，「小見出し」が伝えるコツだけ知っても「なんのために」を理解しないで行動すれば，その実践は，患者・家族に対して意味をなさないかもしれない．そのために，実践のコツは，意図や意味を表わす「大見出し」とセットで伝えることが大切になる．このように，「大見出し」「小見出し」「具体的な実践」の関連を確認しながら，現場の実践の感覚にぴったりし，それがしっかり伝わる言葉になるように語り合ってみよう．

　ここまで検討すると，この事例研究の「結果」を担う表がいったん完成する．表は発表までの過程でさらに修正されることもある．

▶ Step 5. 発表しよう

　表ができあがれば，ポスター発表はすぐできる．図VI-3-4に模擬的に作成したポスターの例を示して，発表用ポスターの構成を説明しよう．

　図VI-3-4中の①～㉑の番号は，以下の項目であり，抄録の内容にもほぼ対応する．

- ・①*タイトル，②*著者氏名と所属
- ・【背景】③*社会情勢，④*実践の現状・困難など
- ・【目的】⑤*目的：明らかにしたいこと
- ・【事例の概要】⑥*実践対象の紹介：主たる疾患名・年齢・性別・家族など，⑦事例の経過
- ・【方法】⑧研究デザイン，⑨*データとしたものは何か，⑩*データを基にした語り合いの着目点等について，⑪*語り合い（分析）に参加したメンバー，⑫*分析の方法：「大見出し」・「小見出し」を考え表にまとめていく過程，⑬表をもとに，さらに「大見出し」「小見出し」を洗練して行く過程の説明，⑭*倫理
- ・【結果】表*（ポスターでは結果の部分には表をそのまま示し，⑮～⑰を含む）
　　⑮「大見出し」，⑯「小見出し」，⑰対応する「具体的な実践」
　　抄録の結果は，「大見出し」をつないで文章で表すとよい．
- ・【考察】⑱*この事例で大切であったことは何か，⑲目的に呼応して終える
- ・【その他】⑳*利益相反（COI），㉑ポスター発表の要旨

*必須掲載項目

① 最期の療養場所に関する意向の相違を抱えた家族に対する
訪問看護師による意思決定支援

② 大竹泰子¹，野口麻衣子²，野原良江¹，山本則子²

1 横浜市栄区医師会栄区訪問看護ステーション，2 東京大学大学院医学系研究科　高齢在宅長期ケア看護学/緩和ケア看護学

背　景

③悪性新生物により死亡した患者数は年々増加し続けている（厚生労働省，2015）．がん患者が最期を迎える場所は，病院が約8割（厚生労働省，2014）と大半を占めるものの，近年，病院・ホスピス・自宅等，その選択の幅は増えている④最期の療養場所の選択においては，本人の意向だけではなく家族員の意向も重視されるが（塚本，2003），家族員が療養方針や療養場所に関する意向を異にすることも多く（柳原，2009），患者本人・家族全員の意向を組み入れて最期の療養場所を決めるには，さまざまな困難を伴う．

目　的

⑤最期の療養場所の選択に関する意向の相違を抱えた家族は，訪問看護師のどのような看護実践によって意向の合意に至ることが出来たのか．看護師の判断やそこに至る思考過程や意図も含めて，実践を詳細に記述することを目的とした．

㉑ 発表要旨

最期の療養場所についての意向の相違を抱えた家族が合意に至るまでの訪問看護師による実践について分析したところ，「在宅療養の安定を図り」「家族間の膠着状態を緩め」「家族の衝突を機に切り込む」という3つの看護実践の枠組みが抽出された．
主介護者である妻（母）の思いと介護スタイルを尊重しながら，患者本人の苦痛の軽減によって家族に安心感を生み出し，母娘の関係性に着目して，言葉の変化を嗅ぎ取り，機を逃さず瞬時に調整に入ったことが，合意に至る支援の要点と考えられた．

対象と方法

事例の概要
⑥看護実践の対象は，肝門部胆管がん末期のA氏80代とその家族（妻80代，娘50代）⑦A氏はがん性疼痛をオピオイドでコントロール中，浮腫，全身倦怠感と著しいADLの低下にて，訪問診療と訪問看護の導入となった．主介護者は妻（母）で，娘は頻回に両親の家を訪れ外回りの支援をしていた．母娘の力関係は母の方が強く，娘は母に気を遣って意見を言えない様子であった．病状の進行と共に介護負荷が増えるも，最後まで自分で看たいと頑なに願う妻（母）と，母の介護疲労を心配する娘の間で，最期の療養場所についての意向の違いが生じたが，訪問看護師の支援により合意に至って入院し，最終的には妻（母）も後悔なくA氏を見送ることができた．

⑧研究デザイン
「ケアの意味を見つめる事例研究」（山本ら，2018）
データ収集と分析方法
⑨A氏の訪問看護を担当した看護師が，訪問記録をもとに実践を振り返って詳細に記述したテキストをデータと⑩訪問看護開始時から終了まで，妻（母）と娘の関係が変化していくきっかけとなった看護実践は何かについて分析し⑪実践者自身に同僚3名・看護学研究者3名を加えた7名で検討し⑫語り合いを通した質的分析の手法を用いて，看護実践の「大見出し」「小見出し」を作った．看護実践の「大見出し」「小見出し」と時期からなる表を作成し，具体的な看護実践を書き入れ⑬その表をもとに，さらに語り合いを重ねた．新たに見えて来た看護実践の意味を考え，「大見出し」「小見出し」が現場での実践を適切に表現できているかメンバー全員が納得できるまで語り合い，修正を重ねた⑭（倫理：東京大学倫理委員会にて承認）

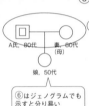

A氏：80代　妻，80代（母）
娘，50代

⑥はジェノグラムでも示すと分り易い

結　果

A氏と家族に対して行われた看護実践

看護実践の大見出し ⑮	小見出し ⑯	訪問開始 1週目「強い母（妻）に対して娘が意見を言えない」時期	訪問開始 2～3週目「母（妻）と娘が膠着状態にある」時期	訪問開始 4週目「母（妻）と娘の膠着状態に風穴が開く」時期
1) 在宅療養の安定を図る	①家族の介護体制を尊重する	・保清の支援を提案 ・福祉用具の活用を提案 ・他職種に手すりの提案をするよう依頼 ⑰		
	②本人の苦痛症状を軽減する	・倦怠感・浮腫感に対してアロマトリートメントを実施 ・睡眠剤の減量および中止の調整 ・鎮痛剤の調整及び使用方法の伝達 ・痛みのアセスメントを実施 ・温竜法による緩和ケアの提供		
2) 家族間の膠着状態を緩める	①療養場所のイメージを拡げる		・ホスピス・緩和ケア病棟についての情報提供（具体的に） ・家族からホスピスへの連絡，申請を手伝う	
	②異なる意見をそれぞれ支持する	・いつでも相談できると伝えた	・A氏と妻の今の気持ちや意向を確認 ・娘の迷いや揺れる気持ちを受けとめる	
3) 家族の衝突を機に切り込む	①言葉の変化を嗅ぎ取る		・妻の言葉が変化したことを感じた 「入院だけは絶対させたくない」→「病院にはできれば行かせたくない」	・「絶対に」→「できれば」という言葉の変化から，妻自身も今後の介護継続に不安をもっていると感じとった
	②アポイントなしの訪問で一気に調整する			・直接アポイントなしで，娘から相談を受けた当日中に訪問を試みた ・「大事なお話なので」訪問の趣旨を伝えた ・娘から電話で相談を受けたことを伝え娘の意向を代弁 ・ホスピス入所の調整をすぐに行う ・入所待ちのための入院について，主治医と相談

考　察

⑱この事例では，訪問看護師が，主介護者である妻（母）と娘の間に円滑なコミュニケーションが図れていないことに気づき，母娘の関係性に着目しながら，以下のように3つの時期に応じて支援を行った．1)妻が周囲からの意見を頑なに受け付けなかった時期には，妻の介護疲労の危険を念頭に置きつつ妻の思いと介護スタイルを尊重し，思い込みを減少させる程度の情報提供に留めて見守る一方で，本人の苦痛症状の軽減に努め，家族に安心感をもたらした．2)家族が膠着状態の時期には，双方の話を聞きながら情報提供を行うことで，閉鎖的な家族間コミュニケーションによって生じていた妻の過剰な介護負担の問題を言語化する機会を与え，介入可能な顕在的な問題として表出させた．3)妻の言葉の変化を敏感に捉えて揺れ動いた思いを察知し，タイミングを逃さずに調整に入った⑲これらの実践が，意向の相違のある家族への意思決定支援に効果的であったと考えられる．

㉑この発表に関し，開示すべきCOI関係にある企業などはありません

図Ⅵ-3-4　ポスター作成例

このポスターは，下記文献をもとに著者らの許可を得て筆者が模擬的に作成．
［大竹泰子，野口麻衣子，野原良江ほか：最期の療養場所に関する意向の相違を抱えた家族に対する訪問看護師による意思決定支援．家族看護学研究 23（1）：64-74，2017］

3 ● おわりに

　以上のようにケアの意味をみつめる事例研究の方法を説明した．ここに引用した事例[5]以外にも，この方法を用いた事例研究の論文[6-9]を参考にすると，理解が進むだろう．

　この事例研究を行った実践者から，「現場の感覚から離れずに研究ができ，ふだんの実践に意味を見出せて嬉しい，元気が出た」という声を聞くことが多い．日々行われている素晴らしい実践のエッセンスやコツが可視化され，効果的な看護が共有されて広がり，看護者も元気になることを願いつつ，この方法をさらに発展させたい．

B. 家族看護実践のエビデンスをつくる：ランダム化比較試験（RCT）

　ランダム化比較試験（RCT）とは，実験群と対照群の割り当てがランダム（無作為）で偏りがなく（ランダム化あるいは**無作為化**），介入以外の影響要因（外部変数）で差が出ないように十分にコントロールされた実験研究デザインの1つである（p.259，**図VI-2-1**参照）．

　研究対象者に，治療・処置・看護実践（すなわち，介入）を行い，アウトカムを測定することにより，介入の効果を評価する．実践に役立つエビデンスは，時間と費用を投資した研究から蓄積することができる．一方で，その過程においては，いつでも，研究者が期待する結果ばかりを得られるわけではない．また，変化のめまぐるしい実践に役立つエビデンスとは，一度開発されたらそれをいつまでも使えるのではなく，研究者は育てていかなければならない．このような科学的根拠に基づく家族看護実践とは，どのように開発されていくのだろう．

　次に，米国で開発され，検証と洗練が続いている，がん患者と家族のQOLを高める看護実践プログラム（Laurel L. Northouseらの研究）について読みながら考えよう．

▶ がん患者と家族のQOLを高める看護実践プログラム

　近年までがん患者の治療は病棟内に限られていた．しかし，過去30年の間でヘルスケアシステムは劇的に変化し，それに伴って家族の介護者の役割も変わった．ヘルスケアの大部分は今や外来で行われている．放射線治療，化学療法そして外科治療は日中のうちに終わり，多くの場合，患者はその後の専門家の援助なしに家に帰される．その結果，がん患者の看護は家族へと移行している．この移行によって，がんあるいは他の重い疾患が家族，とくに主要な介護者に及ぼす影響についてほとんどわかっていないことが認識され，家族を基盤とした看護に関する研究が行われた．

　この領域の研究がほとんどなかったことから，著者らは，がんの家族に及ぼす影響について一連の研究を行った（**表VI-3-1**）．いくつもの研究によって，患者と家族介護者両者のQOLは疾患により影響を受けていることがわかった．この初期の調査から，研究プログラムは患者と家族介護者のQOLのニーズを満たすための介入を開発，テスト，洗練することへ自然と進んでいった．介入プログラムの開発について理解してもらうために，本項では，家族を基盤とした介入を開発・洗練していった過程を述べる．

表Ⅵ-3-1　研究一覧

研究テーマ	研究デザイン	主な発見/結果
・初期の研究：がんの家族に及ぼす影響についての研究（1980年代）		
がんの家族への影響：総説[13]	文献レビュー	-家族は，患者のがんのそれぞれ異なった段階でさまざまな挑戦に直面している
乳がんの最初の衝撃に対する患者と夫の適応[14]	探索的，記述的，縦断研究	-乳がんに対処している夫婦は，一般の夫婦より苦痛のレベルが高いと報告 -乳がん患者は，夫より，役割適応の問題が大きいと報告
患者と夫の乳がんへの適応における社会的サポート[15]		-より多くのソーシャルサポートを受けた夫婦は適応困難がより少ない -乳がん患者と比較して，夫はサポートがより少ないと認知している
患者と夫の乳がんへの適応の縦断研究[16]		-乳がん患者そして夫の両者とも精神的適応の困難が持続
・初期の研究に引き続くFOCUSプログラムにつながる研究（1990～2002年）		
再発の乳がんに対する夫婦の適応の影響因子[18]	探索的，横断研究	-さまざまな要因（例：ソーシャルサポート，不確かさ，そして絶望感）が再発した乳がんに適応する夫婦に影響している -夫婦は自らの適応に対し相互に影響を及ぼし合っている
乳房生検に対するコーピング：女性と夫にヘルスケアの専門家はどのように援助できるか[19]	記述的，横断研究	-ほとんどの夫婦は生検を待つ間，高いレベルの気がかりがある -夫婦はヘルスケアの専門家が援助できるであろう方法を認める
乳がんまたは良性の乳房疾患に対する夫婦の適応：縦断分析[20]	探索的，縦断研究	-乳がんに直面した夫婦はより大きな不確かさと適応問題がある -診断時に大きな苦痛や役割の問題があった夫婦は時間が経過してもそれらが残存するかもしれない
結腸がんに適応する夫婦のパターン[21]	記述的，縦断研究	-配偶者は結腸がん患者より大きい苦痛をもち，ソーシャルサポートがより少ない -女性は（患者でも配偶者でも）役割的問題が高く，より結婚満足感が低くなる -結腸がん患者そして配偶者とも時間経過によって精神的苦痛，家族機能，ソーシャルサポートが減少する -夫婦の役割適応に関する最大の予測因子を確認した
がんの診断に続く家族の生存の概念とQOL[22]	探索的，横断研究	-家族のQOLの強力な予測因子は，併発する家族のストレス因子，家族のソーシャルサポート，家族員の再発に対するおそれ，患者の病気に対する意味づけ，そして患者の雇用状況である -ストレス-コーピングモデルを検証
診断から最初の1年間の乳房の疾患に対する夫婦の適応[23]	記述的，縦断研究	-夫婦の適応にはそれぞれお互いの適応が直接的に影響を及ぼす -夫婦の適応への予測子を確認した
再発した乳がんの女性と家族員のQOL[12]	探索的研究	-患者は身体的，機能的，感情的に良い状態に重大な損傷を受ける -介護者は感情的な良い状態に重大な損傷を受ける -QOLに影響する要因を確認した
・FOCUSプログラム　最初のテスト：乳がん患者と家族介護者（2002～2007年）		
再発した乳がんの女性と家族介護者のQOLにおける家族介入の影響[24]	RCT	-家族を基盤とした介入群の患者は，絶望感と病気の否定的な審査が大きく減少，家族介護者は，介護に対する否定的な審査が対照群より少なかった -FOCUSプログラムの効果は3ヵ月では明白，6ヵ月までは維持されない
・FOCUSプログラム　第2のテスト：前立腺がん患者と配偶者「異なる種類のがん患者と家族にも役立つだろうか」（2007年以降）		
前立腺がんの患者と配偶者のための家族介入のRCTの試み[25]	RCT	-実験群の患者は4ヵ月の追跡調査の時点で対照群に比べてより不確かさが少なく，そして配偶者とよりよいコミュニケーションがとれている -実験群の配偶者は4ヵ月の追跡調査の時点で対照群に比べてより高いQOL，自己効力感，よりよいコミュニケーション，そしてより少ない介護に対する否定的評価，不確かさ，絶望感，苦悩を報告する．それらのいくつかは8ヵ月，そして12ヵ月の追跡調査の時点にも持続している
・FOCUSプログラム　第3のテスト：進行したがん患者に対するプログラムの回数の評価（2013年）		
進行がん患者とその家族介護者に対する簡潔で広範な二者間介入のランダム化臨床試験[26]	RCT	-患者と介護者（つまり，2人組）の対処，自己効力感，社会的生活の質，および介護者の感情的な生活の質に有意な改善がみられた．効果は介入用量によって異なった．
・FOCUSプログラム　第4のテスト：ウェブ形式への変更（2014年）		
がん患者とその家族介護者のためにカスタマイズされたウェブベースの心理教育的介入[27]	パイロット調査	-FOCUSは，患者と介護者のためのウェブ形式の介入に適合した． -ウェブ形式プログラムを完了した患者と介護者は，精神的苦痛の減少，生活の質の向上を報告し，介護者は自己効力感が改善した．
・FOCUSプログラム　第5のテスト：がんサポートコミュニティ団体における実施（2016～2017年）		
がんサポートコミュニティ団体でのがんサバイバーと家族介護者のための心理教育プログラムの実施[28]	パイロット調査	-FOCUSは小グループ形式に適合され，団体スタッフによって提供された．FOCUSプログラムに参加した患者と介護者は，生活の質，病気の利点，および自己効力感の大幅な改善を報告した．
がん患者と家族介護者のための二者間心理教育的介入の実施の有効性[29]		-FOCUSは，小グループプログラムを使用して団体スタッフによって配信された． -患者と介護者は，生活の質が高く，苦痛が少なく，自己効力感が高いと報告した．

1●定　義

　介入プログラムの開発について説明する前に，使用する主要な用語を定義しておく．**介入**とは，ヘルスケアの状況を改善するためにとられる行為である．**QOL** は「その人の病状またはその治療によって影響を受けた通常もしくは予期される身体的，精神的そして社会的な安寧の程度」と定義する[10]．**家族介護者**とは，患者が自分にとって主要な身体的あるいは精神的な援助者であるとみなした個人を指す[11,12]．介護者の役割は家族の一員だけに限らず，家族外の重要な他者も含まれる．

2●介入の開発

　FOCUS プログラム（後述）は，がん患者や家族介護者に情報や援助を提供する，家族を基盤とした看護介入の1つである．このプログラムは患者やその家族介護者の QOL の向上を目的としている．介入の開発は，**表Ⅵ-3-1**[12-29]に示すようないくつもの研究や20年以上にわたる調査に基づき，時間をかけて行われている．それぞれの研究は先に行われた研究のうえに成り立ち，次の研究の基礎となっている．

3●理論的枠組み

　これらの研究と FOCUS プログラムの開発は2つの理論に基づいている．

　初期の過程には，McCubbin & McCubinn の**家族ストレス，順応，適応の回復モデル**を用いた[30]．この理論は家族の一員が病気になったとき，その影響は他の家族員にも反響すると仮定している（**図Ⅵ-3-5**）．

　後期の研究ではストレス-コーピング相互作用モデルから応用された**ストレス-評価モデル**を枠組みとした[20]．このモデルによると，患者または家族介護者のがんの経験の評価もしくはアセスメント，または病気を管理するために使うコーピングの方策に影響する要素（たとえば個人的，社会的そして病気に関係するもの）が存在する．これらの病気の評価（肯定的または否定的），そしてコーピングの方策（積極的または回避的）は患者そして介護者の QOL に影響すると考えられている．

4●初期の研究

　初期の文献検索で，がんの家族に及ぼす影響に関する研究が不足していることがわかった[13]．これをきっかけに，乳がん患者とその夫の病気に対する順応を調査する最初の**縦断的研究**が行われた．この研究ではソーシャルサポートと適応との関係に加え，手術直後およびその後の精神的順応も調査している[14-17]．この研究の結果，乳がんの診断そして治療の間，家族がとても重要であることが示された．家族の援助を多く受けた患者と介護者は病気に対してよりよく順応していたのである．他のすべての研究と同様に，この研究もまだ答えの出ていない多くの疑問と今後の研究の基礎となる新しい考えを生み出した．疑問の1つは，乳がん患者とその夫たちの QOL が最大限になるように援助するために，看護者はどのようにしてこの新しい情報を利用できるかであった．

　前の研究に基づいて，次の研究は乳がんを再発した女性とその家族介護者を対象に行われた．この研究では，以前に調査した因子（順応と援助）に加えて，3つの新しい因子（不

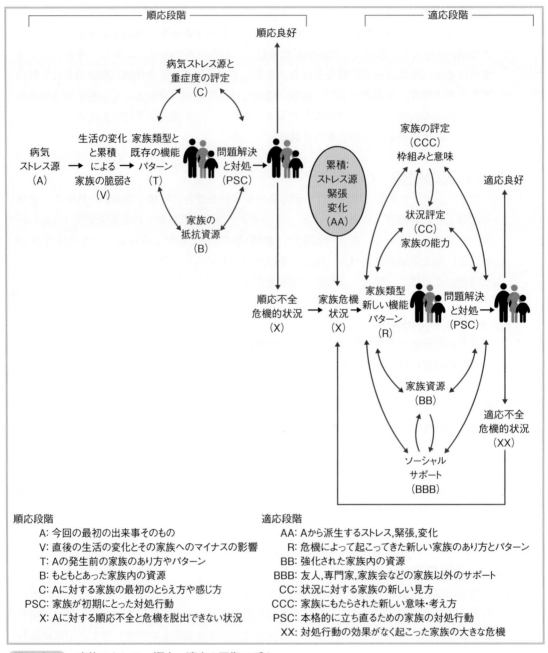

図Ⅵ-3-5　家族ストレス，順応，適応の回復モデル

[McCubbin HI, McCubbin MA：Families coping with illness：The resiliency model of family stress, adjustment, and adaptation. Families, Health, and Illness；Perspectives on Coping and Intervention（Danielson CB, Hamel-Bissell B, Winstead-Fry P ed），p.23, Mosby-Year Book, 1993／鈴木和子：看護学における家族の理解．家族看護学—理論と実践，第5版，p.57，日本看護協会出版会，2019 より許諾を得て転載]

確かさ，絶望感，そして症状としての苦痛）についても調べた．その結果，より多く家族からの援助を受けた患者そして介護者双方とも，不確かさ，絶望感そして苦痛がより少なく，よりよく病気に順応できたことが明らかになった．この研究結果は，これらの因子が患者そして介護者の QOL に影響を及ぼす可能性があることを示唆し，その後の介入研究

の必要性を裏づけた.

5 ● FOCUS プログラムの構成要素

　われわれ研究チームは，FOCUS プログラムとよばれる家族介入を開発した．このプログラムは「FOCUS」の頭文字をつくる，家族の参加（Family involvement），楽観的態度（Optimistic attitude），効果的なコーピング（Coping effectiveness），不確かさの軽減（Uncertainty reduction），そして症状マネジメント（Symptom management）の 5 つの要素からなる．これら 5 つの要素はそれぞれが患者と家族介護者の QOL 向上を促進することを示唆した先行研究から導き出された．プログラムは 5 つのセッション—3 回の家庭訪問（図Ⅵ-3-6）と 2 回の電話訪問で構成されている．それぞれのセッションにおける介入の概要をまとめた 21 頁のマニュアルが作成された.

6 ● FOCUS プログラムのテスト

a. 最初のテスト：乳がん患者と家族介護者

　最初の介入研究は，FOCUS プログラムが乳がんを患った女性とその家族介護者の QOL に肯定的な影響をもつかどうかを決定するために，進行した乳がんを患った女性とその家族介護者を対象に行った．なぜなら前回の研究で，彼女らは新しくがんと診断された女性よりも苦痛が多かったからである．そのため，このグループにとって FOCUS の介入はより有益だろうと考えた．患者とその介護者は，対照群（通常の診療ケア）と実験群（通常の診療ケアと FOCUS プログラム）に無作為に割り当てられた.

　研究チームは介入が評価因子（appraisal factors）とコーピングの手段に直接影響し，QOL には間接的に影響を及ぼすと仮説を立てた（図Ⅵ-3-7）．データは，基準となる介入前および介入 3 ヵ月後と 6 ヵ月後に集められた．研究の結果は複雑だった．FOCUS プログラムを受けた患者は絶望感と病気に対する否定的な評価がより少なく，介護者では介護に対する否定的な評価がより少なかったが，介入は QOL には肯定的にも否定的にもなんら影響を及ぼさなかった[24].

　介入過程を評価するために，研究参加者の FOCUS プログラムに対する満足度を調査した．介入を受けた患者と介護者は高い満足度を示し，そして介入はがんの対処に役立ったと述べた．研究チームはこの評価に励まされ，プログラムを洗練し，テストし続けることにした.

b. 第 2 のテスト：前立腺がん患者と配偶者

　次の研究では，FOCUS 介入を前立腺がんの患者とその配偶者に対して行った[25,31]．この介入が最初の研究（乳がん）とは違った種類のがん（前立腺がん）を患った患者とその介護者のコーピングにも役に立つかに関心があった．また，介入が疾患の進行した段階（最初の研究）だけでなく，さまざまな段階の患者に有益かどうかも調べたかった．そのため病気の 3 つの段階—新しく診断された段階，生化学的再発，つまり PSA（腫瘍マーカー）が上昇した段階，そして疾患の進行した段階の前立腺がんの患者を対象に選んだ．この研究では新しい因子を調査した．それは性別である．最初の研究では患者はすべて女性で，介護者のほとんどは男性であった．第 2 の研究では患者はすべて男性で，介護者はほとん

構成要素	介　入	例
家族の参加 F	開けた会話の奨励	・心配事について開けた会話を勧める ・感情を表現するため"私"を主語とする陳述を使う ・参加者の心配事や事柄の見通しを分かち合うよう勧める
	相互のサポートそしてチームワークを勧める	・がんが患者そして家族の両方に影響すること，相互のサポートが重要であることを話し合う ・それぞれのメンバーの貢献を認め，感謝を表すよう勧める
	家族の強みを見つける	・個人または家族の強みを見つけるため患者と家族の援助をする ・再発した病気の管理をしなければならない家族の頼みとなる資源を見つける
	家族のなかの子どもの援助	・開けた会話と隠ぺいについて利点を話し合う ・がんの親をもつ子どものためのサポートグループの名前と連絡先を与える
楽観的態度 O	楽観的思考の練習	・楽観主義の重要性を話し合う ・楽観的思考の練習が可能であることを教える
	おそれや否定的な考えを分かち合う	・おそれや否定的な考えを示すことができるよう話をすることを勧める ・再発した病気に対しての挫折や失望の発散を許す
	希望の維持	・1～10の尺度でそれぞれのパートナーの楽観主義のレベルを審査する ・楽観主義の方法を毎日練習するよう勧める
	死と直面するなかで望みを抱き続ける	・進行する疾患にもかかわらず，希望を維持することを認める ・今日に感謝できるように援助する
効果的な コーピング C	圧倒的なストレスを処理する	・日々のコーピングのための努力を勧める ・死や死に関すること，または心配事を話し合う機会を与える
	健康的なコーピングやライフスタイルの行動を勧める	・積極的対受動的なコーピングの利点を話し合う ・患者や家族のために健康的なライフスタイルの行動の重要性について教育する：食事，運動，睡眠そして休憩パターン．化学的物質の使用，サポートネットワーク
	病気による要求を処理できるように介護者の援助をする	・他からの援助の申し出を受けることを介護者に勧める ・介護者の精神的そして肉体的なエネルギーの回復のための活動を見つける助けをする（例：趣味，レクリエーションの活動）
不確かさの 軽減 U	情報の獲得	・疾患の経過について教育する ・現在または実験的な治療について質問に答える
	アサーティブであることを学ぶ	・アサーティブ（自分の考えを率直に表現する）のテクニックを話し合う．そして必要に応じて役割演習をする ・情報の要求が妥当であることを確認する
	不確かさとともに生きることを学ぶ	・短期の目標を設定し，それが達成できたら満足感を得られるよう援助する ・不確実な感覚を標準化する
症状マネジ メント S	症状のアセスメント	・患者や家族員が経験した症状をアセスメントする
	セルフケアの方策を教える	・患者や介護者の症状の管理を再審査し必要に応じて教育する ・地域の資源や支援サービスについて情報を提供する

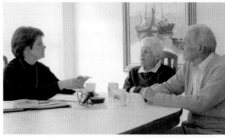

図Ⅵ-3-6　FOCUS プログラム─看護実践（介入）の例

［Northouse LL, Walker J, Schafenacker A, et al.：A family-based program of care for woman with recurrent breast cancer and their family member. Oncology Nursing Forum Online **29**（10）：1415, 2002 より引用］

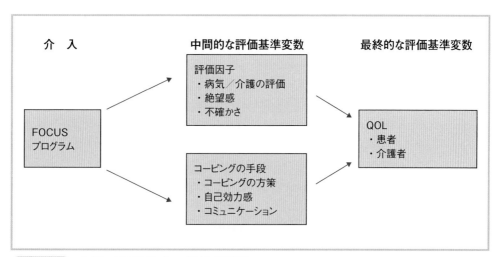

図Ⅵ-3-7　仮説：FOCUS プログラムの影響

どすべて女性であった．したがって，最初の研究の参加者とは異なる性別の患者と介護者にとっても FOCUS 介入は有効であるかを調べることができた．

　FOCUS プログラムの内容は，前立腺がん患者が直面する大きな問題であるセクシュアリティと尿失禁の情報を加え修正した．さらに，「パートナーとのコミュニケーション」を新しい因子として加えた．なぜならば，プログラムに参加した患者と介護者は，参加しなかった夫婦よりよいコミュニケーションがとれると考えたからである．

　介入セッションの順序も微調整した．当初の介入研究のように自宅訪問を 3 回行った後に電話を 2 回かけるのではなく，2 回にわたって行う電話によるセッションを自宅訪問の間に挟み，電話ではなく自宅訪問をもって介入を締めくくるようにした．本研究で得られた結果は，疾患のすべての段階においてこれらの男性がん患者（不確実性の低下とコミュニケーションの改善）や彼らを介護する女性（不確実性や絶望感の減少，よりよいコミュニケーションやコーピング，QOL の向上など）に対して良好な影響をもたらしていることが示唆された．しかし，プログラムは患者よりも介護者に対して，より効果的であった．研究者らは，患者よりも介護者の方が介入を必要としていたので，プログラムがより役に立ったのだろうと結論づけた．

c. 第 3 のテスト：進行したがん患者に対するプログラムの回数の評価

　3 回目の介入では，Northouse が率いる研究チームは「回数」，または介入プログラムの長さが，患者と介護者に対して影響を及ぼしているかどうかを特定する研究を実施した[26]．過去 2 回にわたる介入研究では，介入を提供した看護者が，患者が全員同じ数の介入セッションを必要としているわけではないことを指摘している．患者の中には非常によく対処し数回のセッションで済む者もいたが，多くの困難を抱えさらに多くのセッションを必要としている患者もいた．研究チームは，ベースライン時における患者の苦痛リスク（低か高）に応じた短期間の FOCUS プログラム（3 セッション）または長期間の FOCUS プログラム（6 セッション）との関連を検討した．ベースライン時に苦痛の度合いが高かった患者とその介護者にとって長期間のプログラムの方が有益である一方で，ベースライン

時に苦痛の度合いが低かった患者とその介護者では短期間のプログラムの方が有益であるという仮説を立てた.

　本研究のサンプルは484名の患者とその家族介護者であり, 肺がん, 大腸がん, 乳がん, 前立腺がんと4種類の進行性がんに拡大された. 短期間 (3セッション) または長期間 (6セッション) のFOCUSプログラムを受けた患者とその介護者には良好な介入効果がみられた (たとえば, 対処の改善, 自己効力感, 感情面でのQOL). 研究チームは当初, 苦痛に対する高リスク患者は短期より長期プログラムから得るものが大きいと考えていたが, そうではなかった. 高リスク患者は短期・長期両方のプログラムから恩恵を受けており, つまり, 進行性がんに対処している患者と介護者への介入は, たとえわずかでも, 介入を行わないより行ったほうがよいと示唆された[26].

d.　第4のテスト：ウェブ形式への変更

　オンラインを用いて提供されている介入は非常に少なかったため, Northouseらは看護者によって提供されるFOCUSプログラムをWeb形式へと変更した. Northouseらは, Web形式のプログラムによってより多くの患者とその介護者に低いコストで介入を提供できることを期待した. Northouseらは, FOCUSプログラムをすべてWeb形式の介入へ変更するのではなく, FOCUSプログラムの重要な構成要素である「家族参画モジュール」をカスタマイズしたWeb形式にする作業から始めた. 新しいWeb形式のプログラムは, 38名の患者とその介護者 (対照群はなし) を対象とした小規模のパイロット研究による試験を行った[27]. 3回のセッションによって構成されるWeb形式のプログラムを終えた患者とその介護者は, 感情的苦痛の低減, QOLの向上, そして病気に関連する多くの恩恵を受けたこと (すなわち, 家族の絆が強まった) と報告している. Web形式のFOCUSプログラムに関しては, 大規模な無作為臨床試験によるさらなるテストが必要であるが, 予備試験の結果は, Web形式のプログラムは, 患者とその介護者に対して良好な効果をもたらしており, 今後より多くの人に対して低コストでFOCUSプログラムを提供できる方法である可能性を示した. このWeb形式のプログラムの開発は継続中であるとともに, 研究チームのメンバーによる, 患者やその介護者のための他のWeb形式のプログラムの開発も行われている[32].

e.　第5のテスト：がんサポートコミュニティ団体における実施

　FOCUSプログラムはその効果について過去3回にわたる無作為化臨床試験を通じて検証した結果[24,25,31]良好な成果が明らかになっていることから, 次のステップはFOCUSプログラムの有効性を検討することであった. 有効性は, 団体の職員が臨床で実施する際にプログラムの効果を検討することで評価する. 研究チームは米国のがんサポートコミュニティー (CSC) 団体内で2つのパイロット調査を実施し, その有効性を検証した. 各団体では, 免許を有する保健専門家 (たとえば, ソーシャルワーカー, セラピスト, 看護者) が小グループ形式 (グループあたり3～4名の患者とその介護者) によってがん患者とその介護者に対して無償で心理社会的ケアを提供した. 研究チームはFOCUSプログラムを少人数によるグループによる形式へと変更し, それによってFOCUSの提供が団体内における他のプログラムの提供と整合するようにした. このチームはがんサポートコミュニティーの各施設においてFOCUSプログラムを忠実に実施する方法について職員の訓練を

実施している.

　最初の研究では，34件の患者と介護者の対（すなわちペア）がFOCUSプログラムに参加していた．これはパイロット調査であったため，介入の効果は介入前と介入後の設計（対照群なし）を用いて評価した[28]．プログラムに参加した患者とその介護者は生活の質，疾患について得られたと感じている便益（すなわち，生きる意味や目的の向上），疾患の管理に関する自己効力感の有意な向上を報告している．米国内の別の地域で36名の患者と介護者の対を対象に実施した2つ目のパイロット調査でも，同様の良好な効果が確認された[29]．両方のパイロット調査において，参加者は，がんの診断に対処している他の夫婦と交流し学ぶことが可能になっている小グループ形式について大いに満足していることを報告している．有効性に関するこれらの研究は，FOCUSを小グループ形式に変更し，団体の職員によって効果的に提供し，コミュニティーの各施設において提供することで患者や家族介護者にとって良好な成果をもたらせることが示された．Northouseとそのチームは，さらに多くのがん患者やその介護者にとってプログラムが有益となるように，FOCUSプログラムを提供する方法について研究を続けている．

7●介入の開発と実践における課題

　家族ベースの介入を検証する研究は数々の課題がある.

①介入が複雑すぎて，高度な訓練を受けた専門家にしか提供できないならば，臨床で実践することはむずかしいだろう．そうならないように，FOCUSプログラムは，学士レベルで教育を受けている看護者や，コミュニティにおけるその他の免許を取得している専門家（ソーシャルワーカーなど）が実施できるように開発されている．

②介入研究において，とくに対象集団の中に進行がんを患っている非常に重症な患者が含まれている場合，研究参加者数の減少が問題となる．これを防ぐために，FOCUS研究チームは，参加者を保持するためにさまざまな方法をとった[33]．

③プロセスが静的ではなく動的・ダイナミックであることを受け入れることである．たとえば，研究チームは異なる介入の回数（たとえば3セッション，5セッション，6セッション構成のプログラム）やプログラムの異なる提供方法（たとえば，対面によるセッション，Webのセッション，小グループセッション）について評価している．同チームは，患者や介護者のニーズを満たすためにさまざまな方法でプログラムを提供し，彼らにとって良好な成果をもたらすことができることを明らかにしている．

④複雑なランダム化比較試験（RCT）を試みるときには，介入手順の順守（介入の標準化）が課題となる．このために，FOCUSプログラムを実施する看護者らが，介入手順を守るため訓練を受けることが必要不可欠である．また，プログラムの各セッションで行う介入について説明した詳細な介入手順マニュアルにしたがう必要がある．

⑤介入研究における最後の課題は，提供に多額の費用がかかる点である．今後の研究では，プログラムを他者に提供するために費用対効果の高い方法を模索し続ける必要がある．

8●Family-Based看護介入の意義

　Family-basedの介入は，患者のみならず家族員もまた病気に影響されるという認識に

基づいている．FOCUS プログラムのような介入は家族員の支援，強み，相互依存のうえに成り立っている．FOCUS などの介入は，最近になり他の免許を取得した専門家によってインターネット経由でいくつかのコミュニティー団体において提供されているものの，FOCUS プログラムを提供する専門家として理想的なのは看護者である．看護者は，幅広く自然科学分野の教育を受けており，身体的な健康と精神的な健康の両方を促進させることができ，患者や家族のケアの核にいる．

C. おわりに

　長年，家族看護学研究とはどのような基準を満たすべきなのか，議論されてきた．1984年，フィーサム（Feetham）は，家族看護学研究の基準として，① 研究課題の概念の根拠として家族サービスがあること，② 家族についての知識はその研究から結論づけられること，③ 家族が操作的に定義づけられること，④ 成果は看護実践に有用であることとした[34]．さらに，「家族に関連する看護研究」と「家族看護学研究」を区別し，双方に共通する基準として，① 概念的・理論的枠組みがあること，② 家族を明瞭に概念化していること，③ 概念化と一致して家族を定義していること，④ 家族機能-構造に研究成果が貢献すること，⑤ 看護実践に関連していることとした[35]．そして，1 家族員から得られたデータにより，家族に関連する概念を分析した研究は「家族に関連する看護研究」と位置づけ，一方，「家族看護学研究」とは，研究の概念化-操作化の局面で一貫してシステムとしての家族全体への知をもたらすために計画されたものであると提言した．しかし，このような家族看護学研究の成果だけが実践に役立つわけではなく，研究計画上も困難な要素が多いことはこれまで述べたとおりである．

　90 年代半ば，ロビンソン（Robinson）は，「家族」に焦点を当てた研究なのか「個人」か，という二分論に疑問を投じた．1 家族員・家族員間に焦点を当て，家族を背景として組み立てる研究でも，1 家族員の健康が家族のなかに概念化されていることが納得できる研究であれば，家族看護に貢献すると提言した[36,37]．

　近年，国内外の家族看護の教科書でも[38,39]，両方を紹介して，背景として家族を位置づけている研究であっても，家族看護に貢献する研究としている．本章では，システムとしての家族全体への知の探求だけに限らず，家族看護実践に役立つ研究を組み立てていくときのポイントを解説した．

学習課題

1．実習や臨床で受けもった家族を想起して，事例研究としてまとめてみよう
2．家族を研究の対象としている英文論文を 1 つ読んでみよう

▌引用文献▌
1)　山本則子：「ケアの意味を見つめる事例研究」着想の経緯と概要．特集，ケアの意味を見つめる事例研究—現場発

看護学の構築に向けて．看護研究，**51**（5）：404-413，2018

2) 池田真理，野口麻衣子，柄澤清美：看護実践を書き出してキャッチコピーをつくる．特集，ケアの意味を見つめる事例研究—現場発看護学の構築に向けて．看護研究，**51**（5）：414-422，2018

3) 野口麻衣子，山本則子：「大見出し」「小見出し」への整理と学会発表．特集，ケアの意味を見つめる事例研究—現場発看護学の構築に向けて．看護研究，**51**（5）：423-437，2018

4) 東京大学医学部・大学院医学系研究科，高齢者在宅長期ケア看護学/緩和ケア看護学分野：事例研究．〔http://www.adng.m.u-tokyo.ac.jp/j_201512.html〕（最終確認：2022年1月14日）

5) 大竹泰子，野口麻衣子，野原良江ほか：最期の療養場所に関する意向の相違を抱えた家族に対する訪問看護師による意思決定支援．家族看護学研究，**23**（1）：64-74，2017

6) 安塚則子，森元陽子，和智理恵ほか：訪問看護職が実践する家族介護者への代理意思決定支援—胃瘻造設の決定を支援した訪問看護の事例．家族看護学研究，**20**（2）：68-78，2015

7) 岩戸さゆき，池田真理，吉田滋子ほか：医療的ケアが必要になった重症心身障害児の在宅復帰を可能にした看護—母の本当の願いを引き出し実現した事例から．家族看護学研究，**23**（1）：52-63，2017

8) 佐藤美雪，野口麻衣子，阿部智子ほか：家族主導で在宅看取りの意思決定が進む中で訪問看護師が行った看取りまでの看護実践—慢性呼吸不全高齢者の在宅看取り事例を通して．日本在宅看護学会誌，**7**（1）：225-234，2018

9) 花田美里，赤井畑明里，長尾祥子ほか：安静指示のある脊椎疾患患者に提供された「あうんの呼吸」による看護．看護研究，**52**（4）：254-263，2019

10) Cella DF：Measuring quality of life in palliative care. Seminars in Oncology, p.73-81, Suppl 3, 1995

11) National Alliance for Caregiving and American Association of Retired Person：Caregiving in the US, 2004.〔http://www.caregiving.org/〕（最終確認：2021年12月10日）

12) Northouse LL, Mood D, Kershaw T et al：Quality of life of women with recurrent breast cancer and their family members. Journal of Clinical Oncology **20**（19）：4050-4064, 2002

13) Northouse LL：The impact of cancer on the family；An overview. International Journal of Psychiatry in Medicine **14**（3）：215-242, 1984

14) Northouse LL, Swain MA：Adjustment of patients and husbands to the initial impact of breast cancer. Nursing Research **36**（4）：221-225, 1987

15) Northouse LL：Social support in patients' and husbands' adjustment to breast cancer. American Journal of Nursing **37**（2）：91-95, 1988

16) Northouse LL：A longitudinal study of the adjustment of patients and husbands to breast cancer. Oncology Nursing Forum **16**（4）：511-516, 1989

17) Northouse LL：The impact of breast cancer on patients and husbands. Cancer Nursing **12**（5）：276-284, 1989

18) Northouse LL, Dorris G, Charron-Moore C：Factors affecting couples' adjustment to recurrent breast cancer. Social Science & Medicine **41**（1）：69-76, 1995

19) Northouse LL, Tocco KM, West P：Coping with a breast biopsy；How healthcare professionals can help women and their husbands. Oncology Nursing Forum **24**（3）：473-480, 1997

20) Northouse LL, Templin T, Mood D et al：Couples' adjustment to breast cancer and benign breast disease；A longitudinal analysis. Psyco-Oncology **7**：37-48, 1998

21) Northouse LL, Mood D, Templin T et al：Couples' patterns of adjustment to colon cancer. Social Science & Medicine **50**（2）：271-284, 2000

22) Mellon S, Northouse LL：Family survivorship and quality of life following cancer diagnosis. Research in Nursing & Health **24**（6）：446-459, 2001

23) Northouse LL, Templin T, Mood D：Couples' adjustment to breast disease during the first year following diagnosis. Journal of Behavioral Medicine **24**（2）：115-136, 2001

24) Northouse LL, Kershaw T, Mood D et al：Effects of a family intervention on the quality of life of women with recurrent breast cancer and their family caregivers. Psycho-Oncology **14**：478-491, 2005

25) Northouse LL, Mood D, Schafenacker A et al：Randomized clinical trial of a family intervention for prostate cancer patients and their spouses. Cancer **110**（12）：2809-2818, 2007

26) Northouse LL, Mood DW, Schafenacker A et al：Randmized clinical trial of a brief and extensive dyadic intervention for advanced cancer patients and their family caregivers. Psycho-Oncology **22**（3）：555-563, 2013

27) Northouse LL, Schafenacker A, Barr KL et al：A tailored Web-based psychoeducational intervention for cancer patients and their family caregivers. Cancer Nursing **37**（5）：321-330, 2014

28) Dockham, et al.：Implementation of a psychoeducational program for cancer survivors and family caregivers at a cancer support community affiliate：A pilot effectiveness study, Cancer Nursing **39**（3）：169-180, 2016

29) Titler MG, et al.：Effectiveness of implementing a dyadic psychoeducational intervention for cancer patients and family caregivers, Support Care Cancer. **25**（11）：3395-3406, 2017

30) McCubbin MA, McCubbin HI：Resiliency in families；A conceptual model of family adjustment and adaptation in response to stress and crises. Family Assessment；Resiliency, Coping, and Adaptation-Inventories for Research and Practice（McCubbin HI, Thompson AI, McCubbin MA ed），p.1-64, University of Wisconsin, 1996

31) Northouse LL, Mood D, Montie JE et al：Living with prostate cancer；Patients' and spouses' psychosocial status and quality of life. Journal of Clinical Oncology **25**（27）：4171-4177, 2007

32) Song L, et al.：Enhancing survivorship care planning for patients with localized prostate cancer using a couple-focused web-based, mHealth program：the results of a pilot feasibility study, Journal of cancer survivorship **15** (1)：99-108, 2021

33) Northouse LL, Rosset T, Phillips L et al：Research with families facing cancer；The challenges of accrual and retention. Research in Nursing & Health **29** (3)：199-211, 2006

34) Feetham S：Family research；Issues and directions for nursing. Annual review of nursing research Vol. 2(Werley H, Fitzpatrick JJ eds), p.3-25, Springer, 1984

35) Feetham SL：Conceptual and methodological issues in research of families. Family Theory Development in Nursing；State of the Science and Art（Whall AL, Fawcett J ed), p.57, F. A. Davis, 1991

36) Robinson C：Unifying distinctions for nursing research with persons and families. Journal of Family Nursing **1** (1)：8-29, 1995

37) Robinson C：Beyond dichotomies in the nursing of persons and families. IMAGE：Journal of Nursing Scholarship **27** (2)：116-120, 1995

38) 鈴木和子：家族看護研究の動向. 家族看護学―理論と実践, 第4版（鈴木和子, 渡辺裕子著), p.62-63, 日本看護協会出版会, 2012

39) Kaakinen JR, Coehlo DP, Steele R et al ed：Family Health Care Nursing；Theory, Practice, and Research, 5th ed, F. A. Davis, 2014

演習課題

A． グループワークのための演習課題①

事例① 妊娠 32 週で分娩した A さんとその家族

　A さんは 19 歳の女性．妊娠後，未受診のまま過ごすも，パートナーと婚姻し妊婦健診を受けようとしていた矢先に，破水により当院受診．32 週で男児を出産した．児の健康状態に問題はなく，1 週間で NICU から GCU（growing care unit，新生児回復期治療室）に転床した．母乳分泌は順調なものの，児の扱いに気分のむらがあることが助産師 N さんには気がかりだった．夫は A さんと同年齢で，たまに面会に来ても夜の仕事のため昼夜逆転し，児に近づこうとする意欲に乏しかった．A さんの両親は，A さんが子どものころに離婚しており，A 家族を支援できる人が見えてこない．N さんは育児の技術はもちろんのこと，子ども中心の生活習慣の獲得が課題と考え，GCU 転床時に A さんに了解を得て，保健センターに連絡をして連携をはじめた．

　A さんは児より先に退院し，夫と同居を始め，GCU に通いつつ育児用品の準備からはじめた．生後 4 週，児も退院となった．保健センターから適宜家庭訪問をし，乳房外来で週 1 回 N さんがフォローした．2 ヵ月健診を終えたころ，「児への安定した対応には課題があるものの，生活リズムはそれなりにできてきた．保育所の活用も視野にいれる」とセンターから報告があり，A さんは乳房外来にも訪れなくなった．

　NICU/GCU では若いカップルが小さく生まれた子どもとともに家族になるスタートを支援する．N さんは最初に出会った頃のことを思い出すと，少しは A 家族の役に立てたのではないかと考えた．

参考文献

　山崎あけみ，倉富明美：しなやかに家族を看護するスタッフに育てよう（6）―ケーススタディ②今後出会う家族に役立てるようにまとめる，看護管理 **22**：1170-1173，2012

課題 1 3 種類（児が生まれたとき，生後 4 週〔退院時〕，2 ヵ月健診時）のジェノグラム・エコマップを描きましょう．

課題 2 A 家族の発達段階・基礎機能をアセスメントしましょう．

課題 3 助産師 N さんは，具体的にどのような支援をしたのか，箇条書きで書き出してみましょう．

課題 4 課題 1 で描いたジェノグラム・エコマップを持ち寄り，グループで話し合って 3 種類それぞれをひとつにまとめましょう．

課題 5 課題 3 で考えた，助産師 N さんの実践について，家族発達理論および構造機能理論の考え方を参考にしながら，グループで話し合ってまとめてみましょう．

B. グループワークのための演習課題②

事例② 脳梗塞により回復期リハビリテーション病院に転院したBさんさんB

　Bさんは60歳の独居女性. 脳梗塞のため近所の人が救急車を呼び入院した. 一人息子（妻と小学生の子どもがいる）が他県におり, Bさんは元気だったこれまでも頻繁に息子宅に滞在し, ゆくゆくは同居もと考えていた. 急性期病院を退院時に, 息子夫婦が同居を申し出たため, 息子宅近くの回復期リハビリテーション病院に転院した.

　息子夫婦は, リハビリテーションに参加するBさんの姿に「これまで入院していた病院のときとは母の様子が違う, リハビリの専門病院に来てよかった」と言った. Bさんもリハビリテーションに根気よく取り組み, 息子を信頼している様子である. 看護師Hさんは, 安心できる家族だと思った. 入院7週目のインフォームド・コンセント（IC）後, Hさんは息子夫婦に栄養指導や移動の介助など, 在宅療養に向けた介護指導をはじめた. 食事は粗刻み食用のスプーンの使用で問題はなくなったが, 車いすからトイレ（便座）に移るときに一人では不安定なこと, 自宅でのBさんの寝室は1階に確保してほしいことを伝えた. また家屋写真からトイレの改装を検討し, 外泊の準備をしたが実現せず, 入浴などに介護保険のサービスの導入を提案された入院11週目頃から, 息子夫婦と連絡がつきにくくなった.

　退院期日が迫ってきたころ, 息子が「本人には, いまは介護施設に, もっと回復してから自宅へと伝えてほしい. でも, 正直これからどうなるか不安だ」と訴えた. Hさんは, 初期の家族アセスメントに誤りがあったのか, もっと早期にこの患者・家族にできることはなかったのか, 悔やんでいるうちにBさんは介護施設へ転院した.

参考文献
山崎あけみ, 竹田聖子：しなやかに家族を看護するスタッフに育てよう（5）―ケーススタディ①家族の立場になって実践を振り返る, 看護管理 **22**：1086-1089, 2012

課題1 2種類（Bさんの入院時, 入院して7週から退院まで）のジェノグラム・エコマップを描きましょう.

課題2 B家族, および息子家族の2つの家族の発達段階・基礎機能をアセスメントしましょう.

課題3 看護師Hさんは, どのような目標で, 具体的にどのような支援をすればよかったか, まとめてみましょう.

課題4 課題1で描いたジェノグラム・エコマップを持ち寄り, グループで話し合って2種類それぞれをひとつにまとめましょう.

課題5 課題3で考えた, Hさんの実践について, 家族発達理論およびストレス対処理論の考え方を参考にしながら, Bさんが入院してから退院するまでの間にどのような支援をしていれば, 当初の目標どおり在宅移行できた可能性があるのかグループメンバーで話し合い, まとめてみましょう.

索 引

看護学テキスト NiCE

家族看護学（改訂第3版） 臨床場面と事例から考える

2008年 5月20日 第1版第1刷発行	編集者 山崎あけみ，原 礼子
2014年 8月10日 第1版第7刷発行	発行者 小立健太
2015年12月20日 第2版第1刷発行	発行所 株式会社 南江堂
2021年 2月 5日 第2版第6刷発行	〒113-8410 東京都文京区本郷三丁目42番6号
2022年 3月15日 第3版第1刷発行	☎(出版) 03-3811-7189 (営業) 03-3811-7239
2023年 4月10日 第3版第2刷発行	ホームページ https://www.nankodo.co.jp/

印刷・製本 三報社印刷

Ⓒ Nankodo Co., Ltd., 2022

定価は表紙に表示してあります．
落丁・乱丁の場合はお取り替えいたします．
ご意見・お問い合わせはホームページまでお寄せください．

Printed and Bound in Japan
ISBN 978-4-524-22929-1

本書の無断複製を禁じます．

JCOPY 〈出版者著作権管理機構 委託出版物〉

本書の無断複製は，著作権法上での例外を除き禁じられています．複製される場合は，そのつど事前に，
出版者著作権管理機構（TEL 03-5244-5088，FAX 03-5244-5089，e-mail: info@jcopy.or.jp）の許諾
を得てください．

本書の複製（複写，スキャン，デジタルデータ化等）を無許諾で行う行為は，著作権法上での限られた例
外（「私的使用のための複製」等）を除き禁じられています．大学，病院，企業等の内部において，業務
上使用する目的で上記の行為を行うことは私的使用には該当せず違法です．また私的使用であっても，代
行業者等の第三者に依頼して上記の行為を行うことは違法です．